PAZ,
AMOR E
CURA

Dados Internacionais de Catalogação na Publicação (CIP)
(Câmara Brasileira do Livro, SP, Brasil)

Siegel, Bernie S.
Paz, amor e cura: um estudo sobre a relação corpo-mente e a auto-cura / Bernie S. Siegel; [tradução Dinah de Abreu Azevedo]. - São Paulo: Summus, 1996.

Título original: Peace, love and healing.
Bibliografia
ISBN 978-85-323-0558-9

1. Auto-ajuda - Técnicas 2. Autoterapia 3. Cura 4. Espírito e corpo 5. Medicina e psicologia 6. Medicina psicossomática I. Título.

96-1225 CDD-615.5
NLM-WM 90

Índice para catálogo sistemático:
1. Auto-cura: Relação corpo-mente: Terapêutica 615.5

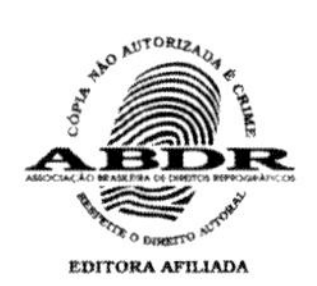

PAZ, AMOR E CURA

Um estudo sobre a
relação corpo-mente e a
autocura

Bernie Siegel

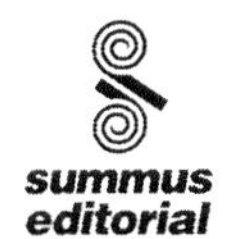

Do original em língua inglesa
PEACE, LOVE AND HEALING

Tradução: **Dinah de Abreu Azevedo**

Capa: **Renato Salgado/Planeta Terra**

Summus Editorial
Departamento editorial
Rua Itapicuru, 613 – 7º andar
05006-000 – São Paulo – SP
Fone: (11) 3872-3322
http://www.summus.com.br
e-mail: summus@summus.com.br

Atendimento ao consumidor
Summus Editorial
Fone: (11) 3865-9890

Vendas por atacado
Fone: (11) 3873-8638
e-mail: vendas@summus.com.br

Impresso no Brasil

Sumário

Dedico este livro

Às pessoas amorosas e arrojadas que conhecemos, cuja vida foi refeita pela doença. São todas vitoriosas. Agradeço por terem sido meus mestres.

À minha irmã mais nova, Dossie. Foi a primeira a me ensinar o que é responsabilidade e a enfrentar a adversidade, enquanto caminhávamos penosamente pelas ruas do Brooklin, entrando e saindo da escola pública. Também a seu marido, Len, e a seus filhos, Sarah, David, Cynthia e Daniel.

A Beth Rashbaum, editora e escritora, por seu trabalho e perseverança. A Carol Cohen, minha editora na Harper & Row, e à minha agente, Victoria Pryor, por seu apoio constante (elas agora sabem como é duro ser enfermeira substituta numa sala de cirurgia).

A Julie Foley e Lucille Ranciato, que estiveram a meu lado e me guiaram.

A todos os meus amigos, conhecidos, colegas e pacientes excepcionais.

A toda a equipe do ECap (Exceptional Cancer Patients — Pacientes Excepcionais de Câncer).

E àqueles que, mais que todos, continuam a me aceitar, amar e perdoar — meus pais, Si e Rose, minha mulher Bobbie, e nossos filhos, Jon, Jeff, Stephen, Carolyn e Keith, e os pais de Bobbie, Merle e Ado.

Quero agradecer também o trabalho e as palavras de meu amigo, o dr. Karl Menninger, que sabia de tudo isso há décadas, como mostra sua dedicatória no livro *Man Against Himself* (1938):

"Para aqueles que usam a inteligência para lutar contra a morte — para fortalecer a vontade de viver, em contraposição ao desejo de morrer, e para substituir pelo amor a compulsão cega de alimentar o ódio a expensas da vida".

Paz, amor e saúde para todos.

Introdução

Desde a publicação de *Love, Medicine and Miracles*, recebi um dilúvio de cartas e telefonemas de pessoas agradecendo-me por tê-las ajudado a encontrar o caminho da saúde. Espero que tudo quanto aprendi nesses últimos anos ajude você também a encontrar esse caminho. Neste novo livro, a ênfase está na capacidade de curarmos a nós mesmos, uma capacidade que nos foi dada pelo Criador e esquecida há muito pela medicina. Isso não significa que defendo a idéia de voltarmos as costas para a classe médica — mas também não defendo a idéia de confiarmos somente nela. A medicina moderna e a autocura não precisam nem devem ser mutuamente exclusivas. Aconselho o uso de todas as opções, que incluem sua capacidade inata de curar-se, assim como o que a ciência tem a oferecer. Com base em minha experiência e na experiência de muitas pessoas excepcionais que conheci, analiso o papel do sistema de autocura, explico a ciência que existe por trás dele e mostro por que o amor é fisiológico.

Woody Allen diz que os seres humanos estão divididos entre mente e corpo: a mente abarca todas as aspirações mais nobres, como a poesia e a filosofia, mas é o corpo que curte. Eu creio, no entanto, que o corpo e a mente constituem uma unidade, ligados por nervos e moléculas que transmitem suas mensagens. Amor, esperança, alegria e paz de espírito têm conseqüências fisiológicas, assim como a depressão e o desespero. É disso que trata a ciência da comunicação mente/corpo.

Atualmente, os pesquisadores estão estudando as relações entre consciência, fatores psicossociais, cura comportamental e função imunológica. Aos poucos, os médicos também estão reaprendendo algo que já souberam muito bem — que não temos condições de entender a doença se não entendermos a pessoa que a tem. Recentemente, minha mulher,

Bobbie, leu o romance *Kinflicks*, de Lisa Alther, em que um médico aposentado fala francamente:

Trata-se de uma idéia que não é vista com bons olhos pela classe médica hoje em dia... Mas, depois de ter praticado a medicina durante tanto tempo como eu, depois de tratar de pessoas em todo tipo de situação, depois de cuidar de seus pais e de seus filhos, você começa a ver padrões regulares. A doença não ataca a esmo, como um ladrão à noite. Certos tipos de pessoas, em certos momentos de sua vida, adquirem certos tipos de doença. Você praticamente consegue prevê-las depois de algum tempo. Para um médico atento, uma doença pode ter a mesma função que um teste Rorschach para um psicólogo; é uma experiência de auto-expressão existencial do paciente, por assim dizer. Sei que isso pode parecer um pouco forçado, meu caro, mas a doença não é arbitrária; e não ataca. Oh, está bem, eu sei que você não está interessado nas teorias favoritas de um velho.

Ao comparecer como médico especialista em um tribunal, em um caso relacionado a doença e estresse, perguntaram-me quando essa nova teoria surgiu. "Há centenas de anos", foi minha resposta. Por quê? Porque, antigamente, os médicos não tinham muitas drogas com as quais tratar seus pacientes — por isso tinham de *conhecer* os pacientes e as circunstâncias de sua vida para curá-los.

A contribuição do estilo de vida e das emoções ao bem-estar do indivíduo era um conceito fácil de entender séculos atrás. Hoje em dia, é necessário provar que os sentimentos geram alterações químicas em nosso corpo para podermos aceitá-los como fatores fisiológicos. Felizmente, agora temos a ciência para documentar essas alterações.

Os psicólogos provaram que os efeitos corporais do amor podem ser medidos: o desenvolvimento ósseo de uma criança que não é amada sofre retardamento e ela pode chegar a morrer; uma criança que recebe carinho cresce mais depressa. Os efeitos da paz de espírito também são mensuráveis: está comprovado que as pessoas que costumam meditar, assim como as que registram experiências traumáticas em um diário, em vez de reprimi-las, têm uma capacidade imunológica maior. Amor e paz de espírito protegem de fato. Permitem-nos superar os problemas que a vida nos traz. Ensinam-nos a sobreviver... a viver agora... a ter coragem para enfrentar cada dia e utilizar a dor e o sofrimento como motivadores e redirecionadores.

Mas, quando crianças, a maioria de nós não cresceu em um ambiente com uma dose suficiente de amor e esperança. Está na hora de superar essa herança de desamor, de perdoar e renascer. Muitas vezes, a energia necessária a esse renascimento surge quando nos damos conta de nossa mortalidade e a aceitamos. Quando estamos dispostos a enfrentar nossa sombra e mudar, podemos, como diz Freud, converter conflitos neuróticos em problemas normais.

Sempre haverá perdas e luto. Mas sei que o sofrimento pode levar a um novo amor e à verdadeira cura. Precisamos aprender a usar o sofrimento para a transformação pessoal, ou a longevidade não será uma dádiva. O caminho é árduo, mas pode levar a momentos de grande beleza.

Paz, Amor e Cura fala de pessoas muito especiais, que tomaram este caminho e daquilo que podemos aprender com elas. Os sonhos, histórias e desenhos de pessoas excepcionais são apresentados aqui para mostrar como as emoções podem refazer nossa vida, além de curar doenças. Falo muito sobre pessoas com AIDS ou câncer, porque representam grande parte de minha experiência. Apresento também a história de pessoas com problemas neurológicos, artrite, diabetes, doenças provocadas pelo colágeno e problemas cardíacos. Os mecanismos de cura são os mesmos para todas as doenças e para todos os pacientes, bem como para todos os seus médicos. Todos nós precisamos enfrentar a realidade de que ninguém é eterno. Doença e morte não são provas de fracasso; fracasso é não viver. Nosso objetivo é aprender a viver — alegre e amorosamente. Muitas vezes, a doença ensina a viver dessa forma.

Quando falei para quinhentos indivíduos com AIDS sobre a importância de sua doença, sobre o dom e o desafio que representa, e ninguém tentou tirar-me do palco, vi quanto são corajosos e quanto aprenderam sobre cura. Quando falo dos sobreviventes, estou interessado mesmo é em sua forma de abraçar a vida, não em sua forma de evitar a morte. Aqueles que aprenderam a enfrentar o desafio de sua doença e dividir a responsabilidade por seu tratamento escolheram o caminho que leva à paz de espírito e à cura no plano espiritual. Isso afeta profundamente sua capacidade de recuperação física, pois a energia, antes envolvida num conflito, é liberada e o sistema imunológico do corpo recebe uma mensagem dramática: "viva"!

Mas aqueles que se sentem culpados por acreditar que causaram a própria doença ou que se sentem fracassados por não conseguirem curá-la estão enviando uma mensagem destrutiva ao seu sistema de cura. Você precisa liberar-se dos sentimentos de culpa e fracasso para, sem o estorvo dessas mensagens negativas, poder utilizar ao máximo sua capacidade inata de cura.

O Criador nos deu cinco sentidos para nos ajudar a sobreviver às ameaças do mundo externo; e um sexto sentido, nosso sistema de cura, para nos ajudar a sobreviver às ameaças internas. Podemos fazer muita coisa para ativar ou bloquear esse sistema, assim como podemos optar por enfrentar um perigo ou fechar os olhos e os ouvidos a ele.

Levei muitos anos para entender que nossa capacidade de mobilizar o sistema de cura significa que as estatísticas não se aplicam ao indivíduo. Os indivíduos que se modificam, em resposta às suas doenças, podem ir além do esperado ou obter resultados que os médicos consideram miraculosos. Nas conversas com esses pacientes excepcionais, as expressões amor, fé, viver o momento presente, perdão e esperança surgem muitas e muitas vezes. A paz interior que essas pessoas adquiriram no plano psicoespiritual leva ao restabelecimento e, freqüentemente, à cura. O mesmo acontece nos casos de remissão espontânea. Os resultados obtidos não são mera coincidência. Todo médico tem histórias para contar a respeito, embora poucos compreendam o que viram. Precisamos começar a reconhecer que essas curas milagrosas são científicas e podem ser ensinadas a outros, criando assim mais histórias e, com o tempo, uma compreensão científica desses eventos.

Acho que a medicina não deve mais ser apenas uma atividade materialista que enfrenta eventos ainda inexplicados, batizando-os de milagrosos. Está na hora de retomar o estudo do processo de cura e mudar a abordagem da medicina, prestando menos atenção à doença e à morte e enfatizando a saúde e a vida.

Se não fizermos esta mudança na teoria e na prática da medicina, não teremos condições de ir em frente. Toda geração tem e sempre terá suas doenças ameaçadoras. Quando descobrimos a cura de uma, outra vem ocupar o seu lugar. Depois de descobrir um remédio maravilhoso para uma, temos de sair em busca de outro remédio fantástico para a seguinte. Portanto, não precisamos nos concentrar apenas na descoberta de novos remédios incríveis, mas em ensinar às pessoas como utilizar as "drogas maravilhosas" que fabricamos naturalmente e que existem em todos nós. Minha previsão é que, na próxima década, por meio da engenharia genética, essas maravilhosas drogas internas serão sintetizadas pelos cientistas e usadas terapeuticamente. Seria muito melhor se a ciência não precisasse fazer imitações e nos ensinasse a ser nossos próprios engenheiros genéticos.

É o que procuro convencer as pessoas a fazerem com este livro. Continuei sendo cirurgião por dois motivos: um deles é que a maioria dos doentes recusa esse desafio e posso ajudá-los assim mesmo; mas o mais importante é que eu gostaria de combinar meus talentos mecânicos com a capacidade de cura dos pacientes, para fazer o máximo possível. Se conseguir fazer tudo isso parecer verossímil, podemos realizar o inverossímil.

Apesar disso, não nego que nem toda doença física pode ser curada. Mas podemos aproveitar toda e qualquer doença para redirecionar nossa vida. Tenho esperanças, no sentido mais amplo da palavra, de que este livro mostre como a doença ou o sofrimento podem reestruturar não apenas o indivíduo, mas a sociedade. Assim como a ameaça de uma catástrofe nuclear ou da fome podem levar-nos à saúde e ao amor em nossas relações mundiais, a doença pode fazer o mesmo em nossas relações pessoais.

Aceitar a mortalidade como um motivador, não negá-la; olhar as sombras de nosso inconsciente, cultivar o amor por si mesmo e a auto-estima — é o que desejo partilhar com você. Como cirurgião, sei que coisas incríveis podem acontecer quando se libera energia para a cura. Estamos considerando algo que está para além da quantidade (domínio da medicina): a qualidade de vida.

Os verdadeiros terapeutas conhecem o valor das doenças e da adversidade. Sabem que, no interior da experiência simbólica da doença, há um caminho que leva à mudança, à cura e à interação sadia entre corpo e mente. Vamos tomar esse caminho. Deixe a doença refazer sua vida. Comece sua viagem e torne-se seu verdadeiro eu. Agora.

"É o mais interessante de tudo: o equilíbrio depende do *estado de espírito* da pessoa! Compreende? Isso significa que quando a pessoa está animada e bem disposta há mais sódio na barreira; e doença alguma, de nenhum tipo, fará com que ela morra. Mas, assim que perde o ânimo, o potássio se sobrepõe e ela já pode encomendar o caixão..."

"A fisiologia do otimismo. A idéia é boa. Muito boa...." "De modo que eu não ficaria surpreso... se descobrissem algum tipo de sal de césio nos próximos cem anos, um sal que se espalhasse pelo organismo quando houvesse clareza de consciência, e não se espalhasse quando não houvesse. E desse sal de césio depende o desenvolvimento das células de um tumor, ou sua eliminação."

Aleksandr Solzhenitsyn, *Cancer Ward*

Paz, Amor e Cura apresenta dados reais, exceto os nomes, locais e características individuais, que foram alterados por uma questão de coerência com a proteção da privacidade.

1

> Tenho a convicção de que, quando a fisiologia estiver suficientemente desenvolvida, o poeta, o filósofo e o fisiologista se entenderão mutuamente.
>
> CLAUDE BERNARD

A fisiologia do amor, da alegria e do otimismo

Em janeiro de 1983, John Florio, jardineiro e paisagista com setenta e oito anos, cogitava na possibilidade de se aposentar. Estava com dores abdominais, e uma bateria de exames mostrou uma úlcera. Após um mês de tratamento, fez nova série de raios X para verificar se a úlcera estava curada. Mas, dessa vez, ela estava maior e parecia maligna. Uma biópsia revelou câncer de estômago.

Conheci John no final de fevereiro, quando chegou a meu consultório em função da cirurgia. Sugeri sua internação imediata no hospital, pois eu estava saindo de férias e achei que, com um câncer de desenvolvimento rápido, ele devia ser operado imediatamente. John me olhou e disse: "Você se esqueceu de uma coisa". "De quê?", perguntei. "Estamos na primavera. Sou jardineiro-paisagista e quero deixar o mundo mais bonito. Assim, se eu sobreviver, será um presente. Se não, terei deixado um mundo mais bonito."

Duas semanas depois do final de minhas férias, ele voltou, afirmando: "O mundo está lindo, estou pronto". Parecia incrivelmente bem na noite seguinte à cirurgia, sem dor ou desconforto. O laudo médico revelava "Adenocarcinoma, pouco diferenciado, invadindo a parede gástrica e penetrando no tecido adiposo perigástrico. Margem proximal envolvida pelo tumor, e comprometendo sete dos dezesseis nódulos linfáticos". Aquilo significava que ainda havia um bocado de câncer depois da operação. Expliquei-lhe que teria de considerar a químio e a radioterapia para enfrentar o câncer residual. "Você se esqueceu de uma coisa", disse ele. "O que foi dessa vez?" "Ainda é primavera. Não tenho tempo para tudo isso." Estava completamente sereno; recuperou-se logo e saiu do hospital muito antes do tempo previsto (sua neta, uma enfermeira especializada em oncologia, tinha pleno conhecimento do estado clínico e da opção do avô).

Duas semanas depois voltou a meu consultório, queixando-se de dores no estômago, e eu pensei, "Arrá, é o câncer de novo". Mas era um vírus, que tratei de acordo com os sintomas.

Quatro anos depois, cheguei ao consultório e vi o nome de John na lista. "Você deve ter-se enganado com a ficha", disse à enfermeira. "Não, a ficha é essa mesma", respondeu. "Então deve haver duas pessoas com o mesmo nome". "Não, não", insistiu ela, "ele está aqui". Mostrei-lhe o laudo médico sobre a patologia de John, para explicar por que achara que ela tinha cometido um erro. Quando você pensa que os laudos médicos prevêem o futuro de uma pessoa, não vê possibilidade de eu estar olhando para John quatro anos depois de sua operação. Mas foi ele mesmo que vi quando entrei na sala de exames.

Mais uma vez, temi que sua visita estivesse relacionada ao câncer. Antes de conseguir perguntar-lhe qualquer coisa, as primeiras palavras que saíram de sua boca foram: "Não se esqueça, esta é apenas minha segunda visita pós-operatória". Pensei que ele quisesse assegurar-se de que seu plano de saúde cobriria as despesas. "E por que está aqui?", perguntei. "Tenho uma dúvida", disse ele. "Gostaria de saber o que se pode comer depois de uma operação no estômago". "Depois de quatro anos, *qualquer coisa*! Mas diga-me, por que está aqui?" "Estou com uma hérnia por ficar levantando pedras no meu negócio de paisagismo." Como ele não queria internar-se no hospital, resolvi seu problema com anestesia local no meu consultório mesmo; ele logo se recuperou e voltou a trabalhar. Eu ficaria surpreso se ele concordasse em repousar, embora tivesse prometido contratar dois jovens para fazer seu trabalho normal durante as primeiras semanas seguintes à cirurgia.

John é um desses pacientes excepcionais que, para a maioria dos médicos, são os mais difíceis de entender. Mas descobri que todos eles têm histórias para contar e lições a ensinar. Não é apenas uma questão de sorte ou de ter doenças "bem-comportadas" (tumores que se desenvolvem devagar, remissão "espontânea" e coisas do gênero). O que precisamos entender é que existe uma biologia do indivíduo, assim como uma biologia da doença, ambas influenciando-se mutuamente. No dia do diagnóstico, nós também não sabemos usar muito bem o laudo médico em termos de prognóstico.

Agora já se passaram seis anos desde a cirurgia e John comemorou recentemente seu 83º aniversário. Você é obrigado a perguntar: o que aconteceu ao câncer dele?

Não sei se o sistema imunológico o eliminou ou se o tumor ainda está lá, tão satisfeito com a vida de John que está deixando o barco correr. Tudo o que sei é que, quando você olha para John, tudo quanto vê são mostras de sua capacidade de viver e amar. Ainda apaixonado por seu trabalho, mandou-me cartas com recortes de jornais falando sobre o valor terapêutico das atividades ao ar livre e um artigo sobre ele mesmo, publicado no jornal local que cita uma frase sua: "Se encontrasse um cravo-de-defunto jogado por aqui, ficaria com tanta pena que faria um buraco no chão com o dedo mesmo e o plantaria". O artigo acaba dizendo que "John ainda trabalha, planta e poda. Adora isso. E, como o caubói lendário que declara com orgulho que deseja morrer na sela, com botas e tudo, ele diz que, quando chegar sua vez, 'sempre rezo para morrer num jardim, trabalhando' ".

Trabalhando ao ar livre, John mantém o que chamo de conexão celestial e, como os pacientes hospitalizados que comprovadamente saram mais depressa quando o quarto tem uma janela que deixa ver o céu, ele é mais saudável por causa disso. Está ocupado demais com a vida para ficar doente. Este é seu verdadeiro segredo. Mas como, em termos científicos, poderíamos explicar seu caso? O que podemos aprender com ele? Será que existe de fato uma fisiologia do otimismo, da paz, do amor e da alegria?

CURA AUTO-INDUZIDA

Prefiro chamar os casos de regressões espontâneas, como as de John, de curas auto-induzidas. Dão histórias maravilhosas e também podem esclarecer um bocado de coisas sobre a comunicação entre mente e corpo. Mas, como a maioria das pessoas não acredita na existência dessas regressões — "erros de diagnóstico" ou "doença bem-comportada" são as explicações mais freqüentes — o esforço para compreendê-las cientificamente não tem sido muito grande. A classe médica sempre atribui o mérito à doença, e não à pessoa. Precisamos começar pelo estudo da pessoa e do sucesso.

O Projeto de Remissão de Doenças do Instituto de Ciências Noéticas de Sausalito, Califórnia, está procurando atender essa necessidade com o estudo de quatro mil artigos de revistas médicas sobre o tema da remissão espontânea das doenças no mundo inteiro. Como qualquer artigo pode tratar de múltiplos casos, muito mais de quatro mil exemplos estão sendo analisados; além disso, o projeto também considera curas extraordinárias, como aquelas ocorridas em Lourdes.

Mas, entre todos os milhares de casos citados, não há praticamente comentário algum sobre as circunstâncias pessoais do paciente. Brendam O'Regan, o vice-presidente do instituto de pesquisa, cita uma exceção tirada de um artigo que fala de uma mulher com câncer cervical disseminado, considerada paciente terminal. Seu estado mudou drasticamente quando, segundo as palavras do artigo em questão, "seu detestado marido morreu de repente, com o que ela recuperou-se por completo'' (mas, para proteger os maridos, gostaria de dizer que eliminar o seu não vai necessariamente curá-la. Eu tinha uma sala vazia no consultório, onde mantinha doze maridos; quando uma mulher entrava e dizia: ''Aqui está o cara que me fez adoecer'', eu podia dizer-lhe que escolhesse outro marido e largasse o dela. Todas as mulheres acharam a idéia ótima, mas acabavam ficando com o próprio marido, porque os velhos problemas eram menos difíceis. E descobriram que, para curar-se, eram elas mesmas que tinham de mudar.).

É incrível pensar em todas essas milhares de pessoas que se recuperaram de doenças ''incuráveis'' e nunca ninguém ter perguntado como ou por que sararam. Quando você pergunta, como fizemos eu e outros pesquisadores mais receptivos a essa idéia, descobre que mais de 90% das pessoas vão falar de uma mudança significativa em sua vida antes da cura. De uma mudança existencial, e que, pela primeira vez, sentem-se realmente vivas. Não vêem sua doença como um castigo, mas como um novo começo.

Na tentativa de identificar qualquer padrão psicológico que os sobreviventes de longo prazo possam ter em comum, O'Regan foi ao Cartório de Registro de Tumores da Região da Baía de San Francisco para acompanhar a trajetória de pessoas que ainda estão vivas dez anos ou mais depois de um diagnóstico de doença terminal. Se conseguir permissão para entrevistar os oitenta e nove que localizou, essas pessoas lançarão mais luz sobre a natureza dos traços de personalidade envolvidos na cura.

Enquanto isso, pesquisadores como o dr. George Solomon, Sandra Levy, Joan Vorysenko, Nicholas Hall, David McClelland e Candace Pert, em instituições como Harvard, a Universidade da Califórnia em Los Angeles e os Institutos Nacionais de Saúde, estão esclarecendo os mistérios fisiológicos do restabelecimento da entidade ''mentecorpo''. Aos poucos, estão sendo aceitos como ''cientistas'', e convidados a fazer conferências importantes sobre os fatores psicossociais da doença. Além disso, estão publicando artigos em revistas médicas tradicionais, assim como em revistas mais modernas dedicadas a disciplinas novas como a psico-oncologia e a psiconeuroimunologia. Ainda há muito a aprender sobre a dinâmica interna da comunicação mente/corpo e, por isso, devemos continuar em busca de evidências nas histórias das pessoas a que temos acesso e continuar com os estudos científicos que as explicarão.

O material proveniente da história das pessoas não é de natureza estatística, mas é fidedigno; é uma evidência que pode ajudar-nos a estabelecer a direção de nossa pesquisa. Espero que, enquanto essa pesquisa estiver sendo feita, todos os médicos dêem a seus pacientes a opção de se tornarem exemplos vivos, em vez de estatísticas mortas.

Histórias que podem ser usadas para mudar sistemas de crenças circularam durante anos em meu consultório, e conheci muita gente como

John que supus já estarem mortas. A maioria dos médicos não conhece esse tipo de gente, pois as pessoas que ouviram dizer, "Você vai morrer daqui a seis meses" não voltam para o *check-up*. Assim, o médico nunca descobre que elas não morreram.

Acho que o estudo da vida dessas pessoas que chegaram à cura autoinduzida é um passo importante da tentativa, primeiro de verificar e depois de identificar as conexões entre mente e corpo, psique e soma. Em função de sua experiência, psicólogos, neurologistas, endocrinologistas e imunologistas têm uma percepção muito maior dessas conexões do que os médicos. Os veterinários também. Recebi uma carta comovente de um deles, dizendo o quanto lhe é penoso sacrificar um animal que pertence a uma pessoa de idade, pois sabe que essa perda pode abalar seriamente a saúde dessa pessoa. No entanto, os clínicos raramente conseguem ver as conexões pois, ao contrário do velho médico da família, não conhecem a vida de seus pacientes e não acham esse conhecimento relevante. Precisamos conhecer aqueles de quem cuidamos, como faziam os médicos das gerações anteriores. Devemos conhecer a pessoa, assim como a doença, e ter um interesse especial pelos que se curaram apesar de tudo. Não é apenas gente de sorte. Esforçaram-se para recuperar a saúde e temos muito a aprender com elas. Isso não significa condenar ou acusar os que não sararam. Estamos falando de possibilidades *versus* probabilidades, não de sucesso e fracasso.

FÉ, ESPERANÇA E PLACEBO

Qualquer indivíduo que já tenha experimentado o efeito placebo tem um papel a desempenhar na busca do entendimento da conexão mente/corpo. São pessoas que, por razões que estamos começando a compreender agora, passam por um rápido processo de recuperação e alívio da dor depois de tomar placebo (substância inócua), ou submetidos à simulação de um procedimento, que carece das propriedades necessárias para atuar como um agente de cura. Às vezes, o efeito contrário se faz sentir, e as pessoas chegam a sofrer efeitos colaterais sérios e desagradáveis. Quando os efeitos são negativos, a substância ou o procedimento não são chamados de "placebo", que significa "agradar", mas "antiplacebo". Tanto no caso dos placebos quanto dos antiplacebos, as *expectativas criadas* são responsáveis pelo resultado.

Às vezes, o efeito pode ser induzido apenas pelas palavras ou atitude de um médico ou outra figura de autoridade. Vi isso acontecer com um paciente meu. Uma semana depois de uma cirurgia grande de câncer, ele estava passando bem — nada de febre ou complicações e um apetite excelente. Eu estava prestes a mandá-lo para casa quando resolvi pedir ao oncologista e ao radiologista que o examinassem no hospital, porque era um homem de idade e eu queria evitar que fosse até o consultório deles. Depois dessas duas visitas, sua temperatura subiu verticalmente e surgiu uma infecção devastadora. A única mudança ocorrida foram as visitas, que obviamente o deprimiram, enfraqueceram seu sistema imunológico e causaram a infecção.

Mas duas outras figuras de autoridade — neste caso, os pais de um menino que estava fazendo tratamento para um tumor cerebral — utilizaram palavras para criar expectativas positivas fortes o bastante para diminuir os efeitos colaterais de algumas drogas anticancerígenas muito potentes que seu filho Kelly estava tomando:

> Na primeira vez que ele tomou sua pílula de CCNV, demos também o antiemético recomendado para diminuir a náusea. Ele passou muito mal aquela noite e ficou todo o dia seguinte deitado no sofá. Quando lhe demos a pílula novamente, dissemos que só se passa mal da primeira vez. Mesmo sem tomar o antiemético, ele só vomitou uma vez naquela noite. Disse que se sentiu muito melhor desta vez e passou muito bem todo o dia seguinte. Viva!

Também utilizaram medicamentos placebo:

> Cortamos sua dose de prednisona pela metade, pois ele passava por mudanças violentas de humor. Para restaurar o crescimento do cabelo, massagiávamos uma "mistura mágica" em sua cabeça e dizíamos que ela faria seu cabelo crescer. Cresceu mesmo! Quando paramos de usá-la, o cabelo parou de crescer, mas voltou a crescer quando voltamos a passá-la.
>
> Quando Kelly toma prednisona, tem uma fome de lobo e quando não toma quase não tem apetite. Para despertar seu apetite, eu lhe dava ácido fólico, que tirava do frasco de prednisona, que ele considerava suas pílulas do apetite. Acredite se quiser, mas sua fome voltou com a prednisona placebo.

Assim como o fenômeno da remissão espontânea de uma doença, o efeito placebo é muito malvisto pela classe médica mas, ao contrário das regressões, os placebos foram durante anos, ao menos indiretamente, tema de investigações. Os pesquisadores foram obrigados a estudá-los porque os testes clínicos realizados com medicamentos em fase experimental precisam demonstrar que são mais eficazes *do que* os placebos. Em termos gerais, cerca de um terço ou mais de doentes tratados com placebos mostram resultados positivos. Portanto, quando apenas um terço dos sujeitos testados com medicamentos melhoram com a droga, ela costuma ser considerada equivalente a um placebo.

Nos programas alternativos de tratamento de câncer existe algo parecido com o efeito placebo, que chamo de efeito "sala de espera". Cerca de 10% das pessoas que participam desses programas saram e muitas melhoram, por razões que ninguém da comunidade médica entende. Mas eu acho que é por causa de toda a esperança surgida na sala de espera. Quando há muita fé no valor de uma terapia, o poder da sugestão pode atuar, causando uma mudança fundamental no ambiente interno do corpo. Entretanto, uma terapia alternativa com um índice de 10 a 20% de êxito pode não ter nenhum valor terapêutico intrínseco.

Os sentimentos são químicos, e tanto podem matar como curar. Como médico, acredito ser de minha responsabilidade ajudar os pacientes a usarem seus sentimentos para se curarem. Embora os placebos possam ser úteis por despertarem expectativas positivas como símbolos de esperança, minha reputação, minha competência e minha fé nos pacientes e nas perspectivas promissoras também têm um valor simbólico, que posso utilizar para levar meus pacientes ao caminho da cura. Quando um deles melhora, apesar de todas as probabilidades em contrário, posso dizer que é uma pessoa que levei inadvertidamente para o caminho da cura. Não considero isso um crime. Sempre lançarei mão de todos os instrumentos à minha disposição, pois qualquer cura é científica. Quando sou acusado de estar despertando falsas esperanças, minha resposta é que nenhuma esperança é falsa — só é falso *não ter* esperança —, pois não conhecemos o futuro de ninguém.

Há dez anos, uma mulher com um linfoma histocítico difuso e metástases pelo corpo todo veio a meu consultório. Seu médico da Carolina do Norte dissera-lhe que fosse para casa e se preparasse para morrer. "Para que viajar 150 quilômetros até o centro médico mais próximo só para piorar com a quimioterapia?", fora o comentário dele. Mas uma enfermeira amiga dela, que estava cuidando de meu sogro, dissera-lhe, sem que eu soubesse: "Venha até New Haven, o dr. Siegel cura pessoas o tempo todo". O oncologista para o qual a mandei não foi nem um pouco animador: "Como você sabe", escreveu-me ele, "esta doença se desenvolve rapidamente; raramente a sobrevida ultrapassa quinze meses, sendo a média de seis meses". Disse-me também que achava não ter muita coisa a oferecer-lhe. Mas, depois de encontrar-se comigo no hospital, ela comentou com a amiga: "Sabia que ia ficar boa quando ele segurou minha mão".

As cartas de seu oncologista contam a história: julho de 1979 (imediatamente após início do tratamento) — "Continua fraca"; agosto de 1979 — Reação evidente, aumento de peso, remissão total da linfadenopatia e ligeira remissão do nódulo do pulmão"; outubro de 1979 — "Continua melhorando... uma redução objetiva da doença como um todo"; dezembro de 1979 — "Em remissão total". As cartas que abrangiam os três anos seguintes dizem: "Continua passando muito bem" ou "extremamente bem", ou "incrivelmente bem" e, em julho de 1983: "Ela chegou hoje com a melhor aparência que já teve nos últimos dois anos. Em casa, seu médico achou que a família tinha trocado de pessoa (ela parecia realmente bem). Um dia, no corredor do hospital, o oncologista disse-me, com uma piscadela: "Mas a quimioterapia não é mesmo uma maravilha?"

Essa era a mulher que tinha de viajar da Carolina do Norte até New Haven a cada três meses para fazer quimioterapia. Eu fiquei pensando nas grandes esperanças que ela obviamente depositara no seu tratamento, pois sabia que não tinha muita chance. Eu teria ficado mais preocupado ainda se soubesse o que sua amiga, a enfermeira, andava dizendo a ela: não só que ficaria boa por minha causa, mas, quando surgiram os efeitos colaterais da quimioterapia, afirmou: "De acordo com o dr. Siegel você não deveria ter efeitos colaterais" — e eles desapareceram. Ela fora tão preparada pela amiga para acreditar em mim que, se lhe tivesse dado água pura, teria funcionado. Comecei preocupado com esperanças tão grandes e acabei tendo de aprender uma coisa — o valor da esperança.

Na publicação *Journal of the American Medical Association*, à qual passarei a me referir pela sigla JAMA, uma médica, escrevendo sob o pseudônimo de Jane A. McAdams, conta de que maneira uma mensagem de esperança afetou o estado de saúde de sua mãe, num momento em que os médicos esperavam que ela vivesse apenas mais algumas semanas. Sua mãe crescera durante a Depressão e, por isso, tornara-se muito econômica e avessa a qualquer tipo de desperdício.

Resolvi animá-la, comprando o conjunto de camisola e robe mais lindo e mais caro que encontrasse. Se não podia ter esperanças de curá-la, pelo menos faria com que se sentisse a mulher mais bonita do hospital inteiro.

Passou-se um longo momento depois que mamãe desembrulhou o presente... e ficou em silêncio. Finalmente disse: "Você se importaria", perguntou ela apontando para o pacote e para a camisola estendida sobre a cama, "de devolver isso à loja? Não quero, de verdade". Depois pegou o jornal e mostrou-me a última página. "É isso aqui que eu quero, se você puder comprar." E indicou o anúncio artístico de um fabricante de caríssimas bolsas de verão.

Minha reação foi de assombro. Por que minha mãe, tão reticente com as extravagâncias, queria, em pleno inverno, uma bolsa caríssima de verão, uma bolsa que não teria condições de usar nos próximos seis meses? Ela não viveria sequer até a primavera. Quase imediatamente fiquei envergonhada e horrorizada com minha falta de tato, ignorância, insensibilidade, dê-lhe o nome que quiser. De repente, compreendi que na verdade ela estava me perguntando quanto tempo viveria. Queria saber se eu achava que ela viveria mais seis meses. E estava dizendo que, se eu desse mostras de acreditar que ela viveria até então, ela viveria mesmo. Não ia deixar aquela bolsa caríssima sem uso. Naquele mesmo dia, devolvi a camisola e o robe e comprei a bolsa de verão.

Isso aconteceu há muitos anos. A bolsa acabou e foi jogada fora, como no mínimo mais meia dúzia delas. Na semana que vem, minha mãe vem de avião para a Califórnia comemorar seu 83º aniversário. Meu presente para ela? A bolsa mais cara que puder encontrar. Ela vai usá-la bastante.

Qualquer coisa que traga esperança tem o potencial de curar, inclusive pensamentos, sugestões, símbolos e placebos. Muitos ainda acham que os placebos são ótimos para problemas "psicossomáticos", mas não para quem sofre de AIDS, câncer, esclerose múltipla ou doenças cardíacas. É interessante que se mantém esse conceito há tanto tempo, apesar de inúmeros estudos evidenciarem que os placebos podem aliviar grande número de distúrbios, conforme a lista organizada pelo psicólogo Robert Ornstein e pelo dr. David Sobel: "dor pós-operatória no corte; enjôo causado pelo balanço do mar; dor de cabeça; tosse; ansiedade e outros distúrbios relacionados ao nervosismo, [até] pressão alta; angina; depressão; acne; asma; febre do feno, resfriados; insônia, artrite; úlceras; acidez gástrica; enxaqueca; prisão de ventre; obesidade; número de glóbulos sangüíneos; níveis de proteína; e outros". Segundo Ornstein e Sobel: "Se um tratamento desse tipo de repente torna-se possível, acreditaremos ter descoberto uma droga fantástica, comparável à penicilina. Além disso, nenhum sistema do corpo parece imune a seu efeito".

Então como funciona o placebo? Se, por definição, ele é uma substância ou procedimento sem nenhum poder real de efetuar uma mudança no estado do paciente, conclui-se que qualquer mudança ocorrida de fato deve ser mediada, de uma forma qualquer, pela mente. Em outras palavras, o efeito placebo só pode ser compreendido se reconhecermos a unidade entre mente e corpo. Temos de reconhecer, como explica um texto científico, que "as reações placebo não são místicas nem irrelevantes e que, em última instância, os processos psicológicos e psicofisiológicos atuam por intermédio de caminhos anatômicos comuns". Os "caminhos anatômicos comuns" são a expressão tangível da unidade mente/corpo.

Um exemplo dramático da conexão mente/corpo é a história daquela mulher das Filipinas que, em 1977, foi curada de uma doença grave por um curandeiro nativo, depois que a medicina ocidental fracassou. Sofrendo de lúpus eritematoso disseminado, um distúrbio em que o sistema imunológico do organismo ataca seus próprios órgãos sadios, ela ignorou as sugestões feitas por seu médico de passar para um tratamento mais agressivo, bem como suas advertências de que ela morreria se parasse de tomar cortisona, e voltou para sua aldeia nativa nas Filipinas. Três semanas depois estava de volta aos Estados Unidos, sem cortisona e sem nenhum sintoma de sua doença, com a função hepática e renal normais outra vez, segundo o médico que a assistira, e que publicou os dados sobre seu caso na *JAMA* uns quatro anos depois — na época em que ela também já passara por uma gravidez normal e dera à luz uma criança sadia.

A que ela atribuiu sua cura milagrosa? Um curandeiro de sua aldeia natal retirara uma maldição que pesava sobre ela. Acho interessante que uma revista médica de prestígio resolva apresentar um caso sobre a capacidade terapêutica de um curandeiro filipino, enquanto outra, a *New England Journal of Medicine*, prefira dedicar seu editorial à negação do poder terapêutico do riso (sobre o qual você vai ler daqui a pouco) — e nenhuma das duas, disseram-me, tenha querido publicar um artigo do dr. Randy Byrd sobre a eficácia da oração (sobre a qual você vai ler no capítulo 7). Pessoalmente, acho que devemos considerar todos os tipos de cura, pois todos são científicos.

Fiquei sabendo de muitas outras recuperações miraculosas de lúpus, inclusive uma relatada pelo dr. Charles A. Janeway, que descreve sua paciente como alguém que "curou-se [depois de um ano] descarregando toda a hostilidade profundamente arraigada e oculta contra o pai" — sobre ele. Na verdade, todas as histórias que já ouvi sobre a cura do lúpus envolvem confronto com uma autoridade: a paciente do dr. Janeway usou-o como forma de enfrentar o pai; a filipina enfrentou seu médico; e outra mulher, uma enfermeira, estava tão doente que enfrentou a Deus com um ultimato: ou a levava aquela noite ou a curava (acordou boa na manhã seguinte).

Quanto mais descobrimos histórias como estas sobre a unidade mente/corpo, tanto mais difícil se torna considerá-las em separado. O que está em sua mente está, literal ou "anatomicamente", em seu corpo. A ligação é feita pelas moléculas de peptídios, fabricadas pelo cérebro, e pelo sistema imunológico.

Existem aproximadamente sessenta tipos de moléculas de peptídios no corpo, inclusive algumas cujos nomes podem ser familiares para você, como endorfinas, interleucinas e interferon. Elas transformam os sentimentos em química e fazem a ligação entre psique e soma. Atualmente, considera-se que as endorfinas, por exemplo, podem explicar o efeito placebo. Parece que a redução ou desaparecimento da dor relatados em tantos estudos podem ser explicados fisiologicamente pelo fato de as expectativas psicológicas positivas criadas pela administração do placebo levarem a um aumento da produção de endorfinas, que são analgésicas. Assim, o controle da dor está de fato "na mente" — porque é aqui que as endorfinas se encontram.

O que mais me interessa em tudo isso é a questão de como eliminar o placebo e ir diretamente à fonte do sistema mental de cura, como os pais de Kelly fizeram com seu filho. Como obter um acesso direto a ele? Possível é, como muitas pessoas excepcionais que você vai conhecer ao longo deste livro lhe mostrarão.

Num ensaio intitulado "The Mysterious Placebo", Norman Cousins vai ao cerne da questão, que ele conhece por experiência própria:

Duvido que o placebo... possa ir muito longe sem uma grande vontade de viver por parte do paciente. Pois a vontade de viver... possibilita ao corpo humano aproveitar seus recursos ao máximo... Portanto, o placebo é um emissário entre a vontade de viver e o corpo. Mas o emissário é dispensável. Se conseguirmos nos liberar de objetos tangíveis, podemos conectar diretamente a esperança e a vontade de viver à capacidade do corpo de enfrentar grandes ameaças e desafios.

TRANSFORMANDO O CORPO PELA TRANSFORMAÇÃO DA MENTE

O que o placebo nos prova é que temos condições de mudar nossos processos corporais, mudando nosso estado de espírito. Portanto, quando experienciamos processos alterados de consciência, como meditação, hipnose, visualização, psicoterapia, amor e paz de espírito, por exemplo — abrimo-nos para a possibilidade de transformação e cura.

Uma transformação particularmente dramática pode ocorrer quando uma pessoa com problemas de personalidade múltipla (ou personalidade esquizóide) passa de uma personalidade para outra. Já considerado extremamente raro, esse distúrbio psicológico é muito mais comentado hoje em dia, assim como as circunstâncias supostamente capazes de originá-lo — maus-tratos e abuso de crianças. Parece que algumas vítimas de maus-tratos aprendem a desligar sua personalidade central quando o sofrimento é grande demais; isso lhes possibilita passar para muitas outras personalidades, que vêm à tona para proteger a criança. Embora ninguém saiba exatamente como se dá a passagem, parece estar em jogo algum tipo de dissociação pela auto-hipnose.

A primeira paciente que conheci com personalidade múltipla submeteu-se a certos testes médicos com uma das personalidades porque, enquanto era essa pessoa, não sentia dor ou medo, nem tinha dificuldades em relação ao que fazer. Quando os testes terminaram, ela retornou à sua personalidade dominante. Mas, fisiologicamente, as diferentes personalidades assumidas por uma pessoa com esse distúrbio podem ser muito mais impressionantes.

Existem certas características fisiológicas que supomos fixas, como ter diabetes, ser destro ou canhoto, ter alergias ou ser daltônico. Mas parece que os indivíduos com personalidade múltipla podem ser alérgicos a gatos ou a suco de laranja quando uma das personalidades se manifesta, mas não com outra; podem apresentar marcas de queimadura com uma personalidade, mas não com outra, mostrar sensibilidade a certas drogas com uma personalidade, mas não com outra, e passar de destros a canhotos. Conheço uma pessoa que tinha de manter meia dúzia de óculos diferentes em seu criado-mudo, pois não sabia quem iria se manifestar quando ela acordasse. Também ouvi falar de uma mulher com personalidade múltipla que bebeu muito numa festa e, quando seus amigos a aconselharam a não ir guiando o carro para casa, ela disse: "Não se preocupem, os outros eus não beberam, um deles vai dirigindo". Brendan O'Regan, em cujo boletim informativo chamado *Investigations* refere-se à situação atual da pesquisa relativa ao problema da personalidade múltipla diz que ouviu falar de uma mulher cujos olhos chegavam a mudar de cor quando ela passava de uma personalidade para outra.

O que torna o estudo da personalidade múltipla um assunto de interesse geral é que ele revela a possibilidade de que ocorram mudanças em nosso corpo com a mudança da personalidade. Imagine, por exemplo, termos controle consciente sobre os componentes da incrível farmácia do cérebro — os neuropeptídios.

O bioquímico Nick Hall, da Universidade George Washington, é um dos pesquisadores que investiga essa possibilidade por meio de estudos dos efeitos da meditação e das visualizações positivas sobre o sistema imunológico. Numa entrevista com Rob Wechsler, publicada pela revista *Discover*, Hall fala de uma palestra que proferiu certa vez a um grupo que ele supunha ser contrário à idéia de união que fizera entre psicologia, sistema imunológico e neuroendocrinologia: "Sabia que precisava fazer algo que despertasse sua atenção", disse ele. "Subi no estrado e comecei a ler uma passagem erótica do livro *O Amante de Lady Chatterley*. Quando terminei e todos estavam convencidos de que eu era louco, ergui os olhos e perguntei: "Se a gente pode ativar o sistema reprodutor com processos puramente mentais, por que não podemos fazer o mesmo com o sistema imunológico?' "

Como Hall demonstrou, provavelmente para o prazer de seu público, as imagens mentais podem ter um efeito tão grande quanto as imagens do mundo exterior. Enrubescer é um outro exemplo de resposta corporal ao que pode ser um evento exclusivamente mental. Todos concordam que essas são reações físicas provindas da mente. E o sistema imunológico? Será que é realmente possível ativá-lo com a mente? Se houver uma significativa transformação em você, será que sua doença pode ser rejeitada como um corpo estranho pela nova personalidade? Acredito que *podemos* mudar drasticamente; já vi isso acontecer muitas vezes.

Está surgindo um volume considerável de pesquisas que documentam as formas pelas quais mente e corpo, cérebro e sistema imunológico estão ligados. Embora ainda seja necessário trabalhar muito para identificar essa rede de comunicações incrivelmente complicada, o mais importante é que agora sabemos que essas ligações existem de fato.

Em 1964, o dr. George Solomon, filiado às escolas de medicina da Universidade da Califórnia, tanto em San Francisco quanto em Los Angeles, publicou um artigo intitulado "Emoções, Imunidade e Doença:

Uma Integração Teórica Especulativa''. Mas, ao enviar-me o artigo no ano passado, ao lado da palavra ''Especulativa'', ele escreveu: ''Agora não mais''.

Quando Solomon escreveu esse artigo, há mais de duas décadas, partiu de uma única hipótese: que ''o *estresse* pode ser um fator imunodepressivo''. Solomon e outros já comprovaram essa hipótese há muito tempo. Em 1985, ele apresentou e demonstrou um total de catorze hipóteses relativas às interações entre o sistema imunológico e o sistema nervoso central e, agora, sua lista já contém trinta e cinco hipóteses desse tipo e, para cada uma delas, existe uma quantidade variada de evidências ''indiscutíveis''.

O dr. Solomon continua seu estudo pioneiro sobre a forma pela qual as emoções se relacionam com a doença e estendeu seu trabalho a pacientes de câncer e portadores de AIDS. Num artigo sobre aidéticos sobreviventes à doença há bastante tempo, Solomon, a dra. Lydia Temoshok e colegas apresentaram uma lista de dezesseis fatores emocionais significativos e padrões de comportamento que influenciam a longevidade. Essa lista será publicada em livro, como parte dos conselhos práticos para enfrentar a doença. Por enquanto, o importante a saber é apenas que um perfil psicológico bem detalhado da personalidade sobrevivente pode ser traçado e que a transformação psicológica e a cura são possíveis para todos nós. Se não fosse possível haver transformação, não faria sentido identificar as características próprias aos sobreviventes.

DE AMOR, RISO E CARTAS AO *NEW ENGLAND JOURNAL OF MEDICINE*

Um estudo feito pela psicóloga Barrie R. Cassileth e colegas, ''Correlativos Psicossociais de Sobrevivência em Doenças Malignas em Estado Avançado de Desenvolvimento'', foi publicado no *New England Journal of Medicine* em 1985. Juntamente com um editorial da *NEJM* assinado pela dra. Marcia Angell, intitulado ''A Doença enquanto Reflexo da Psique'', essa pesquisa causou furor. Embora Cassileth faça afirmações relativamente modestas a respeito do que poderia provar sobre a falta de conexões causais entre os fatores psicológicos e sociais e o tempo de sobrevida dos pacientes de câncer, a dra. Angell aproveitou a oportunidade para anunciar que ''está na hora de reconhecer que nosso conceito da enfermidade como reflexo direto das condições mentais é, em sua maior parte, puro folclore''.

Houve uma avalanche de cartas em resposta, uma quantidade maior que qualquer outro artigo recebera nos últimos anos. Os autores das cartas não tinham nenhum ponto em comum sobre a *forma* pela qual as condições mentais afetam a saúde, mas havia consenso entre eles sobre sua influência, e que esse era um tema que merecia uma pesquisa em profundidade, não a lata de lixo.

A própria Cassileth limitou o alcance de suas conclusões observando no artigo que os fatores sociais e psicológicos "podem contribuir para *iniciar* [itálico meu] a doença. Embora ela ache que "a biologia da doença parece... sobrepor-se à influência potencial do estilo de vida e das variáveis psicossociais, *depois que o processo patológico já se estabeleceu* [itálicos meus]", é preciso lembrar que os 359 pacientes de seu estudo tinham de fato, como indica o título de seu artigo, "Doenças Malignas em Estado Avançado de Desenvolvimento". Em outras palavras, se o processo patológico está tão arraigado, ele pode comprometer seriamente a capacidade de resistência do corpo. Em pacientes com esse nível de gravidade, o fator esperança também pode ter desaparecido. Devido ao enfoque do estudo, muitas questões fundamentais relativas ao impacto da mente sobre nossa saúde não foram tratadas.

Mas, com dezenas de outros estudos provando que a conexão entre o corpo e a mente é real e significativa, além das conferências recentes sobre psico-oncologia nos Institutos Nacionais de Saúde e no Hospital Sloan-Kettering de Nova York, parece claro que a hora de descartar essa idéia como folclore já passou há muito e é tempo de estudá-la.

Apesar disso, Angell não está convencida. "O riso é uma finalidade valiosa por si mesma", escreve ela, "não um meio ou um remédio para curar doenças. Isso não é ciência". A dra. Angell talvez ache que não, mas a neurofarmacologista Candace Pert, do Instituto Nacional de Saúde Mental, disse que agora chegamos ao ponto em que "a medicina oficial finalmente terá de decidir o que fazer com a mente".

SUPERSAÚDE

Acho que as substâncias químicas que produzimos no cérebro constituirão a base de muitas terapias do futuro. Candace Pert, por exemplo, já está usando o Peptídio T (o sósia de laboratório de uma dessas substâncias químicas naturais) em pacientes aidéticos, com resultados incríveis.

Na vanguarda desta nova ciência estão os pesquisadores que estudam um grupo de peptídios conhecidos como fatores de crescimento; são substâncias fabricadas naturalmente em nosso corpo e que estão sendo recriadas em laboratório com técnicas da engenharia genética. Num teste recente, descrito na revista *Omni*, David Golde, responsável pelo departamento de hematologia e oncologia da UCLA, usou um fator de crescimento conhecido como GM-CSF em dezesseis pacientes com AIDS com poucos glóbulos brancos ou anticorpos no sangue, e anunciou os resultados como "uma revolução na medicina, equivalente à dos antibióticos". "Observar o aumento do número de glóbulos brancos foi a coisa mais fantástica que já fiz em termos de ciência", disse ele. "Que eu saiba, esta foi a primeira vez que isso aconteceu com seres humanos." "Espetacular", comentou David Nathan, da Escola de Medicina de Harvard. "Um golpe de mestre", disse Jerome Groopman, do Deaconess Hospital de Boston.

A neurologista Rita Levi-Montalcini ganhou o prêmio Nobel de medicina e o prêmio Lasker pela descoberta do fator de crescimento dos nervos (FCN), outra dessas substâncias fabricadas naturalmente pelo corpo. Levi-Montalcini provou que o FCN afeta tanto as células do sistema imunológico quanto as do sistema nervoso central e, com isso, contribuiu para a explicação da maneira pela qual a psicologia de um indivíduo pode relacionar-se com a função imunológica. "Sempre soubemos que o estado psicológico afeta o bem-estar das pessoas através do sistema imunológico", disse ela a *Omni*, "mas nunca tinha sido provado estruturalmente que havia uma relação entre eles. Agora acreditamos que o FCN é um transmissor de ligações". Há esperanças de que o FCN seja sintetizado pelas técnicas da engenharia molecular e usado para tratar doenças degenerativas do cérebro, como o mal de Alzheimer, o mal de Huntington e o mal de Parkinson.

Talvez os médicos não demorem a seguir os passos dos terapeutas naturais. Em seu livro *Hands of Light*, Barbara Ann Brennan diz: "O que o terapeuta realmente faz é induzir o paciente a curar-se por meio de processos naturais... Seu corpo e seu sistema energético voltam-se naturalmente para a saúde". É isso que os cientistas citados acima estão descobrindo agora, à medida que avançam no trabalho com as substâncias que são os remédios fabricados pelo próprio corpo.

A atuação desses remédios internos também é estimulada em crianças hospitalizadas. Quando os recém-nascidos prematuros são encaminhados a uma seção da enfermaria, onde as enfermeiras lhes fazem carinhos durante quinze minutos, três vezes por dia, durante dez dias, ganham peso numa velocidade duas vezes maior que os outros bebês da mesma enfermaria que não recebem carinho. Por quê? Lembre-se, as raízes de nossos mecanismos de sobrevivência estão enterradas em nossa existência primitiva. Quando a leoa sai da toca, por exemplo, o filhote fica lá deitado quietinho; seus processos metabólicos são desligados para ajudá-lo a suportar a ausência de alimento e calor. Quando a mãe volta com a comida, lambe e toca o filhote, que responde produzindo hormônios de crescimento e outros neuropeptídios que processam o alimento da maneira apropriada.

Talvez um dia desses seja possível fazer uma prescrição emocional perfeita para as necessidades de cada pessoa. Até lá, confiamos no trabalho dos cientistas que estão sintetizando as substâncias fabricadas naturalmente por nosso corpo, e procuramos ajudar as pessoas a viverem de uma forma tal que consigam produzir uma quantidade maior dessas substâncias revigorantes em seu próprio organismo. Se fizer isso, você se torna seu próprio engenheiro genético. Pois é verdade que o amor, o riso e a paz de espírito são fisiológicos.

OS SOBREVIVENTES: IRRITADOS, ALEGRES OU AMOROSOS?

Dois meses antes da publicação do artigo citado em *New England Journal of Medicine*, um congênere britânico, *The Lancet*, também publicou um artigo sobre estados mentais e câncer. Esse estudo referente a cinqüenta e sete mulheres diagnosticadas precocemente com câncer de mama, realizado há dez anos, revelou que, depois dos cinco primeiros anos, "a sobrevivência sem nova manifestação da enfermidade teve uma freqüência significativamente maior entre as pacientes que reagiram ao câncer negando-o ou com 'espírito de luta' do que entre as que responderam com uma aceitação estóica ou sentimentos de impotência ou desesperança".

Depois de dez anos, as estatísticas de sobrevivência mostraram que 70% das pacientes com "espírito de luta" ainda estavam vivas (com ou sem metástases), em contraposição aos 50% de pacientes que negaram a doença, 25% das que a aceitaram estoicamente e 20% do grupo das impotentes/desesperançadas. Embora os autores desse artigo afirmem que a atitude mental está apenas "associada" ao tempo de sobrevida, em vez de ser a sua causa, essas estatísticas são impressionantes.

No entanto, o artigo termina com uma ressalva mecanicista bem "médica": "Se as atitudes mentais podem ser mudadas e se essas mudanças aumentam o tempo de vida são questões que merecem ser estudadas". O que me irrita é a primeira parte da frase: uma coisa é perguntar se uma mudança de atitude aumenta o índice de sobrevivência, mas outra muito diferente é perguntar se as atitudes podem ser mudadas. Há quanto tempo a psicoterapia existe? Será que Freud e Jung não deram nenhuma contribuição? Pensar que não podemos ajudar as pessoas a mudar é um absurdo. Pela terapia que tenho feito há dez anos, sei que podemos ajudar as pessoas a não se sentirem impotentes, que podemos ensiná-las a lutar e que, mesmo nas situações mais desesperadoras, ainda podemos ajudá-las a descobrir a vontade de viver.

Sandra Levy, professora-adjunta de psiquiatria e medicina da Universidade de Pittsburgh e diretora de medicina comportamental em oncologia do Instituto do Câncer de Pittsburgh, realizou pesquisas sobre temas semelhantes aos tratados no estudo britânico. Num artigo de 1984, ela também fala da "associação" entre emoções e câncer, não de causas, e ela também acha que as associações são evidentes. Isso ela conclui com base não apenas nos estudos que está realizando sobre mulheres com câncer de mama, que indicam que o tempo de vida está associado ao espírito de luta, mas também na análise de dezenas de outros estudos publicados durante um período de trinta anos. O consenso é o seguinte, de acordo com a síntese de Levy: "Os índices mais baixos de sobrevivência ao câncer estão associados com depressão ou impotência, e os índices mais altos estão associados ao enfrentamento da doença".

Do mesmo modo que os pesquisadores britânicos, Levy indaga sobre a possibilidade de mudar as atitudes mentais: "Será que a sensação de impotência e a falta de coragem entre os pacientes de câncer podem ser alteradas?" Mas sua resposta é "sim, sem sombra de dúvida". As técnicas psicológicas podem ser usadas para alterar o quadro, e outras estratégias como o relaxamento podem atuar mais diretamente sobre os efeitos lesivos dos hormônios do estresse, ao mesmo tempo em que proporciona aos pacientes a sensação de controle sobre seus pensamentos e sua vida.

A pesquisa mais recente de Levy revela uma descoberta interessante: se o fator primordial na previsão da sobrevivência era um intervalo sem manifestações da doença — o período de tempo entre o diagnóstico inicial e a recorrência — para surpresa da pesquisadora, o segundo fator mais importante não foi o espírito de luta, mas a alegria. A alegria era um fator mais significativo ainda que o número de regiões com metástases e sua localização. Também associadas à sobrevivência estavam as relações da mulher com seu companheiro e com o médico.

Embora seja útil saber quais os sentimentos mais intimamente associados à saúde, acho que uma vida refeita não precisa excluir as emoções consideradas negativas. A raiva, por exemplo, pode ser uma resposta mais positiva a um diagnóstico sombrio do que a resignação passiva. Os sentimentos não devem ser julgados. A raiva tem seu lugar, desde que seja expressa com liberdade e segurança, em vez de ser mantida lá dentro, onde pode ter um efeito destrutivo e levar ao ressentimento e ao ódio.

Lembra-se da história da serpente que aterrorizava as crianças de uma aldeia sempre que elas saíam para brincar? Os velhos da aldeia foram conversar com ela e pediram-lhe educadamente que parasse de picar as crianças. A serpente concordou e, durante algumas semanas, tudo correu bem. As crianças gostavam de brincar ao ar livre e voltavam para casa felizes e seguras todos os dias. Os velhos resolveram então agradecer à serpente, mas descobriram que fora espancada, ferida e que a haviam atado e dado nós. Quando lhe perguntaram o que aconteceu, a serpente disse: "Bem, vocês me pediram para parar de picar as crianças". "Isso mesmo", disseram eles, "pedimos para você parar de picar, mas não pedimos que parasse de sibilar".

É importante expressar todos os sentimentos, inclusive os desagradáveis pois, uma vez do lado de fora, já não nos podem atacar. Manifestá-los é um pedido de ajuda e uma mensagem para seu corpo dizendo "viva". Minha família procura viver dessa forma e, por causa disso, uma das amigas de minha filha que passou algum tempo conosco em Cape Cod disse: "Sua família não sabe o que é ficar com raiva". Perguntei: "Como assim?" e ela respondeu: "Quando as pessoas de sua família ficam com raiva, conversam uma com a outra depois de meia hora; mas, em minha família, não conversamos com o outro durante duas semanas!" Tomei o comentário como um grande elogio.

O objetivo de alguns estudos é chegar à compreensão molecular da forma pela qual as emoções afetam nosso corpo. Os físicos quânticos, como David Bohm e Stewart Wolf, dizem que podemos passar por mudanças até no nível atômico quando sentimos determinadas emoções. Wolf fala sobre a influência do medo, e que talvez este seja expresso por meio de elétrons, e o amor, por meio de fótons.

David C. McClelland, professor de psicologia e de relações sociais em Harvard, tem um interesse especial nos efeitos do amor: "Neste momento, estamos procurando entender o que é a variável amor e qual seu impacto no sistema endócrino", explica ele. "Não temos a menor idéia sobre que hormônios estão associados ao amor e como este beneficia os linfócitos e a função imunológica. É nisto que estou trabalhando agora."

Enquanto ele trabalha nisso, outros estão colocando o amor em sua vida. Apareci na televisão com a sobrevivente de AIDS Niro Asistent, que reverteu os resultados dos testes de sangue de HIV-positivo para HIV-negativo (HIV é o vírus da AIDS). Quando lhe pediram para resumir o que tinha feito, ela disse: "Quando você vive com o coração, a mágica acontece". Que resumo simples de nossa abordagem total e, no entanto, como é difícil viver com o coração!

As "variáveis do amor" que McClelland discute são amor por si mesmo e o que ele chamou brincalhonamente de "mordedeus" (em lugar de amor de Deus), uma expressão que ele achou que não ia ficar bem numa revista de psicologia. "Mordedeus" refere-se ao tipo de atividade desinteressada que se vê em muita gente de tendência religiosa. Significa "que você não está nem um pouco preocupado com seu ego. Não se importa nem um pingo se vai ter sucesso ou não. Pode-se dizer que você está vivendo com o coração (quem foi que acabou de dizer isso?). Não estar sob o domínio do ego é algo que deriva do fato de estar de bem consigo mesmo, do jeito que você é". Se tirar zero numa prova, lembre-se de que é apenas uma prova; você não é desprezível, nem fracassado.

"Ficar de bem consigo mesma" tornou-se o maior desafio de uma jovem extraordinária chamada Evy McDonald, depois de receber o diagnóstico de esclerose lateral amiotrófica (ELA, ou mal de Lou Gehrig) em 1980. Seu neurologista predisse: "Evy, você tem de seis a doze meses de vida. Se quiser fazer algo nobre, doe seu corpo para a ciência". Naquela tarde, ela foi despedida do seu emprego de enfermeira, por ter se ausentado muito em virtude de problemas de saúde e, naquela noite, descobriu que seu apartamento fora arrombado e tudo quanto ela tinha de valor, roubado. Àquela altura, achou o conselho do médico a melhor solução.

Escreveu-me numa carta: "A morte parecia inevitável e uma parte de mim aguardava com ansiedade o fim desta vida. Mas eu tinha uma questão pendente: uma grande compulsão de descobrir o que é um amor incondicional *antes de morrer* [itálicos meus]". Observe que Evy não negou sua mortalidade. Mas gente como ela não vai para casa morrer só porque um médico anunciou sua sentença. Gente como ela usa o diagnóstico como o motor de arranque para começar a viver e depois sente-se bem demais para morrer.

Evy sabia que sua viagem teria de começar com a aceitação de seu corpo, que ela sempre detestara e, num artigo que escreveu, relata como deu o primeiro passo na direção do amor por si mesma:

> Lá estava eu, sentada na frente do espelho em minha cadeira de rodas. Nos seis meses passados desde o diagnóstico de esclerose lateral amiotrófica, meus músculos, que eram firmes e vigorosos, tinham ficado flácidos e inúteis. Eu estava morrendo com uma forma particularmente rápida dessa doença incurável e tinha, na melhor das hipóteses, mais seis meses de vida. Olhei com repugnância para meu corpo em deterioração. Odiava-o. O reflexo no espelho de uma perna magra e malfeita (herança de uma poliomielite infantil), ao lado de outra imensa, que já fora musculosa, foi horrível para mim....
>
> Como as horas do meu dia destinavam-se agora a passar sentada sozinha em minha cadeira de rodas, comecei a observar, em vez de reagir a meus pensamentos. Notei que havia um fio contínuo no tecido de minha vida — uma obsessão sufocante com meu peso. Eu tinha certeza de que se ficasse realmente "esbelta", um corpo admirável me cumprimentaria magicamente do outro lado do espelho. E agora eu estava sentada numa cadeira de rodas, com os músculos atrofiando-se vertiginosamente. Meus braços e pernas estavam encolhendo.
>
> Será que era pura coincidência o fato de sempre ter querido um corpo menor e que a doença estava satisfazendo esse desejo profundo?...
>
> Ali sentada, a seis meses da morte, um único desejo ardente abriu caminho para o primeiro plano de minha consciência. Nos meus últimos meses de vida, queria sentir um amor incondicional. Queria conhecer essa doçura.
>
> Mas como poderia ter esperança de realizar essa meta se não conseguia aceitar meu próprio corpo?

O primeiro passo foi observar e colocar no papel todos os pensamentos negativos que tivesse sobre meu corpo no decorrer de cada dia, assim como os positivos. Quando vi a preponderância esmagadora dos pensamentos negativos no papel, fui obrigada a reconhecer todo o ódio que tinha por meu corpo.

Para contrabalançar essa negatividade habitual e arraigada, todos os dias eu escolhia um aspecto do meu corpo físico que considerava aceitável, por menor que fosse. Depois usaria esse item para começar a reescrever tudo. Todo pensamento negativo seria seguido de uma frase positiva como "mas meu cabelo é lindo" ou "tenho belas mãos", ou "meus olhos brilhantes e meu sorriso cálido iluminam meu rosto". Todos os dias um item positivo diferente seria adicionado, à medida que continuava a reescrever meus pensamentos.

Parecia que um quebra-cabeças estava sendo montado; e quando a última peça foi colocada no lugar, minha consciência modificou-se e vi o quadro perfeito por inteiro. Não sei dizer exatamente quando foi que a mudança aconteceu, mas um dia percebi que não tivera pensamentos negativos sobre meu corpo. Vi no espelho o reflexo de minha nudez e admirei honestamente a sua beleza. Eu estava em paz, com uma aceitação completa e inalterável do meu corpo, do jeito que ele era — um monte de geléia numa cadeira de rodas.

Pela primeira vez na vida, percebi que meu corpo despertava prazer estético. Um novo filme fora criado (Evy referia-se antes ao corpo como "a tela onde o filme passa") e vi um ser humano delicado e sensual sentado naquela cadeira.

Depois que o velho roteiro e as antigas imagens degradantes finalmente desapareceram por completo, nunca mais voltariam à tona. Aceitei meu corpo. Ele não precisava ser diferente; podia ser do jeito que era e podia transformar-se no que quer que fosse....

Esse foi *um* passo da viagem que, com o passar do tempo, trouxe melhorias físicas inesperadas e não solicitadas. Mas, se o resultado tivesse sido outro e a deterioração do meu corpo tivesse continuado, isso não teria alterado ou diminuído a beleza inerente que eu agora percebia.

Minha doença foi um desafio e uma dádiva. Fui estimulada a examinar meus pensamentos, desejos e crenças mais profundos. A viagem da autodescoberta reestruturou minha vida e levou-me a sentir intensamente a conexão mente/corpo.

Seu "corpo físico parou de deteriorar (em outras palavras, não morri)", diz ela numa carta, "e começou a reverter a devastação causada pela esclerose lateral amiotrófica. Essa reversão foi um *subproduto* de todas as outras mudanças. A recuperação física não aconteceu porque me propus 'curar-me', mas porque minha missão na terra não havia terminado... Desde então, acordo alegre todos os dias, cheia de entusiasmo, e continuo desempenhando meu papel na transformação da prática médica". Observe que sua meta era viver a experiência do amor incondicional, não de evitar a morte. Portanto, ela não estava preocupada com o fracasso, mas com uma experiência que estava em seu poder proporcionar a si mesma. O amor e a melhora sempre são possíveis, mesmo que a cura não seja.

Evy tem sido uma grande mestra. Quando soube que eu estava aconselhando às pessoas a viverem um mês de cada vez, escreveu-me dizendo que eu era muito indulgente — que, para pensar realmente em sua vida, as pessoas devem viver dez minutos de cada vez, como ela havia feito. Você ainda vai ouvir falar de Evy, pois ela tem muitos conselhos práticos a dar sobre os passos que levam à cura.

PAZ DE ESPÍRITO: COMUNICANDO-SE COM O SISTEMA DE CURA

Hoje em dia, muitos cientistas acham que não devemos falar de um sistema nervoso central, de um sistema endócrino e de um sistema imunológico, e sim de um sistema de cura que constitui uma espécie de superinteligência em nós. Assim como este sistema de cura pode ser ativado por crenças positivas, as crenças autodestrutivas ou os padrões emocionais repressivos podem fazer o contrário. Como diz Woody Allen em um de seus filmes: "Não consigo expressar a raiva. Em vez disso, internalizo-a e crio um tumor".

Internalizar é exatamente o que você não quer fazer. Quando alguém lhe pergunta como vai e você responde: "Ótimo", mesmo quando está péssimo, isso é internalizar. Esse tipo de comportamento me aborrece tanto que, quando dirijo *workshops*, peço a voluntários que peguem um saco opaco à prova de som, vistam-no pela cabeça até os pés, amarrem-no nos tornozelos, e saiam para dar uma volta na rua. Todos fazem uma objeção: "Poderíamos ser mortos enquanto fazemos isso". Certo. É isso o que eu queria dizer, que assim como os olhos, os ouvidos e todos os outros sentidos existem para nos proteger do mundo, temos também um sexto sentido, nosso sistema de cura, que existe para reparar os ferimentos e proteger-nos da invasão das bactérias, vírus e doenças. Mas, quando você nega suas necessidades e não pede ajuda, está colocando um saco por cima deste sistema de cura. A mensagem que está lhe enviando, quando você finge que está tomando uma providência é que não quer sarar e o resultado é que seu corpo coopera, ajudando-o a morrer.

Portanto, não "tente" ser positivo — isso é apenas simulação, não esforço de verdade. Nossa meta é paz de espírito, que dará a seu sistema de cura uma mensagem real: "viva".

Existem muitas formas de obter paz de espírito. Entre elas estão a sugestão hipnótica, *biofeedback*, técnicas de relaxamento, visualização, ioga e outros métodos de alteração da consciência (Sandra Levy lembra a alegria, David McClelland fala de amor e ausência de ego). A eficácia desses métodos pode ser medida experimentalmente — as pessoas melhoram de fato quando *os* utilizam. Com os sofisticados instrumentos recém-criados na biologia molecular, alguns efeitos já podem ser medidos até em nível celular.

Embora o mecanismo exato da resposta de cura ainda esteja por ser elucidado, todas essas técnicas funcionam no sentido de criar a comunicação e uma unidade corpo/mente. Assim, o que normalmente consideramos funções corporais autômatas estão sob o controle de nossa mente. Você pode usar técnicas de relaxamento para reduzir a pressão sangüínea, por exemplo, para diminuir o ritmo da respiração e das batidas cardíacas e amenizar a tensão muscular.

Muitos estudos mostram que o relaxamento e técnicas afins podem ser úteis no combate aos efeitos negativos do estresse prolongado sobre os componentes do sistema imunológico. Um sistema imunológico desregulado pode afetar tudo, desde sua suscetibilidade a resfriados até sua capacidade de eliminar células cancerosas ou vírus da AIDS, e também pode ser um fator da asma, das alergias, do diabetes, da esclerose múltipla, da artrite reumatóide, do lúpus e de outros distúrbios imunológicos onde o corpo ataca a si mesmo.

Joan Borysenko, bióloga celular e psicóloga que dirigia a Clínica Mente/Corpo do New England Deaconess Hospital, falou sobre os usos do relaxamento em seu livro *Minding the Body, Mending the Mind*. Entre eles está a capacidade de ajudar os diabéticos a reduzir a necessidade de insulina. Eu próprio conheço uma paciente que utilizou o relaxamento para eliminar por completo sua necessidade de tomar insulina. O relaxamento é tão naturalmente reconhecido como método eficaz, que agora alguns hospitais já transmitem programas de relaxamento por meio do circuito fechado de televisão para o quarto dos pacientes. A lista de doenças alteradas positivamente pelo relaxamento encheria uma página inteira.

A psicoterapia e outras técnicas que fazem emergir material emocional reprimido para a consciência também podem curar, tanto no plano psicológico quanto físico, ajudando-nos a adquirir paz de espírito. Uma interessante série de estudos feita pelo psicólogo James Pennebaker, da Universidade Metodista do Sul, mostrou que as pessoas que confiavam experiências traumáticas a um diário dispunham de uma função imunológica melhor que as demais. Ele e Janice Kiecolt-Glaser pediram a vinte e cinco adultos que relatassem por escrito os detalhes de suas experiências mais difíceis e descrevessem os sentimentos que elas despertaram. Um grupo de controle com o mesmo número de pessoas escreveu apenas sobre tópicos superficiais. Exames de sangue mostraram uma função imunológica incrivelmente superior entre os que falaram de suas emoções, os quais também fizeram menos visitas ao médico, mas não houve nenhuma melhoria entre os participantes do grupo de controle. Seis meses depois do experimento, os que expressaram suas emoções ainda mostravam efeitos positivos em termos de saúde.

Ao tratar de eventos que a maioria das pessoas procura esquecer o mais depressa possível, o grupo que falou de suas experiências mais difíceis possibilitou a expressão de seus sentimentos e, com isso, enviou ao corpo a mensagem "viva". Também acredito que o ato de escrever sobre esses eventos permite às pessoas repensarem a respeito deles. Em outras palavras, realizaram uma forma simples de retreinamento cognitivo: os eventos em si continuaram inalterados, mas perderam seu poder destrutivo.

O que reiteramos muitas e muitas vezes é que, embora não haja dúvida de que o meio ambiente e os genes representam um papel significativo em nossa vulnerabilidade ao câncer e a outras doenças, o ambiente emocional que criamos em nosso corpo pode ativar mecanismos de destruição ou de recuperação. É por isso que duas pessoas criadas no mesmo ambiente, mesmo quando têm os mesmos genes, como os gêmeos idênticos, não têm necessariamente a mesma doença ao mesmo tempo. Um homem de cinqüenta e nove anos apareceu em meu consultório com câncer. Cerca de trinta anos antes, seu gêmeo idêntico morrera de câncer. Ele me disse que, até pouco tempo atrás, estava sempre feliz e ocupado, mas acabara de passar um ano de total desespero e depressão e tinha desejado morrer. Mas seu irmão sempre fora infeliz. Às vezes não é tanto uma questão da doença nos pegar, mas sim de estarmos suscetíveis a ela.

As técnicas que alteram nosso estado de consciência, mencionadas nesta seção, muitas das quais serão discutidas em detalhe mais adiante, podem deixar-nos menos suscetíveis à doença ou mais capazes de sarar quando já estamos doentes. Ao ajudar-nos a adquirir paz de espírito, elas nos dão acesso ao sistema corporal de cura. É necessário um bocado de sofrimento e veneno para matar alguém com paz de espírito e amor à vida.

AS MOLÉCULAS QUE FAZEM A LIGAÇÃO ENTRE CORPO E MENTE

O corpo e a mente são duas formas de expressão da mesma informação — a informação conduzida pelos transmissores químicos conhecidos por peptídios. Nos seres humanos, nos animais, nas plantas, nos ovos, nas sementes etc., até os organismos unicelulares, os peptídios são os mensageiros, as moléculas que conduzem a informação de um plano a outro. No homem, possibilitam que a mente traduza uma percepção, raciocínio ou sentimento em mensagens transmitidas pelo cérebro para as secreções hormonais, chegando até o plano da atividade celular do corpo — e depois sua volta à mente e ao cérebro, num ciclo incessante de *feedback*.

O ponto-chave do ciclo, o lugar onde corpo e mente se encontram e transformam-se um no outro pela ação dos peptídios, é a área límbico-hipotalâmica do cérebro. Foi aqui que os cientistas descobriram grandes concentrações de receptores aglomerados no que chamam de "áreas quentes". Os peptídios encaixam-se nesses receptores como chaves em suas fechaduras para ativar a dinâmica interna das células onde os receptores se situam.

Mas não é só no cérebro que existem áreas quentes com receptores de peptídios. Outras áreas ricas em peptídios são os tecidos de revestimento dos intestinos e do estômago. Talvez seja por isso que muita gente diz que sente suas emoções nessas áreas. Você já ouviu falar de "emoções viscerais" — bem, parece que agora está provada a verdade literal, fisiológica, dessa expressão. De fato, parece que as emoções estão em todas as partes do corpo, e não apenas no cérebro. "São expressas pelo corpo e são parte do corpo", diz Candace Pert. "Não consigo mais fazer uma distinção muito nítida entre cérebro e corpo... Na verdade, quanto mais aprendo sobre os neuropeptídios, tanto mais difícil se torna pensar nos termos tradicionais de mente e corpo. Faz cada vez mais sentido falar de uma única entidade integrada — o 'corpomente' ".

As pesquisas que Pert e seu marido imunologista, Michael Ruff, realizaram sobre os peptídios pode ter chegado a proporcionar uma base fisiológica para o conceito de inconsciente de Freud e Jung:

> Para Freud e Jung, o inconsciente ainda era um constructo — hipotético. Para nós, uma definição mais precisa de inconsciente seria níveis psicobiológicos de funcionamento abaixo do limiar da consciência. Processos inconscientes muito, muito profundos expressam-se em todos os níveis fisiológicos, até em órgãos individuais como o coração, pulmões ou pâncreas. Nosso trabalho é demonstrar que todas as células do sistema nervoso e do sistema endócrino funcionam de maneira integrada por meio de redes de peptídios e seus receptores.

Embora antigamente se pensasse que a comunicação entre o cérebro e outros sistemas corporais fosse basicamente de mão única, do cérebro para o corpo, descobertas recentes, tanto anatômicas quanto bioquímicas, deixam claro que essa comunicação tem mão dupla. O imunologista J. Edwin Blalock sugere que, na presença de invasores como vírus e bactérias, por exemplo, os transmissores de peptídios produzidos pelo sistema imunológico funcionam como uma espécie de sexto sentido, suplementando a informação que o cérebro recebe dos outros cinco sentidos e possivelmente explicando a forma por que algumas pessoas sentem que algo está errado antes de caírem realmente doentes. Vejo isso acontecer com meus pacientes o tempo todo, principalmente quando começamos a observar seus sonhos e desenhos. Muitas vezes não conseguem explicar por que acham que há algo errado, e podem não apresentar sintoma algum, mas alguma coisa dentro deles sabe. É por isso que, quando uma mulher chega em meu consultório e diz que o caroço que tem no seio há um ano precisa ser tirado, mesmo quando o exame e a mamografia não mostram nenhuma alteração, aposto que é caso de tirá-lo. Eu sei que, assim como recebemos cinco sentidos para nos proteger e nos dar consciência do que está acontecendo no ambiente externo, nosso Criador também nos deu este sexto sentido para controlar nosso ambiente interno. Estamos diante de um sistema unificado, abrangente e auto-regulável, com uma inteligência maravilhosa inerente a ele. Como dizia Albert Szent-Györgyi, o cérebro não serve apenas para pensar: é um órgão do qual depende nossa sobrevivência.

DANDO OUVIDOS À MENSAGEM

Para a maioria de nós, o maior interesse da unidade corpomente é que sugere meios de melhorar nossa saúde. Candace Pert explica: "Sabemos que os mesmos neuropeptídios secretados pelo cérebro também podem facilitar a locomoção dos glóbulos brancos do sistema imunológico até o local de uma lesão. E por que não poderíamos dirigi-los conscientemente?... É uma idéia extravagante, pois não há provas experimentais em seu favor — no entanto, também não há nada que exclua essa possibilidade".

Não só não há nada excluindo essa possibilidade, como há um bocado de evidências mostrando que muitos processos corporais considerados automáticos podem ser colocados sob controle consciente. Por exemplo: os iogues que conhecem as técnicas orientais de meditação podem acelerar o número de seus batimentos cardíacos de 30 para 300 por minuto, como demonstrou o *swami* Rama, para satisfação de muitos cientistas ocidentais na Fundação Menninger.

Essas façanhas não se limitam aos místicos indianos, nem mesmo à nossa espécie. Os golfinhos que não querem que seu sangue seja tirado com objetivos experimentais podem redirecionar seu fluxo sangüíneo de tal maneira que este fica inacessível às agulhas dos pesquisadores. Estudos feitos com ratos e camundongos mostraram que a resposta imunológica pode ser "ensinada" ou condicionada a ficar mais ou menos ativa: quando um supressor ou intensificador imunológico com um sabor específico é administrado aos animais, mais tarde este mesmo sabor pode levar seus sistemas imunológicos a responder adequadamente, mesmo que a droga propriamente dita esteja ausente. Na verdade, todo o princípio da vacina baseia-se na capacidade de aprendizagem do sistema imunológico. Pense no que isso pode significar para o futuro. Temos a capacidade de ensinar nosso corpo a curar-se e eliminar as doenças.

Mas, para mim, existe algo mais interessante ainda que a idéia de adquirir controle sobre processos corporais específicos. Acho que podemos usar as técnicas de meditação e de mudança de nosso estilo de vida, mencionadas neste capítulo, para obter acesso à superinteligência que, estou convencido, reside no interior de todos nós. Essa superinteligência é a mensagem transmitida pela psique e pelo soma através dos peptídios — impressa em nosso DNA, o código da vida. Faz de nós quem somos e, se lhe dermos ouvidos, mantém-nos no caminho certo.

Quanto mais conheço o funcionamento do universo, tanto mais místico me torno. Não sou místico, apesar de ser cirurgião; sou místico justamente porque sou cirurgião. Como cirurgião, presencio milagres todos os dias. Quando abro um corpo com o bisturi, confio a esse corpo a recuperação. Não dou um grito na ferida, nem lhe deixo instruções dizendo o que fazer para cicatrizar. O corpo sabe muito mais do que eu. Na verdade, toda vez que faço uma cirurgia, confio na sabedoria dele, pois não sei por que um corte se fecha ou como a anestesia funciona (ninguém sabe, como tive de explicar ao estudante de medicina que pediu desculpas por não conseguir entender este fenômeno, declarando que devia ter perdido aquela aula!). Também não sei como um ovo fertilizado se transforma num ser humano. Mas sei que toda célula, órgão, sistema de órgãos e pessoa é dirigido por aquilo que chamo de inteligência amorosa da energia.

Desse modo, os peptídios e neuropeptídios no interior de cada um de nós, percorrendo nosso corpo para criar uma rede integrada de cura, informados pela superinteligência que é a chave da própria vida, vão ajudar-nos a atingir nossa máxima potência — se dermos ouvidos às mensagens de nosso corpo. Isso não significa que alguns de nós não vão morrer com dois anos de idade, e outros com cento e dois, mas que nosso sistema vai funcionar com sua capacidade máxima e nos proporcionar a vida mais sadia e longa que somos inerentemente capazes de ter.

Muitos de nós cresceram surdos a essas advertências interiores, embora nem sempre tenha sido assim. Como médico que realiza muitas operações pediátricas, tenho a chance de observar várias crianças. Depois da operação, elas ficam quietas na caminha, sarando e, de repente, um belo dia, começam a arrancar todos os tubos e fios. Sei que, naquele momento, o corpo da criança está recuperado e sadio e que todas essas coisas podem ser retiradas — porque a criança sabe e está me dizendo o que sabe. Esse autoconhecimento é o que devemos tentar recuperar.

O físico quântico David Bohm sugeriu substituir a palavra "psicossomático" — que ele acha que perpetua a divisão entre soma e psique, corpo e mente — por uma nova palavra, "somassignificação", para enfatizar a unidade de soma com o significado, em todas as suas implicações e possibilidades. Nossos corpos querem dizer o que dizem e falam conosco na linguagem da saúde e da doença. Depois que aprendermos a assumir a responsabilidade por nossa saúde, prestando atenção a nosso corpo e respondendo a ele também, seremos capazes de utilizar a doença para redirecionar nossa vida.

Muita gente tem medo de encorajar os pacientes a assumir responsabilidade por sua própria saúde e emoções e fazer com que se sintam fracassados se não conseguirem curar-se. Isso é não entender o x da questão. Estamos pedindo às pessoas que desempenhem um papel ativo nos cuidados com sua saúde, e não exigindo que sarem. Os pacientes excepcionais não procuram evitar a morte. Procuram *viver* até chegar a sua hora. É por isso que são um sucesso, seja qual for o resultado de sua doença, pois recuperaram a própria vida, mesmo que não se recuperem da doença. O próximo capítulo descreve formas de ouvir a mensagem que psique e soma querem transmitir sobre a forma de encontrar seu caminho pessoal.

2

> Quanto mais trabalho com o corpo, mantendo minhas suposições num estado temporário de ressalva, tanto mais admiro e simpatizo com uma determinada "doença"... O corpo não parece mais doente, ou um demônio irracional, mas um processo com sua própria lógica e sabedoria interior.
>
> ARNOLD MINDELL

> O *pathos* ativa os olhos e os ouvidos para ver e ouvir. Em períodos de doença, o *pathos* abre as portas para uma realidade não acessível do ponto de vista da saúde.
>
> JEAN HOUSTON

Sintomas e símbolos, sonhos e desenhos: o *self* se manifesta

Não há como passar pela vida sem sofrimento. Carl Jung dizia que a terapia serve para abrir o caminho que leva "a uma vida normalmente desiludida", e Woody Allen diz que "A vida é cheia de miséria, solidão, infelicidade e sofrimento — e passa rápido demais". Norman Vincent Peale conta o encontro com um amigo numa rua de Nova York, durante o qual este se queixou da vida terrível que levava. Norman disse: "Sei de um lugar no Bronx onde há vinte e cinco mil pessoas sem problemas". O amigo pediu-lhe: "Norman, me leva lá", e Norman respondeu: "É o cemitério de Woodlawn".

O que podemos é escolher o que fazer com o sofrimento que a vida nos traz. Já ouvi muita gente gritando na minha sala de exames, "Por que eu? Por que Deus fez isso com uma pessoa maravilhosa como eu?" No filme *Harold and Maude*, Bud Cort pergunta a Ruth Gordon: "Como pode ser tão boa para lidar com as pessoas?" e ela responde: "São da minha espécie, sabe?" Se você está vivo e é membro de uma espécie, você vai ter problemas.

Assim sendo, vamos em frente e perguntamos: "Por que não eu?" Mas os pacientes excepcionais que conheço entendem a vida de um ângulo mais elevado e, por isso, entendem o segundo verso do Salmo 26: "Examina-me, Senhor, e submete-me à prova". Sabem que as nossas provações têm algo a ensinar-nos, que a doença tem algo a nos contar.

A mensagem que o eu interior está querendo enviar, sob a forma de doença, é uma expressão do que chamo de "inteligência amorosa da energia". É a fonte de nossos sonhos ou, como diz o psicólogo junguiano Russel A. Cockhart, a "voz e a visão da alma". Jung acreditava que Deus fala conosco por meio de sonhos e imagens, e a Bíblia diz a mesma coisa. Assim, você também pode dizer que essas mensagens são uma expressão de Deus — ou da força vital, do *Self*, do DNA, da superinteligência que reside dentro de nós.

O psiquiatra Alfred Adler chamava essa mensagem de "jargão orgânico". E o psiquiatra Karl Menninger diz que "nós a expressamos com os sintomas". E o que exatamente estamos querendo dizer com nossos sintomas? A mensagem não tem nada a ver com culpa, pecado, fracasso ou falta de vontade de viver. Nosso corpo sabe, mesmo que a mente ignore. No fundo, todos nós sabemos que vamos morrer um dia. As pessoas que consideram a morte um fracasso pessoal não sabem o que é sucesso. Uma vida bem-sucedida não significa não morrer. Significa viver bem. Conheci crianças de dois e de nove anos que mudaram pessoas e até comunidades inteiras com sua capacidade de amar, e sua vida foi bem-sucedida, apesar de breve. Por outro lado, conheci muitos que tiveram vida longa e não deixaram nada atrás de si.

O DNA DA ALMA

Seja qual for a sua idade, se você aprender a ouvir, sua voz interior lhe dirá qual é o seu caminho, aquilo que Evy McDonald descreveu como sua "missão na terra". No caso dela, e no de muitos que conheci, houve uma recuperação da doença considerada milagrosa, que foi, segundo suas palavras, "um *subproduto* de todas as outras mudanças" ocorridas depois que seu caminho se tornou claro. Quando você refaz sua vida, a cura de uma doença pode vir junto. Mas, quando você aceita a doença como "um desafio e uma dádiva", então o milagre maior ainda é a cura interior resultante da descoberta de seu caminho.

A sabedoria que o dirige a partir de dentro é inata. É o que possibilita ao ovo fertilizado desenvolver-se e constituir uma pessoa, física, intelectual, psicológica e espiritualmente, e podemos ver sinais dessa inteligência desde os primeiros momentos da vida do ovo. À medida que as células do ovo fertilizado se multiplicam, alcançam um estágio muito parecido com uma bola, chamado gástrula, e depois forma-se uma reentrância numa das extremidades da gástrula, que então define onde fica a cabeça e a outra extremidade. A partir desse estágio, se você pegar uma célula pela cabeça e virá-la para a outra ponta, ela volta à posição original. Ela sabe o que é, o que deve tornar-se e qual o seu lugar (eu sei que você conhece gente que parece estar de cabeça para baixo, mas trata-se de uma exceção à regra).

Deixando as brincadeiras de lado, acredito que dentro desse ovo fertilizado há uma mensagem, uma percepção interna que diz algo como: "Este é o seu caminho, é assim que você pode chegar ao máximo de suas possibilidades". Se seguir esse caminho, vai atingir todo o seu tamanho e realizar todo o seu potencial de ser humano antes de cair da Árvore da Vida — repito, quer você morra com dois ou com cento e dois anos de idade. Se não o seguir, vai ter problemas psicológicos ou espirituais. E se eles não conseguirem chamar sua atenção e trazê-lo de volta a seu caminho, seu corpo se tornará fisicamente doente. A escultora Louise Nevelson, que adorava seu trabalho e trabalhou até morrer, aos oitenta e oito anos, sabia que fora posta no mundo para fazer aquilo. Certa vez, disse numa entrevista: "Parei de trabalhar um pouco e tive abscessos e furúnculos... Quando você é um Rolls Royce, não pode andar a pé, tem de rodar".

Décadas antes da descoberta do DNA, Carl Jung usou uma metáfora semelhante ao DNA para mostrar que o plano magistral do *Self* está contido no inconsciente. Como explica um trabalho inédito do terapeuta junguiano Tom Laughlin, o conceito de inconsciente de Jung enfatizava sua sabedoria, não sua irracionalidade:

> O inconsciente, longe de ser apenas uma folha de papel em branco, o esgoto de energias primordiais cegas ou com conteúdos reprimidos do ego, possui, na verdade, oculta dentro de si, uma inteligência instintiva que contém em sua matriz toda uma série de padrões de comportamento inatos que, quando ativados, resultam em todo o nosso desenvolvimento psicológico futuro, da mesma forma que o DNA contém uma matriz de todo o nosso desenvolvimento biológico.

Para cada pessoa, continua Laughlin, a matriz é diferente:

> Embora todos tenhamos dois olhos, duas orelhas, um nariz e uma boca, não existem dois rostos exatamente iguais. Apesar de o DNA ser um denominador comum a todos nós, a todos os bilhões de seres humanos, mesmo assim consegue criar cada ser humano como um indivíduo... único.
>
> Da mesma forma, o DNA psíquico, o *Self*, ainda que comum a toda a espécie humana, encerra uma matriz para cada personalidade, que é única e específica daquele indivíduo. Embora os padrões de comportamento possam ser semelhantes, não existem duas matrizes individuais de personalidade exatamente iguais, assim como não existem dois rostos exatamente iguais.

Quando nos desviamos, todos nós precisamos ser lembrados de nossa matriz pessoal — aquela expressão integral do *Self* — e, como observa Laughlin, a doença é uma das formas pelas quais isso pode acontecer:

Toda doença, por mais insignificante que seja, deve levar-nos a fazer a pergunta: "O que estou fazendo com minha vida que os desígnios da Natureza em meu inconsciente querem que eu pare de fazer porque, na verdade... devia estar fazendo outra coisa — uma coisa boa para mim por ser mais coerente com minha verdadeira natureza — com a matriz individual que a própria Natureza criou para mim e que está oculta em meu Inconsciente?"

Quanto mais séria a doença, tanto mais nos sobrecarregamos e, em geral, nem sequer por nossa própria causa, mas por causa da pressão de um dos pais, de um amigo ou outro ente querido...

Muitas e muitas vezes deparamo-nos com o fato de existir uma força oculta que exerce constantemente um controle maior sobre nossa pessoa do que o ego. Essa força interior não nos deixa descansar enquanto não realizamos nosso potencial máximo, assim como não nos deixaria descansar com um vocabulário de criança de três anos de idade depois de ter-nos ensinado a falar.

Jung gostava de referir-se à matriz de uma pessoa como seu mito individual. Acho que todos nós precisamos descobrir nosso próprio mito. Muitas vezes, as enfermidades podem ajudar-nos nisso, pois a experiência da doença tem um significado específico para cada pessoa, expressando parte da individualidade do doente. Uma doença não é mais significativa em termos simbólicos do que outra; nesse sentido, uma doença não é necessariamente mais ameaçadora do que outra. Não encontro pacientes querendo trocar de doença quando lhes perguntam se trocariam sua cegueira por câncer, o diabetes por ataques cardíacos ou AIDS por paraplegia — ou vice-versa. Todos nós aprendemos a enfrentar a própria doença e sua mensagem simbólica.

"A questão-chave em... todas as doenças", diz Tom Laughlin, "é "O que o *Self* está tentando me fazer entender sobre mim mesmo na condição de paciente?"" Esta é a pergunta que procuro ajudar todos os meus clientes a responder, e por causa dela é que me considero um cirurgião junguiano. Para chegar a uma resposta, vamos fazer mais perguntas. Essas perguntas ajudam-nos a entrar no mundo privado do paciente, e não apenas no mundo mecanicista da doença.

AS CINCO PERGUNTAS

Em meu primeiro livro, sugeri aos leitores que fizessem a si mesmos quatro perguntas sobre sua doença. A lista agora aumentou para cinco e, pelo que ouvi de participantes de *workshops* que dirigi por todo o território nacional, também compreendi outras coisas que podem ser aprendidas com as quatro primeiras. Assim sendo, leia-as outra vez de ponta a ponta, mesmo que já as tenha visto antes. Ao colocá-lo em contato com o que está acontecendo nos níveis profundos da consciência, essas perguntas podem ajudá-lo a chegar à cura.

1. Você gostaria de viver até cem anos?

Quando fiz essa pergunta pela primeira vez, estava querendo descobrir se as pessoas sentiam dispor de um controle suficiente sobre sua vida que lhes possibilitasse considerar o futuro sem medo. Qual seria sua capacidade de enfrentar a dor e as perdas e utilizá-las para redirecionar sua vida? Só 15 a 20% disseram que sim. A maioria simplesmente não estava disposta a viver tanto, a menos que pudessem dispor de certas garantias — saúde, dinheiro suficiente para viver e assim por diante. Comecei a perceber toda a dificuldade e sofrimento que há em viver até cem anos.

Já pensou em todos os telefonemas que vai receber dizendo que seus amigos e entes queridos morreram? O que faria com todo esse sofrimento? Conversei sobre esse problema com Deus (conversamos freqüentemente — os cirurgiões não precisam marcar hora) e agora, quando faço essa pergunta, digo às pessoas que tenho um monte de cartões nas cores favoritas de Deus, vermelho e dourado, para dar a qualquer um que os queira. Seus dizeres são: "O portador desse cartão tem a garantia de cem anos de vida, com todos os recursos necessários". Mas Deus também me alertou: "Bernie, não se esqueça de pedir-lhes que virem o cartão e leiam o que está escrito no verso antes de pegarem um, porque o verso do cartão diz: 'Se não for bem utilizado, você vai sobreviver a todos os que ama'". Pense no que é viver cem anos, vendo um filho morrer, um cônjuge morrer, os amigos morrerem. Provavelmente você está pensando que não quer uma coisa dessas, que seria menos doloroso ser o primeiro a partir. Mas eu sei como evitar o destino de sobreviver a todos os seus entes queridos.

Procure conhecer algumas pessoas com noventa e nove anos. Elas sabem todas as respostas, pois já passaram por tudo o que pode acontecer. Sempre que alguém com noventa ou noventa e cinco anos entra em meu consultório, apresento-o(a) para o estudante de medicina que está me acompanhando naquele mês. Entro e, por causa do estudante, digo a meu cliente: "Acho que você teve uma vida difícil". A resposta sempre é: "Não, não tive uma vida difícil. É por isso que tenho noventa e cinco anos". "Mas", pergunto eu, "sua casa não pegou fogo?" "Sim." "Seu negócio não faliu?" "Sim." "Seu caçula não morreu?" "Sim." "Seu marido não morreu?" "Sim." "Seu segundo marido não morreu?" "Sim." Aí então ela suspira: "Meu Deus, acho que tive uma vida difícil". Mas as pessoas como ela descobriram que a única forma de garantir que você não vai sobreviver a todos os que amou é conhecer outras pessoas para amar. Isso sempre é possível, porque Deus nos deu uma fonte inesgotável de gente para amar. Por meio de nosso próprio sofrimento podemos encontrar outras pessoas para amar e curar. É disso que tratam os grupos como os Alcoólicos Anônimos e os Pacientes Excepcionais de Câncer (ECaP). Na verdade, sempre digo que, se você tem a sorte de ser alcoólatra, de ser viciado em drogas ou de ter uma doença, pode descobrir um grupo do qual participar e terá um monte de gente para amar e por quem ser amado. Precisamos formar grupos de pessoas que gostam de viver.

2. O que aconteceu no primeiro ou segundo ano anterior à doença?

No começo, o objetivo dessa pergunta era fazer as pessoas pensarem nos acontecimentos traumáticos que ocorreram nos anos anteriores à doença e que poderiam tê-las deixado vulneráveis. Em outras palavras, se seus órgãos estão falando com você, sobre que eventos de sua vida poderiam estar falando? Mas muitas pessoas me criticaram por fazêlas se sentirem culpadas por causar a própria doença, o que não tinha nada a ver com a questão. O que estou procurando fazer é dar força às pessoas, proporcionar-lhes formas que as ajudem a sarar, não que as deixem culpadas por estarem doentes. Gostaria que as pessoas entendessem que, embora talvez não tenham controle sobre todos os acontecimentos de sua vida, podem controlar sua resposta a eles. Quando as pessoas entram em minha sala de exames e dizem coisas como: "Vou fazer esse casamento dar certo, mesmo que ele me mate", eu gostaria que elas ouvissem o que estão dizendo e vissem o tipo de mal que estão ocasionando a si mesmas com essas mensagens. A mente e o corpo são uma unidade; não podem ser separados. Olhe para o que está acontecendo em sua vida. Pare de se matar.

3. Por que precisa de sua doença e que benefícios pode tirar dela?

Se eu pudesse mudar alguma coisa em meu primeiro livro, seria o enunciado dessa pergunta, que deixou muita gente magoada. Ela precisa ser considerada junto com a pergunta anterior. Dado o que lhe aconteceu nos anos anteriores à sua doença, quais desejos você acha que a doença está satisfazendo, que benefícios você tira dela? Freud mostrou muito tempo atrás os benefícios das doenças mentais. A literatura psiquiátrica está cheia de histórias de casos ilustrando as necessidades eróticas, autopunitivas e agressivas que podem ser satisfeitas pela doença. O problema é que ninguém ensinou aos profissionais da saúde do corpo e muitos de nós não sabemos que as doenças físicas podem satisfazer necessidades semelhantes. Ao considerar a doença física, tendemos a nos concentrar no corpo e agir como se uma pessoa e uma mente não estivessem ali. Mas elas não podem ser separadas e, para entender a doença do paciente, é preciso considerar sempre a possibilidade de estar satisfazendo certas necessidades psicológicas que não podem ser atendidas de outra forma.

Certa vez, minha filha Carolyn mandou-me um cartum que mostrava um homem acordando e dizendo: "Estou ótimo, que lindo dia, vou cair doente". Claro, muitas vezes achamos que temos de adoecer literalmente para desfrutar o descanso ou o prazer que precisamos ter na vida. Bobbie e eu dizíamos a nossos filhos, quando eles eram pequenos, que se precisassem de um dia de folga da escola era só dizer e curtir o dia, em vez de passar um dia de cama. Isso fez com que vissem a vida de outra maneira. Acho que todos nós precisamos reconsiderar nossas atitudes em relação à saúde e à doença.

Depois que começa a pensar nessas questões, você vê que muitas vezes há motivos para as doenças atacarem determinadas partes do corpo, ou ocorrerem em determinados momentos. O corpo pode ser muito inventivo para obter o que quer. Se você é um repórter de televisão sobrecarregado de trabalho e quer um dia de folga, um tornozelo quebrado pode não tirá-lo de cena, de modo que você pega uma laringite. Às vezes a doença é tão eficaz no sentido de dar ao doente os cuidados e a atenção de que precisa, que todos à sua volta ficam exaustos com o esforço de satisfazer essas necessidades. No diagnóstico físico existe uma coisa que chamo de "sinal de Siegel". Quando uma família entra no consultório com todos parecendo doentes menos um, sei que o doente é aquele que parece bem. Essa pessoa está manipulando e controlando todas as outras.

Uma senhora que vivia numa casa de repouso veio a meu consultório certo dia queixando-se do quanto estava doente e da quantidade enorme de problemas que andava tendo. Disse-lhe que, se quisesse melhorar, devia voltar para sua casa de repouso, descobrir alguém mais doente e com mais problemas que ela, fazer essa pessoa sentir-se melhor e observar como se sentiria. Quando ela voltou ao consultório duas semanas depois, perguntei-lhe: "Bem, o que aconteceu?" Ela disse: "Esquadrinhei toda a casa de repouso e não havia ninguém mais doente, nem com mais problemas do que eu". Pessoas como ela precisam da doença para se relacionar com o mundo. É assustador demais tentar estabelecer contato com os outros estando sadia.

Não estou acusando ninguém de usar a doença. Quero que você pense de que maneira pode beneficiar-se com ela e depois pense em formas saudáveis pelas quais poderia satisfazer essas mesmas necessidades. Pare de punir-se a fim de obter o que precisa. Usufrua os belos dias, peça à sua família o que precisa dela, saia daquele emprego que você detesta — aí talvez não precise de uma doença. Você é mortal. Pense no valor de seu tempo.

4. O que a doença significa para você?

Em geral, as pessoas que consideram sua doença um sinal de fracasso foram levadas a sentir-se fracassadas pelos pais ou outras figuras de autoridade. Mas isso não significa que são fracassadas. Os pais de uma mulher que descrevia sua doença como um fracasso tinham cometido suicídio. Não é difícil descobrir de onde vinham seus sentimentos em relação a si mesma.

Outra resposta que as pessoas costumam dar é que vêem sua doença como castigo ou martírio. Uma mulher escreveu-me dizendo pensar que sua doença estava relacionada à culpa de não ter conseguido cuidar da mãe quando *esta* adoeceu. A mãe costumava repetir-lhe que "esperava que eu sofresse tudo quanto ela sofrera". Os pais podem ter esse poder sobre nós — mas nós também podemos escapar a esse destino tomando consciência dessas coisas, como essa senhora está fazendo. Ela sabia que tinha direito à ressurreição e não precisava viver em sofrimento constante.

É claro que alguns pais deixam uma bela herança para os filhos. As pessoas cujos pais transmitiram a mensagem de que a nota "F" representa *feedback*, e não fracasso, entendem que podem fazer uso dos retrocessos que ocorrem em sua vida para ajudá-las a crescer e se redirecionar (cinco "F"s, por exemplo, embora seja um pouco pesado, com certeza levará uma criança a "redirecionar-se" para outro curso mais adequado). Essas pessoas entendem a mensagem do Livro de Jó, de que as aflições curam e a adversidade abre você para uma nova realidade. Se conseguir ver sua doença sob essa luz, você e sua família podem crescer com a experiência e curar-se com ela. Como verá quando chegarmos aos capítulos 6 e 7, a pessoa doente pode ser o grande terapeuta da família ao mostrar a todos os outros como viver e amar a despeito do sofrimento. Com esse exemplo, os outros podem descobrir que a vida é cheia de desafios — desafios que representam uma oportunidade de heroísmo. Quando o indivíduo se vai, a família não esquece suas lições.

Entretanto, para aqueles que não conseguem se perdoar pelo fracasso que supõem ser a sua doença, que acham que, para começo de conversa, não deviam estar vulneráveis a ela, ou que deviam ter conseguido vencê-la se tivessem lutado mais, visualizado melhor ou rezado mais tempo, não existe esse tipo de cura. Em vez disso, sobrecarrega todo o mundo. A mensagem que você transmite à sua família é que tudo quanto não for a cura total é um fracasso. Quando você transmite essa mensagem, deixa atrás de si um terrível vazio — não apenas a sensação de perda que todos temos quando um ente querido morre, mas a desesperança e a falta de sentido. Não deixe para seus filhos a herança de desespero que você recebeu. Está na hora de dizer não a esses sentimentos e às pessoas que os despertaram em você, para que sua vida e a vida dos que o rodeiam seja diferente, por mais breve ou longo que seja o tempo que lhe resta.

Mais adiante, neste mesmo capítulo, você vai ficar sabendo que uma doença pode ser seu maior sonho procurando tornar-se realidade. Sei que pode ser difícil acreditar nisso quando você está enfrentando uma doença séria, mas quando ouve uma pessoa após outra dizer que sua doença é a melhor coisa que já lhe aconteceu, você começa a acreditar. Porém, cabe a você decidir de que maneira vai interpretar sua doença — como um fracasso ou como uma oportunidade para tomar outro rumo.

5. Descreva sua doença e o que você está sentindo.

Ao contrário do que Susan Sontag escreveu em seu livro *Illness as Metaphor*, as enfermidades sempre têm mais implicações que o simples diagnóstico físico. Quando você pede às pessoas que descrevam sua doença, menos de 5% dizem coisas como: "Tenho um câncer ovariano avançadíssimo" ou "carcinoma do cólon". Sim, alguns intelectuais e médicos respondem realmente dessa forma, mas são as pessoas mais difíceis de ajudar que existem. Tenho de dizer-lhes que sei tratar de sua doença, mas não sei como ajudá-las com o que estão passando.

As pessoas mais fáceis de ajudar são aquelas que descrevem sua experiência da doença porque, ao falar da enfermidade, as palavras sempre se aplicam à vida que lhe deu origem. Uma amiga minha disse-me que teve uma dor horrível no pescoço durante muitos dias, até que começou a conversar com ela e perguntar-lhe por que estava ali. Então lembrou-se de que sempre dizia ao irmão que ele era chato como uma dor no pescoço, mas ele morrera de repente um ano antes e ela estava sentindo uma falta enorme dele. Depois de entender que o trouxera de volta para si daquela forma, concluiu que poderia acalentar as lembranças que tinha dele sem precisar da dor — que logo sumiu.

Um casal veio conversar comigo porque a mulher dissera estar tendo problemas de comunicação com o marido. Quando pedi ao marido para descrever sua doença, ele me disse: "Estou em remissão". Mas, quando pedi à mulher para descrever sua experiência da doença dele, ela disse: "Estou moendo no inferno". Quando uma pessoa está no inferno e a outra em remissão, você começa a entender por que não conseguem comunicar-se.

Conversei com uma mulher que me relatou: "Meu câncer é invisível, não conseguem encontrar nem o local de origem". Sua frase fê-la perceber que estava investindo energia demais para esconder alguma coisa. Aí perguntei se vinha de uma família onde não se podia demonstrar os sentimentos. Minhas perguntas deram início a um processo de exploração interior que a ajudou a recuperar sua vida.

Quando uma senhora, hospitalizada por causa de uma dor abdominal, descreveu seu problema dizendo que parecia haver uma bola de basquete lá dentro, pedi ao estudante de medicina que me acompanhava que lhe perguntasse que tipo de pressões vinha sofrendo em sua vida. Acontece que ela estava levando as três filhas de carro para jogar basquete todos os dias, e estava exausta. Disse-lhe que, se encontrasse um outro esporte para as filhas, a bola de basquete seria removida de seu abdômen.

Um senhor veio me consultar em companhia da filha e ela me disse que o pai não estava vivendo de verdade. "O que está acontecendo aí dentro?", perguntei-lhe. "Oh, há uma coisa selvagem e incontrolável dentro de mim", respondeu ele. Às vezes, o corpo de pessoas que têm uma vida muito tranqüila e controlada rebela-se, a fim de gerar excitação, e por isso sugeri a ele que, se houvesse certo rebuliço em sua vida, talvez não precisasse de algo incontrolável lá dentro dele. Algumas semanas depois, recebi um telefonema ótimo de sua família: "Papai está vivo outra vez! Fala em alto e bom som, animado e fazendo coisas que gosta".

Pensar no que a metáfora da doença pode significar em sua vida pode dar-lhe muito poder. Arnold Mindell fala muito de um mito em que uma criança está andando pela floresta e, entre as raízes de uma árvore, encontra uma garrafa com uma rolha. Quando o menino pega a garrafa e tira a rolha, aparece um gênio que lhe diz: "Arrá, agora você está em meu poder". Mas o menino não é bobo; olha para o gênio e diz: "Bem, se você é tão poderoso assim, quero ver se consegue entrar de novo na garrafa". O gênio volta para a garrafa e o menino a fecha com a rolha, de modo que, agora, ele está preso outra vez. Quando nos voltamos para nossa doença e perguntamos: "Por que está me ameaçando, o que você quer de mim, por que está aqui?", ou mesmo: "Por que quer me matar?", podemos prender de novo os sintomas na garrafa e conseguir suas dádivas potenciais. Quando fazemos isso, começamos também a ver o lado positivo de nossa doença.

"Não acredito que uma pessoa crie de fato uma doença, mas sim que sua alma está transmitindo uma mensagem importante para ela por meio da doença", explica Mindell. Todo o mundo sabia disso em outras épocas e culturas, mas nosso foco concentra-se tão exclusivamente na mecânica da doença que ignoramos a mensagem. Entretanto, quando você começa a considerar a mensagem, percebe que ela sempre está ali.

Eu estava no hospital certa noite quando um homem que desejava visitar sua mulher no quarto me parou. Rachel tinha sido uma paciente excepcional, disse ele, mas agora estava em coma, às portas da morte, e internada no hospital para morrer. Entrei em seu quarto para vê-la, inclinei-me e sussurrei em seu ouvido — porque sei que as pessoas ouvem quando estão em coma (assim como quando estão dormindo ou sob anestesia): "Seu marido me disse que você é uma mulher excepcional. Mas, se estiver cansada e sofrendo e precisar partir, tudo bem. Seu amor fica com sua família".

No dia seguinte, quando entrei no quarto, ela voltara a si e me confessara: "Não quero morrer". Então pedi que descrevesse sua doença. "É uma obstrução", respondeu ela, e eu sugeri que ela talvez precisasse enfrentar todas as obstruções de sua vida. Passaram-se cinco dias antes que eu tivesse outra chance de visitá-la mas, quando entrei em seu quarto, ela não estava na cama. Em seu lugar, havia uma bela mulher sentada perto da janela. Perguntei-lhe se sabia onde estava Rachel. "Rachel sou eu", disse ela, "e vou para casa hoje". Pelo menos nove meses depois ela ainda estava em casa e, embora desde então a tenha perdido de vista, tenho certeza de que ela realmente enfrentou as obstruções de sua vida. Sua história é apenas uma de muitas que testemunhei e que comprovam a verdade de minha crença de que a doença é um símbolo dos dilemas da vida. "O problema físico", diz Jung a respeito de um caso desses, "parece uma expressão mimética direta da situação psíquica".

Uma carta recente que me tocou profundamente descrevia outro caso em que a doença era uma expressão direta de um dilema interior. "Amor e felicidade cercaram Peter durante a sua vida", escreveu sua viúva, "mas não se passou um único dia em que não sentisse o sofrimento de seu povo durante o Holocausto". Ela continuou descrevendo a experiência do marido:

> Em junho de 1985, Peter passou por uma operação de catorze horas, da qual nenhum dos médicos esperava que sobrevivesse. Ficaram mais perplexos ainda com o diagnóstico — um grande tumor maligno no coração. Seguiram-se vinte meses de intolerável sofrimento para Peter e, para nós, de procura frenética de tratamento, ajuda e respostas. A primeira pergunta que fizemos a nós mesmos foi como um homem que levara uma vida tão saudável poderia ser atingido pelo câncer. Mas, nesse sentido, não fomos os únicos, pois muitas vítimas do câncer também fazem essa pergunta. O que tornou o caso de Peter tão inusitado foi o local da lesão. Nossa procura levou-nos a médicos que pesquisavam os aspectos psicológicos da doença...
>
> Tragicamente, tudo ficou muito claro: o estado de Peter era a manifestação física do Holocausto. O câncer era a expressão interna do horror que presenciara e que levava no coração. Peter simplesmente não foi capaz ou não teve vontade de enfrentar e "liberar" o passado, embora os terapeutas insistissem com ele para que o fizesse. Não conseguiu traduzir a ira e a dor subconscientes em expressão verbal. Embora Peter fosse, por natureza, um homem tolerante e justo, opôs-se veementemente à sugestão de "perdoar o mundo" por ter permitido o Holocausto.

Há tanto amor, compreensão e sabedoria nesta carta que me lembra mais uma vez não apenas do significado da doença, mas do consolo a ser obtido pelo reconhecimento desse significado, em lugar de considerar nossas enfermidades como algo aleatório. Quando enxergamos a doença como uma oportunidade para a revelação e desenvolvimento de nossa matriz individual, cicatrizamos interiormente e, às vezes, exteriormente também. Como declarou um participante de um de meus *workshops*: "Precisamos sarar de dentro para fora".

Uma das descrições de doença mais vívidas e reveladoras que já ouvi foi feita por uma mulher que me escreveu sobre sua experiência de esclerose múltipla:

Esta doença poderia ser descrita como um vulcão inativo que enlouquece de repente. No começo, fica ali expelindo fumaça, só o bastante para irritar. E eu me sinto segura nessas épocas. Quando a erupção propriamente dita começa, quero escapar e ficar longe da ilha. Não há para onde fugir. Tenho de assistir à lava quente escorrer para qualquer parte do meu corpo que quiser. Nunca sei quais serão suas dimensões, nem que danos causará. Nunca sei se será possível haver flores outra vez nesses lugares lesados, ou se as árvores crescerão de novo para me proteger da queimadura dolorosa do sol. Será que árvores frutíferas crescerão nessa terra árida, para que eu possa deixar alguma coisa para os outros? A lava que escorre me assusta. Não sei que áreas proteger e não sei quando protegê-las. As queimaduras provocadas por ela são tão dolorosas, e a cura tão lenta... As perdas causadas pelas queimaduras não podem ser compensadas. Mas, quando a recuperação vem, é bom. No começo, eu ficava muito decepcionada com o fato de as queimaduras não sararem de forma a me devolver a mim mesma. Fiquei com muita raiva por não ter controle algum sobre o fluxo de lava. Quando entra em atividade, esse vulcão obriga até amigos meus a fugirem da ilha. Mas os amigos que ficam sentem juntos a queimadura e cuidam uns dos outros. Quando sentimos a dor e a recuperação juntos é que tudo fica realmente bem lá dentro.

Fazer essa descrição foi parte de uma viagem de autoconhecimento que transformou a vida de uma mulher que esteve muitos anos doente. "Quando paro para pensar na recuperação interior que ocorreu durante os últimos oito anos", escreve-me ela numa carta recente, "posso dizer que essa doença é, na verdade, uma bênção que me permitiu e continua permitindo fazer as mudanças internas necessárias para eu me tornar uma pessoa sã". Isso soa como culpa, autocensura ou auto-acusação?

Outra descrição de doença, talvez menos vívida, mas não menos reveladora à sua moda, foi feita por um senhor numa fase crítica de sua enfermidade e que esteve certo dia em meu consultório. Quando lhe pedi que falasse sobre sua doença, ele foi breve: "É um inconveniente". Eu lhe respondi: "Você pode morrer por causa de um inconveniente, você sabe". Ele estava fazendo verdadeiros malabarismos para seus vizinhos e colegas de trabalho, a fim de convencê-los de que não tinha nada. Todos os dias ele saía de casa, ia para o trabalho, voltava e entrava em colapso no momento que punha o pé em casa. Então a família o alimentava e colocava na cama e, no dia seguinte, ele começava outra vez aquela encenação extenuante. Estava determinado a não enfrentar a realidade de sua doença, mas a fingir, e não havia tempo para compartilhar nada com a família, ou comunicar-se com ela. O esforço para negar sua doença estava esgotando a família inteira. Trabalhei com ele e consegui que arranjasse tempo para estar com sua família e usufruir de seu amor. Foi uma experiência curativa e um alívio para todos.

Algumas pessoas pensam em sua enfermidade como um bloqueio, ou como algo que está tentando tomar conta de sua vida; pergunto-lhes o que estaria detendo o fluxo ou controlando sua energia vital. Uma mulher disse: "Meus tumores são como cracas" (sua mãe pendura-se nela). Um homem descreveu sua doença como uma luz branca incrivelmente bela e eu acrescentei: "Parece que sua doença é bela demais para acabar", o que o obrigou a ver o quanto estava dependente dela. O homem que descreveu sua doença como algo "proliferante" sentia que a família o atravancava. A mulher que descreveu sua doença como uma prisão resistiu a todas as opções de tratamento que lhe ofereci: "Cirurgia dói, radioterapia queima, quimioterapia faz o cabelo cair", disse ela. Quando finalmente lhe perguntei: "Por que você simplesmente não se torna vegetariana?", sua resposta foi: "Não gosto de verduras". Ela não conseguia ver que tinha opções, daí sua prisão.

No entanto, depois que você começa a usar essas perguntas para redirecionar sua vida, a experiência da doença modifica-se. Você talvez tenha começado pensando nela como um vulcão, uma craca ou uma obstrução, mas pode passar a considerá-la uma dádiva, um desafio, um chamado ou um sinal de beleza, como aconteceu com as pessoas que falam de suas enfermidades no capítulo 6.

Ao chamar sua atenção para os sentimentos e problemas que talvez você não tivesse percebido, a doença pode ser o primeiro passo para superá-los. Esse é um dos motivos pelos quais considero as cinco perguntas tão importantes e por que espero que outros médicos as utilizem, além de procederem à tradicional revisão de sistemas. Mas os médicos tendem a ser mecânicos que se concentram apenas nos defeitos da máquina física, pois foi isso que sua formação inadequada ensinou-os a fazer.

Num estudo feito na Universidade Ben-Gurion em Israel pelo psicólogo Dan Bar-On, oitenta e nove pacientes do sexo masculino com problemas cardíacos, juntamente com seus médicos, foram entrevistados sobre quais os motivos que eles julgavam responsáveis pela enfermidade. O médico tinha uma tendência muito maior que o paciente de acusar fatores estritamente fisiológicos, como obesidade ou tabagismo, ao passo que muitos pacientes tenderam a responsabilizar as circunstâncias psicossociais, como más condições de trabalho. Os homens que se sentiam responsáveis pela precipitação de um ataque cardíaco — os que se consideram "irritáveis" ao trabalhar sob pressão, por exemplo — resolveram fazer alguma coisa para mudar sua situação e foram os que melhor se recuperaram. Mas, independentemente do progresso feito pelos pacientes, suas previsões a respeito do grau de recuperação foram muito mais acuradas que as dos médicos, o que Bar-On atribui à sua melhor compreensão daquilo que provocou o ataque da primeira vez. Concordo com Bar-On e considero esse estudo mais um exemplo da necessidade de que tanto o médico quanto o paciente entendam a doença da mesma maneira. Pedir uma descrição da doença é um passo nessa direção.

A LINGUAGEM DOS SÍMBOLOS

Os sintomas como símbolos

Gostaria que alguém me tivesse dito, quando eu estava na escola de medicina, que há mais de cinqüenta anos Carl Jung interpretara um sonho e fizera um diagnóstico físico. Isso teria mudado minha prática médica e me poupado um bocado de sofrimento enquanto médico mecanicista. Nunca me ocorrera que a doença fosse simbólica, ou que seu significado ou diagnóstico poderia ser encontrado nos sonhos.

Mas por que, você pode estar se perguntando, temos de chegar ao significado por meio de símbolos? Eu também me perguntei isso. Por que a gente não vai simplesmente dormir de noite e então nos aparece um cartaz luminoso, dizendo-nos o que fazer e como viver? Assim, em uma de minhas conversas com nosso Criador, fiz essa pergunta. O Criador respondeu: "Bernie, eu tentei usar os cartazes, mas havia tantas línguas que, se eu fosse escrever em todas elas, teria sido preciso mais um dia para terminar a Criação. Por isso resolvi usar símbolos universais". Por favor, preste atenção a esses símbolos. Eles vêm do fundo da alma. Você pode ir a qualquer lugar deste planeta com uma caixa de lápis de cor e comunicar-se com as pessoas por meio de símbolos.

O que era novidade para mim já é conhecido há milhares de anos. Os gregos antigos construíam templos para o deus da saúde, Asclépio, onde os doentes podiam ir e passar a noite, esperando que um diagnóstico ou até a cura lhes ocorresse em sonhos. Hipócrates, a quem chamamos de pai da medicina, Aristóteles, o grande filósofo racionalista e mesmo Galeno, o último dos grandes médicos gregos, que nasceu na era cristã — todos eles acreditavam nos sonhos, tanto para obter diagnósticos quanto o poder de curar. E todos davam valor aos sonhos como mensagens dos deuses.

Russel A. Lockhart estabeleceu um contraste entre a atitude dos antigos gregos em relação aos sonhos e doenças com a nossa abordagem moderna, mecanicista, e aponta o que perdemos ao longo do caminho:

O propósito da doença e o significado do sofrimento era obrigar o indivíduo a considerar seu distanciamento dos deuses, sacrificar suas posturas arrogantes e recuperar o espírito apropriado de relacionamento (*re-ligio*), colocando-se outra vez, por meio da dor, a serviço dos deuses.

O homem moderno e sua medicina perderam o contato com a percepção da importância e do significado da doença, e o papel central que os sonhos desempenham na ligação de sua alma com as potências que estão além dele. Somos gratos a Jung por ter redescoberto essa atitude religiosa, não apenas com respeito ao sonho, mas também com respeito às enfermidades humanas. "O homem precisa de suas dificuldades", disse ele, "elas são necessárias à saúde". Infelizmente, essa atitude não permeia a prática médica e raramente se ouve falar de sonhos nos altares médicos de nossos dias. Não se consultam mais os sonhos em busca de saúde ou cura. Podemos fazer uma pergunta: será que há lugar na cultura moderna para o ressurgimento da antiga atitude teúrgica em relação à doença, ao sofrimento, à cura e ao papel central do sonho?

É claro que eu responderia sim a essa pergunta, usando as palavras de Meredith Sabini e Valerie Maffly que, como Lockhart, são analistas da linha junguiana que trabalharam muito com sonhos:

Não só os pacientes, mas os médicos também têm que descobrir uma... forma de criar uma... nova atitude que reconheça o paradoxo de que a doença pode conter as sementes do processo de cura. Aqueles que trabalham com pacientes de câncer descobriram que essa nova forma implica voltar-se para o médico interior, ou terapeuta arquetípico, através dos sonhos e da imaginação ativa a fim de verificar qual caminho está aberto para cada paciente. É óbvio que essa abordagem pode criar conflitos com as técnicas médicas tradicionais mas, apesar disso, parece ser um caminho pelo qual o ego isolado pode ter esperança de encontrar seus "Fundamentos", e o homem solitário, o seu eu.

Eu acrescentaria apenas que considero essa abordagem potencialmente válida para AIDS, doenças neurológicas, artrite, esclerose múltipla, lúpus, esclerose lateral amiotrófica, doenças cardíacas — na verdade, toda doença significativa — assim como é para o câncer. Como explica Jung: "Não se pode dizer que todo sintoma é um desafio e que toda cura acontece no reino intermediário entre psique e *physis*. Só se pode dizer que é aconselhável abordar toda doença também do ângulo psicológico, porque este pode ser extraordinariamente importante para o processo de cura". É por isso que, sempre que as pessoas têm de tomar decisões sobre um tratamento médico (ou sobre qualquer outra coisa importante na vida), peço-lhes para descrever sua doença, fazer desenhos relativos à sua situação e contar-me seus sonhos.

Natal monumental

Tenho diante dos olhos um cartão com os seguintes dizeres: "Desejo-lhe um Natal monumental. Obrigada um milhão, um trilhão, um zilhão de vezes por ter-me ajudado a tomar a decisão de fazer esse transplante da medula óssea". Mas não fui eu quem tomou a decisão; foi o inconsciente dela. A história de como isso aconteceu é contada em suas cartas, tendo sido a primeira delas escrita em setembro de 1986: "Preciso saber se devo fazer um transplante de medula óssea que oferece um índice de cura 50 a 65% de meu linfoma histiocítico nodular, mas que também pode me matar com uma infecção, *ou* se devo tentar uma remissão 'espontânea' pela qual estou disposta a trabalhar duro. Minha terceira opção é adiar esse transplante da medula óssea até ter nova recaída, se tiver".

O histórico médico por trás do dilema desta mulher começou com um linfoma diagnosticado em 1983, mais ou menos na época em que engravidara de seu terceiro filho. Embora o diagnóstico inicial fosse de um tumor de crescimento lento, quando o bebê nasceu por cesariana, foi descoberto em seu ovário um linfoma histiocítico difuso de quase 800 gramas. Seu oncologista considerou-o extremamente maligno e recomendou uma quimioterapia agressiva, que oferecia de "40 a 50% de chances de cura". Ela leu o livro de Simonton, *Com a saúde de novo*, fez visualizações e esforçou-se muitíssimo para aceitar a quimioterapia e introduzir mudanças nas áreas problemáticas de sua vida. Os resultados foram promissores: embora um *CAT scan* (vista de uma seção do corpo construída por tomografia computadorizada) feito depois de passar pela quimioterapia ainda indicasse anormalidade, a cirurgia exploratória não mostrou sinais da doença.

Essa remissão aparente durou quase dois anos, período no qual, como ela conta, ignorou suas próprias necessidades em favor das exigências de seus três filhos pequenos e perdeu várias pessoas próximas (todas de câncer). E então, em julho de 1986, um novo nódulo foi descoberto em seu pescoço e diagnosticado como linfoma, num momento em que ela foi considerada uma excelente candidata para um transplante experimental de medula óssea, mas extremamente arriscado, que estava sendo feito no Instituto do Câncer Dana-Farber. O procedimento envolvia a coleta da medula óssea do próprio paciente, uma limpeza com anticorpos monoclonais e sua reintrodução no corpo do paciente por via intravenosa. "E o corpo é tão inteligente", explicou ela em uma de suas cartas, "que sabe exatamente para onde mandar as células". Apesar disso, como enfermeira, era assustador para ela considerar o procedimento e seus riscos.

Para tomar uma decisão, ela teve de levar em conta não apenas os riscos pessoais que corria, mas os problemas com que sua família teria de arcar. Depois do transplante, haveria um período de isolamento no hospital de cinco a seis semanas:

... e vou ter de receber múltiplas transfusões, porque o doutor disse que estarei literalmente sem sangue e vulnerável a todas as infecções conhecidas pela humanidade... Depois das seis semanas de isolamento, terei de ficar em Boston durante mais seis semanas, recebendo sangue como paciente de ambulatório.

Quando precisar de apenas uma transfusão por semana, posso vir para casa, mas terei de sair se qualquer das crianças adoecer. Não posso me incumbir de cuidar delas.

Adoro meus filhos, dr. Siegel, quero estar aqui para vê-los terminar a faculdade, e quero viver para ver meus netos. Os médicos disseram-me que o fato de essa doença ter voltado depois de toda aquela quimioterapia, significa que não existe outro tratamento para mim além desse transplante da medula óssea.

Vou fazer o transplante se for necessário, mas o que me deixa mal é que essas células sadias vão destruir até o cristalino dos meus olhos. Na verdade, não me sinto nem um pouco doente, nenhum suor noturno, nenhuma febre.

O que me assusta é a possibilidade de contrair uma infecção aqui em Boston e morrer sozinha num quarto em novembro de 1986... No entanto, uma parte de mim (minha mente científica) diz que talvez seja uma dádiva de Deus que eu tenha linfócitos do tipo B e possa fazer esse transplante e que esses médicos tenham meios de me oferecer uma boa chance de cura.

Meu outro lado não acredita de fato que eu esteja doente e sinto como se fossem matar uma formiga com um tiro de canhão. Pergunto-me se eu fizer exercícios, aumentar minha dose de vitamina C, meditar, melhorar minha dieta e fizer o possível para diminuir meu estresse, será que não seria igualmente curativo? Ainda recebo abraços e beijos diários de meus filhos e de meu marido.

O mais importante de tudo é que me sinto sadia, perfeitamente bem agora e pretendo continuar assim de um jeito ou de outro...

Respondi sua carta e pedi-lhe que me contasse todos os sonhos que andava tendo. Quando ela me mandou um deles, nós o examinamos de ponta a ponta e discutimos seu simbolismo, o que resultou na possibilidade de ela tomar uma decisão sem conflitos. Aqui está sua descrição do sonho:

Eu estava num hotel de muitos andares em San Antonio e queria ficar com meu marido e meus filhos, pois parecia que estávamos de férias. Por isso, em vez de tomar o avião de volta para casa a fim de fazer quimioterapia, resolvi bater nas portas do edifício e as três pessoas que atenderam me disseram: "Consulte o dr. Oslund". Duas dessas pessoas eram *gays* e a outra uma senhora... A outra parte que não lhe contei [escreveu-me ela depois] foi que, no sonho, minha vizinha estava num quarto ao lado do meu, e tinha uma filha chamada Dana.

Para analisar o sonho, consideramos parte por parte. Primeiro perguntei-lhe por que pensava estar em San Antonio. A cidade em si não tinha nenhum significado para ela, mas Santo Antônio tinha, enquanto santo padroeiro dos objetos perdidos, e ela estava em busca de uma resposta. Depois pensamos no médico que lhe fora recomendado, o dr. Oslund. Se você conhece latim, sabe que *os* significa osso e *lund* é terra ou medula. Acredito que os dois *gays* estavam associados em sua mente (por causa da AIDS) ao sistema imunológico, a senhora era ela mesma e todos três eram a favor do dr. Oslund. "Bem, agora você sabe que deve fazer o transplante da medula óssea", disse-lhe eu. A amiga que estava no mesmo andar tinha uma filha chamada Dana. No caminho de Massachusetts Turnpike para sua casa em Hartford, Connecticut, está Boston e o Instituto do Câncer Dana-Farber. Portanto, o sonho estava dizendo a ela que fosse a Boston e fizesse o transplante no Dana-Farber. Na época em que me contou o sonho, ambos ficamos a nos perguntar por que o sonho se passara num hotel situado num edifício alto mas, assim que chegou ao hospital, ela me telefonou para me informar que entendera — chegara e fora levada para o décimo-segundo andar.

O simbolismo e as coincidências não terminam aqui. Na verdade, a história dessa mulher confirma minha crença de que coincidência é a forma de Deus manter o anonimato.

Um dia, alguns meses depois das discussões para analisar esse sonho, minha mulher Bobbie e eu tomamos um avião para casa depois de um *workshop* noutra cidade, e fomos para o estacionamento do aeroporto pegar nosso carro, que tinha uma placa com a sigla ECAPMD (uma referência a nossos pacientes excepcionais). Lá encontramos um bilhete no pára-brisa, com os seguintes dizeres: "É o carro de Bernie? Espero que sim. Só queria dizer que você e seu programa trouxeram muita paz à nossa vida. Minha irmã está indo fazer um transplante de medula óssea no Dana-Farber e as fitas, técnicas de meditação e autocura que você recomendou estão preparando a ela e a todos nós da família. Nós o amamos. P.S.: Estive no aeroporto por acaso, dando carona para uma pessoa".

Nosso carro estava no lugar certo, na hora certa, de modo que pudemos receber essa mensagem sobre o que estava acontecendo. Depois que se começa a ficar receptivo a esse tipo de mensagem, recebe-se um número cada vez maior delas. Bobbie e eu, viajando pelo país muitas vezes, ao pegarmos um táxi num aeroporto, encontramos no chão uma moeda de um centavo, que nos informa estarmos no táxi certo e na cidade certa. Há pouco tempo, participei da maratona de Nova York. Não tinha certeza de ir até o fim, mas achei que receberia um sinal, embora não estivesse louco a ponto de pensar que acharia 26 moedas de um centavo. No entanto, enquanto estava ali de pé na linha de partida, em Verrazano Narrows Bridge, junto com outras 23 mil pessoas, olhei para o chão e vi uma moeda de 25 centavos. Portanto, só precisava encontrar uma moeda de um centavo. Uns 15 quilômetros depois, olhei para o chão e lá estava uma moedinha minúscula de um centavo, porém, se parasse, eu seria atropelado. Assim, desviei para o lado e entrei na rua. As pessoas viram que eu não estava correndo mais. Quando me abaixei para pegar a moeda, um corredor disse para o outro: "Qual o problema desse cara?" E o outro respondeu: "Ele deve ser muito pobre".

Moedinhas de um centavo novas em lugares inusitados, elevadores que abrem sem que nenhum botão tenha sido apertado, até um pneu furado — todas essas coisas podem ser mensagens. Na verdade, agora as chamo de "pneus furados espirituais". Por que pneus furados? Deixe-me contar algo que aconteceu a Bobbie e a mim um dia. Estávamos em Keystone, Colorado, tentando pegar um avião de Denver e voltar para casa, em Connecticut. Tudo saiu às avessas: o *boy* do hotel demorou para nos trazer o carro, eu peguei o caminho errado e nos perdemos nas montanhas; tive de forçar um carro a sair da estrada para pedir informações ao motorista — e então, quando finalmente voltamos para a rodovia, um pneu furou.

Troquei o pneu, joguei-o no porta-malas e me pus de novo a caminho do aeroporto. Quando chegamos lá (nunca uso a palavra terminal) corremos para o portão bem a tempo de vê-lo fechar-se. Tínhamos perdido o avião. Mas, enquanto saíamos arrasados do aeroporto, ouvimos comentários: o avião que perdêramos tinha acabado de cair. Bobbie e eu voltamos para o carro, abrimos o porta-malas e abraçamos o pneu, que agora levou um banho de bronze e está pendurado em cima do console da lareira (só a primeira parte da história é verdade, mas o resto prendeu sua atenção e, assim espero, explicou o que eu queria dizer).

É isso que chamo de pneu furado espiritual. Quando você está receptivo e alerta, eles aparecem em sua vida a toda hora. Ajudam você a entrar em contato com o ritmo do universo, em contraposição a seu ritmo pessoal, relacionado apenas a questões como: "Será que estou atrasado? Como estou? O que os outros vão pensar?" Fazem com que você preste atenção às questões *reais*: "Como viver e entender esse momento?" As doenças podem ser o seu pneu furado espiritual — erupções vulcânicas que, na época, parecem um desastre, mas acabam redirecionando nossa vida de forma significativa. Isso acontece mais freqüentemente quando você está em contato com sua percepção intuitiva, inconsciente.

Logo depois daquela mensagem em meu pára-brisa, recebi mais uma, dessa vez de minha primeira correspondente, e parecia que as coincidências que confirmavam o acerto de sua decisão não paravam de acontecer:

Bem, agora já se passaram nove dias desde o transplante da medula óssea e estou passando muito bem. Estou lhe escrevendo em seguida a uma transfusão de sangue e seis de plaquetas que acho que não preciso, mas as pessoas gostam de se manter ocupadas por aqui. Estou animada. Meu quarto é acolhedor, nem de perto tão isolado quanto eu imaginava. Estou até fazendo amizade com Pedro e Bianca, o pessoal da faxina. No começo pensei que Pedro fosse médico, porque entrou todo paramentado, com máscaras e luvas. Antes de mostrar-lhe todos os orifícios nos quais pensei que pudesse estar interessado, ele pegou o pano de chão, que foi uma dica excelente para eu saber o que ele estava fazendo.

Mais uma vez, agradeço-lhe muito. O medo desapareceu e estou indo às mil maravilhas, para grande prazer meu e do meu médico...

Aqui vai uma historinha que você vai adorar. O médico referiu-se à minha infusão de medula óssea como meu novo nascimento, ou renascimento. Aconteceu às seis horas do dia 11 de dezembro. Lá estávamos eu, o médico verificando meu cordão umbilical de medula e uma enfermeira, Maura, que eu nunca tinha visto mais gorda. *O nome de minha mãe é Maura*! E pensei na ironia que havia no fato de um médico, minha enfermeira-mãe Maura e eu estarmos ali de novo, como em 1953, quando nasci. Depois que o médico desligou a transfusão da medula óssea, comecei a ter os calafrios típicos que se seguem ao tratamento, porém Maura procurou remediar, envolvendo-me em lençóis. Sei que estou fazendo a coisa certa.

Com tantos sinais fantásticos, como ela não estaria sabendo? Recentemente, acabei descobrindo essa mulher quando estava contando sua história num *workshop*; ela levantou-se e disse: "Sou eu!" Está passando maravilhosamente bem — outra prova de que, num nível profundo, todos nós sabemos qual é nosso caminho e nossa forma de cura, se conseguirmos chegar a esse nível.

Os sonhos como símbolos

Às vezes, os sonhos anunciam que as pessoas estão doentes muito antes de apresentarem qualquer sintoma. Marc Barasch, jornalista e editor, cujo relato de sua experiência com o câncer de tiróide está prestes a ser publicado na revista *Esquire*, teve um sonho aterrorizante certa manhã, onde torturadores colocavam carvão em brasa embaixo de seu queixo. "Senti perfeitamente quando o calor começou a cauterizar minha garganta e gritei, e o som ficava cada vez mais rouco, um urro animal de desespero, enquanto os carvões consumiam minha laringe." Enquanto estava deitado na cama, procurando afastar o horror do sonho, ele recebeu um interurbano de sua namorada que estava no Colorado, onde eram cinco da manhã. Acabara de ter um sonho horrível, disse ela, onde estavam juntos numa cama cheia de sangue. "O quê você acha que significa?" perguntou ela. "Significa que estou com câncer", respondeu ele. "Estou com um câncer se desenvolvendo em minha garganta" — um diagnóstico que seria confirmado meses depois, quando Barasch finalmente foi ao médico por estar começando a apresentar sintomas.

O médico mostrou ceticismo quando Barasch declarou estar seriamente doente. "Nem glândulas intumescidas você tem, quanto mais câncer", disse o médico, "e todos os seus exames de sangue estão normais". Então Barasch contou-lhe outro sonho, no qual os médicos formaram um círculo à sua volta e introduziam agulhas hipodérmicas em algo chamado "o cérebro do pescoço". Se aquilo poderia referir-se a um órgão de verdade era algo que gostaria de saber, mas obviamente o médico pensava estar diante de um hipocondríaco bizarro e, com muita relutância, acabou marcando um *check-up* completo para ele. Durante o *check-up*, várias semanas depois, foi descoberto um caroço e o médico disse a Barasch que teriam de fazer um exame local. Do quê, Barasch queria saber. "De sua tiróide", disse o médico e depois, sorrindo amarelo, acrescentou: "O cérebro do pescoço".

Barasch também teve sonhos nos quais métodos alternativos de cura lhe foram sugeridos mas, com sentimentos ambivalentes, resolveu ir em frente com a cirurgia recomendada pelo médico, sobre a qual tinha sérias dúvidas. Contudo, sei de muitas outras pessoas que seguiram o caminho médico apontado para elas nos sonhos.

Há alguns anos, conheci um senhor que acabara de descobrir que estava com leucemia, e perguntei-lhe sobre os sonhos. Três sonhos em particular eram muito significativos. Em um deles, ele estava na água quando uma garça-azul deixou cair um tronco enorme sobre ele, mas conseguiu mergulhar e desviar-se do tronco — o que, para mim, significava que ele sobreviveria, e foi o que lhe disse. Ele também relatou dois sonhos que tivera com seu irmão, que o arrancara de dentro de um vulcão num deles e que, no outro, estendera os braços para fora de uma janela num edifício alto exatamente a tempo de agarrá-lo enquanto caía. Disse-lhe que achava que os sonhos significavam que seu irmão seria o doador mais indicado para um transplante de medula óssea que salvaria sua vida. Mais tarde, quando esse homem se encontrava num grande centro de tratamento de câncer, os médicos estavam considerando a possibilidade de sua irmã ser a doadora, mas ele preferiu que fosse o irmão, o que acabou sendo confirmado. Foi admitido no hospital em outubro para submeter-se ao transplante, e tenho certeza de que tudo dará certo.

A interpretação dos sonhos pode revelar muita coisa, não apenas sobre a dimensão física da doença, mas também sobre fatores emocionais. A psicóloga Meredith Sabini estudou sessenta sonhos sobre doenças, coletados entre seus colegas, pacientes e estudos de casos publicados e diz o seguinte, na conclusão de um de seus artigos sobre o projeto:

> Quando comecei a estudar sonhos de doenças, fiquei perplexa com o que revelavam, pois a doença era mostrada freqüentemente como algo que fazia parte de um processo mais abrangente, envolvendo questões primordiais na vida de uma pessoa. Mesmo uma doença considerada orgânica — como a esclerose múl-

tipla — estava associada com repressão: o câncer era considerado uma "invenção", uma projeção no corpo de certos problemas ignorados há muito tempo; o ataque cardíaco era comparado (num sonho que não foi citado aqui) a suicídio por arma de fogo. Sintomas simples e comuns como congestão nasal e dor na parte inferior das costas acabaram revelando ser a ponta de um *iceberg*, a superfície visível de questões internas tremendamente complexas.

Sabini e outros analistas que se dedicaram à interpretação concordam que os sonhos, como os sintomas físicos, são muitas vezes comentários miméticos sobre o trauma psicológico que aflige o sonhador. Vejo-os como formas de dar ao sonhador múltiplas oportunidades de entender a mensagem. Se o sintoma físico não chama a atenção para o problema psicológico, talvez o sonho chame. Como dizia Jung: "Não é raro o sonho mostrar [a] notável conexão simbólica interior entre uma doença indubitavelmente física e determinado problema psíquico" — quando conseguimos utilizar o sonho para enxergar com clareza essa conexão.

Às vezes, a interpretação dos sonhos pode ser uma tarefa incrivelmente complexa. Quando lemos a descrição feita por Jung do processo mental que estudou há meio século, para compor aquele diagnóstico que mencionei anteriormente, a gente talvez erga as mãos para o alto e conclua que, afinal de contas, teria sido melhor se Deus tivesse usado os tais cartões. Mas muitos sonhos não requerem a capacidade de um Jung, e a maioria dos sonhadores não considera seus sonhos tão impenetráveis que exijam ajuda profissional para interpretar os símbolos. Como diz a psicóloga e especialista em sonhos Ann Faraday em seu utilíssimo livro de interpretação de sonhos, *The Dream Game*:

> Parece que a linguagem simbólica é a forma mais eficiente de articular toda uma constelação de sentimentos... Poetas, dramaturgos, roteiristas de filmes e artistas sempre usaram essa linguagem. Em muitos níveis, um sonho é muito parecido com um filme que, durante o sono, apresenta uma série de quadros diante dos olhos interiores, transmitindo sua mensagem por meio de imagens visuais e associação de idéias...
>
> Pensar por meio de imagens e associação pictórica de idéias talvez seja a mais primitiva de todas as formas de pensamento, remontando diretamente à aurora da espécie humana, quando o poder da fala estava em seus primórdios e o pensamento abstrato ainda não tinha nascido. É provável que o homem das cavernas, relanceando o olhar pela moradia em busca de sua mulher, *visse-a* realmente como uma loba ou uma corça muito antes de conseguir articular o conceito de que ela *parecia* um animal — uma forma de pensamento que pode carecer de precisão científica, mas tem grande impacto emocional. Na verdade, ainda contamos com ela para expressar os sentimentos... pois o cerne de nossa fala consiste em imagens traduzidas em metáforas verbais — "lobo com pele de cordeiro", "deixar o barco correr", "queimar os navios", "dormir no ponto", "estar atolado em problemas", "sair pelo ladrão" e inúmeros outros jogos de

palavras... Assim, quando a mente onírica se expressa em termos cinematográficos, cortando todos os "como se" e mostrando-nos literalmente numa encruzilhada quando temos de tomar uma decisão importante, ou sendo devorados quando nos sentimos "consumidos" por alguma coisa, está usando a mais fundamental de todas as linguagens, compartilhada por homens e mulheres de todas as raças e épocas.

Essa é a linguagem que, nas palavras de Aldous Huxley, mostram-nos "durante algumas horas fora do tempo o mundo exterior e interior, não como se apresentam diante de um animal obcecado por palavras e conceitos, mas da forma apreendida direta e incondicionalmente pela Mente em Geral". Acessível a nós na infância, escapa-nos mais tarde, quando nossa obsessão "com palavras e conceitos" leva a linguagem dos símbolos a desvanecer-se. Mas, como todas as outras linguagens, pode ser reaprendida com a prática. Manter um diário onde você registra os sonhos de todas as noites é uma forma excelente de recuperar o contato com o inconsciente. Recomendo a todos vocês que mantenham um caderno ao lado da cama, pois assim, quando você sonha e acorda, pode anotar tudo imediatamente, antes que os sonhos evaporem. Essa técnica também pode convencer do contrário aqueles que pensam que não sonham.

Todos sonham. Assim que você começa a registrar seus sonhos regularmente, envia um sinal para seu eu onírico de que aquilo que Huxley chamava de "portas da percepção" estão abertas, e é provável que seus sonhos comecem a vir para a superfície da consciência com uma freqüência cada vez maior. Quando comecei a meditar e, num certo sentido, a descobrir o sentido de meus símbolos interiores, um dos primeiros sonhos que tive foi de um jovem vindo em minha direção, sorrindo, olhando-me nos olhos e dizendo: "obrigado por nos deixar sair"; depois virou-me as costas e foi embora. E eu sabia que ele estava agradecendo por permitir que esse material viesse à tona naquele momento. Eu havia aberto a porta do quarto escuro do meu inconsciente.

Agora examino meus sonhos em busca de ajuda para todo o tipo de assunto, dos práticos aos filosóficos. Quando eu estava com problemas no pescoço, tive um sonho que me sugeria ler *Viagem a Ixtlan*, de Carlos Castañeda. No livro, don Juan pede a Carlos que arranje uma mochila e pare de carregar coisas nas mãos, e percebi que a mensagem se aplicava a mim também, pois eu estava sempre carregando uma maleta cheia de livros pesados, papéis e fitas para tocar na sala de operações, o que estava começando a afetar meu pescoço e minhas costas.

Num outro sonho, eu estava na Califórnia, carregando um pinheiro enorme, mas muito leve, embaixo do braço. Pensei que significava que devíamos mudar-nos para a Califórnia. Mas Tom Laughlin observou que a árvore estava desenraizada e que aquilo fazia sentido no contexto de todas as viagens que Bobbie e eu andávamos realizando. O fato de a árvore estar desenraizada, mas ser muito leve de carregar, revelou-me que essas viagens eram exatamente o que eu devia estar fazendo naquela fase de minha vida, ao contrário de plantar novas raízes, e também que não seria uma carga pesada.

Meus sonhos recentes estão relacionados com o quanto minha vida ficou cheia desde a publicação de *Amor, Medicina e Milagres* — palestras por todo o país, *workshops* e milhares de cartas a responder, além de continuar sendo cirurgião. Num sonho, havia apenas uma vaga num estacionamento, onde o carro que puxava o *trailer* devia entrar e nenhum motorista queria tentar encaixá-lo, porque o espaço era muito pequeno. Mas eu pulei para dentro do carro e bradei: "Muito bem, eu cuido disso"; estacionei-o e amassei os outros carros. Aquilo me fez entender que, às vezes, você simplesmente não consegue fazer com que tudo se encaixe harmonicamente. Num outro sonho, eu estava dirigindo por estradas escorregadias, procurando achar um lugar seguro para onde fugir de todas as pessoas que estavam me seguindo. Não eram pessoas ameaçadoras ou perigosas em nenhum sentido, mas não paravam de me perseguir. Quando acordei, pensei no quanto todos pareciam estar dando em cima de mim naqueles dias, muita gente querendo algo de mim.

O último sonho que gostaria de contar aqui é um que me dizia para ler *The Rime of the Ancient Mariner*. Quando entrei numa livraria para comprá-lo, havia um belo exemplar bem no balcão da frente. Abri o livro diretamente nas palavras: "Ele reza o máximo que pode, ama o máximo que pode/Todas as coisas, grandes e pequenas;/Em nome do Deus que nos ama,/ Ele fez tudo, amou tudo". Percebi que me diziam que não há exceções — se você vai amar, tem de amar a todos.

O livro de Faraday, *The Dream Game*, é um livro que lhe recomendaria, se você estiver interessado na interpretação dos sonhos. Há um tesouro de informações práticas ali, inclusive uma lista de temas e imagens freqüentes nos sonhos, e uma abordagem inteligente que todos podem usufruir.

Creative Dreaming, de Patricia Garfield, também é um excelente livro de consulta. Aqui a ênfase não se situa tanto na interpretação, mas na participação ativa e criadora na própria vida onírica. Garfield nos mostra como utilizar a sabedoria das culturas mais impregnadas que a nossa de tradição onírica para aumentar nossa criatividade e capacidade de resolver problemas. *Lucid Dreaming*, de Stephen LaBerge, é um outro livro que ajuda a participar ativa e construtivamente — "lucidamente"— de seus próprios processos oníricos. Também recomendo *Living Your Dreams*, de Gail Delaney, e insisto para que leiam o livro de Marie-Louise von Franz e Fraser Boa, intitulado *The Way of the Dream*, uma introdução importantíssima à abordagem junguiana.

O título do livro de Eugene Gendlin, *Let Your Body Interpret Your Dreams*, descreve muito bem a sua técnica. "A pedra de toque básica do método", diz Gendlin, "é sua própria experiência corporal de algo se abrindo dentro de você... um processo sentido fisicamente". Ele compara esse "processo sentido" à sensação que você tem quando quer se lembrar de algo: você examina mentalmente uma série de alternativas até que, de repente, a coisa que você está querendo lembrar lhe ocorre e você tem uma sensação de liberação ou sente um alívio que é físico mesmo. Seu livro apresenta uma série de questões e exercícios a serem usados juntamente com essa pedra de toque somática.

O que eu gosto na técnica de Gendlin é que nos possibilita usar psique e soma juntos em sua busca de significado. Já que o senso de confirmação que se espera é algo inerente ao corpo, fica-se protegido de indivíduos bem-intencionados, mas equivocados (inclusive seu próprio eu consciente) que procuram impor-lhe interpretações de seus sonhos. Gendlin adverte os terapeutas e outros aspirantes a intérpretes de sonhos que não misturem suas questões pessoais com os sonhos de outras pessoas. Os indivíduos sempre devem dar a palavra final a respeito de seus próprios símbolos, tanto dos sonhos quanto dos desenhos.

Gostaria de acrescentar apenas que você deve ser delicado consigo mesmo ao enfrentar o mundo interior de seus sonhos. Os sonhos não falam com uma voz punitiva ou moralista; seu objetivo é ajudá-lo. Se o que ouve ao interpretá-los está cheio de preceitos morais, você talvez precise calar sua voz exterior de todos os dias para poder escutar a voz interior. A mesma prudência aplica-se a sonhos assustadores, principalmente sonhos de morte ou de ameaças incontroláveis à sua vida. Não tire conclusões precipitadas sobre os significados desses sonhos. Embora eu acredite que algumas pessoas têm realmente premonições da morte em seus sonhos, e eu já tenha chegado até a adiar uma cirurgia em função de um sonho de morte iminente, acho que muitas vezes interpretamos muito ao pé da letra os sonhos nos quais a morte aparece. A morte pode representar muitas coisas além de sua morte real (ou da morte de entes queridos). Ann Faraday explica bem esse tipo de coisa:

> Normalmente, a mente onírica usa a morte como uma metáfora para expressar o fato de nossos sentimentos por alguém, ou de alguém por nós, estarem mortos, ou o fato de termos permitido a morte de algo em nossa vida interior... O sonho mais interessante é o que se refere á nossa própria morte, pois indica a morte de uma auto-imagem obsoleta, da qual resulta o renascimento num plano mais elevado de consciência e um ser mais autêntico.

Você pode estar particularmente suscetível a esse tipo de sonho quando, em resultado da doença, entrou no caminho da exploração interior que estamos discutindo. Mas, segundo minha experiência, esse espaço interior que você está explorando não é hostil ou ameaçador. Uma história após outra de pacientes e outras pessoas com as quais me correspondo indicam que a "inteligência amorosa da energia" que nos guia, a partir de dentro, é exatamente o que a palavra sugere — "amorosa".

Um psicólogo escreveu-me a respeito de uma cliente sua, cujos amorosos guias interiores a ajudaram a enfrentar o câncer de cólon e a leucemia:

> [Minha paciente] e eu exploramos o processo de comunicação interior com suas doenças. Estas responderam, dando-nos certas instruções a seguir. No começo, a comunicação proveniente das "fontes internas" estabelecia-se sob a forma de sinais cinestéticos, como resposta às perguntas que formulávamos. Depois a comunicação passou para uma linguagem mais direta, por meio da qual, no princípio, pensamos fossem sonhos. Agora ela consegue provocar uma alteração momentânea da consciência e receber as mensagens ou instruções diretamente de uma espécie de "Guia" ou "Fonte de Energia". E, no que diz respeito à nossa capacidade de entender as "mensagens", concordamos.

Seguindo o fio da história da comunicação, ele explica:

> Três meses atrás, firmamos um acordo com certa "estrutura interna" para que removesse os tumores. "Ela" determinou que desapareceriam em cinco dias. Minha paciente foi examinada no hospital e confirmou-se que os tumores tinham desaparecido. Depois, no mês passado, firmamos outro acordo com o "sistema imunológico" para que identificasse o cólon. E ainda outro, com o "sistema de leucemia" para que parasse de produzir glóbulos brancos cancerígenos. Com esses dois "sistemas internos" coordenados, o "sistema imunológico" declarou que a infecção do cólon seria resolvida em trinta dias e que o sangue estaria normal no mesmo prazo. Marcamos uma hora para que minha paciente fosse examinada no hospital no trigésimo-primeiro dia... Seu cólon estava PERFEITO; e ela estava tendo infecção no cólon desde 1979. Depois ela fez um exame de sangue. Estava NORMAL — pela primeira vez em sua vida, NORMAL, sem presença de leucemia.
>
> Em seguida ela tirou uma amostra da medula óssea. O exame revelou que ela *tinha* leucemia. Seu sangue, por outro lado, indicava normalidade. Nosso próximo passo é, evidentemente, entrar em contato com o sistema da medula óssea e pedir uma mudança ali...

Quatro meses depois, recebi a seguinte carta relatando seus progressos:

> Uma "instrução" recente pedia que [minha paciente] fosse examinada por seu médico — inclusive com exame da medula óssea, exame de sangue, do cólon etc. Seu médico ficou perplexo com os resultados:
>
> 1. Ela não mostrava sinais de doença — nem de câncer, nem de leucemia — em qualquer parte do corpo. 2. Seu organismo não revelava nenhum indício de que ela tenha tido essas doenças algum dia. Esse segundo item foi o que mais perturbou seu médico.

Sabe, Bernie, o médico dela ficou embaraçado com isso. Ele gosta muito dela e teme que esteja arrumando encrenca na "zona nebulosa" e se arriscando a uma situação perigosa, pelo fato de permitir que essas coisas aconteçam, seja lá o que for. Ele não quer me conhecer. Acho que está assustado e irritado.

Eu também tive medo de conversar com ele (aliás, com qualquer pessoa) sobre o que estamos fazendo... Parece-me óbvio que esses "Guias" não são apenas uma espécie de sistema de energia no interior do indivíduo, mas também além do indivíduo... do além, como talvez sejam os seres espirituais.

Eu sei que essas coisas acontecem, embora, infelizmente, os médicos muitas vezes se retraiam ou fiquem irritados com esses êxitos. Há pouco tempo, um médico escreveu-me falando de seu sucesso na eliminação de seu câncer alastrado. Declarou que seus colegas estavam confusos e pensavam que tudo não passava de "tapeação". Por isso, ele agora diz a todo o mundo que sarou comendo folhas de aipo. Cria menos problemas. Sei que nossas doenças podem conversar conosco. Se abrirmos as portas da percepção, ficaremos impressionados com o que entra. Mas acho que não precisamos ter medo.

Os desenhos como símbolos

Os desenhos podem ser outra porta para nosso eu interior. Além de formular aos pacientes as cinco perguntas discutidas anteriormente, também lhes peço que façam alguns desenhos. Dou a todos os pacientes novos as seguintes instruções:

1. Em uma folha branca de papel mantida na posição vertical, desenhe um retrato seu, de seu tratamento, de sua doença e de seus glóbulos brancos eliminando a doença. Não deixe de dispor de todas as cores do arco-íris, além do marrom, preto e branco, e de usar lápis de cera.
2. Numa outra folha de papel branco na posição horizontal, faça um desenho ou uma cena em cores, usando lápis de cera.
3. Você também pode fazer um desenho adicional de sua casa e de sua família, assim como de quaisquer outras imagens que sejam interessantes ou importantes para você. Se estiver enfrentando conflitos ou tendo de tomar decisões importantes — a respeito de sua doença ou outro aspecto qualquer de sua vida —, talvez queira descrevê-los. Use esse desenho como uma oportunidade de explorar qualquer material inconsciente que possa ser útil para você enfrentar seus problemas atuais.

Em vista de minhas limitações pessoais como analista de sonhos, acho mais fácil trabalhar com desenhos, e os resultados parecem muito semelhantes. No mínimo, tanto o paciente quanto o médico entram em contato com os sentimentos mais profundos do paciente sobre a doença e seu tratamento. Por exemplo: se a quimioterapia é representada como um belo frasco de energia e luz solar, é um sinal de que o paciente será curado por ela, muitas vezes com efeitos colaterais mínimos. Inversamente, quando o médico é desenhado como o diabo ministrando um veneno, não é de surpreender que o paciente não melhore com esse tipo de tratamento.

Há pouco tempo, um médico que estava prestes a começar seu exercício profissional desenvolveu câncer da laringe. Uma laringotomia significaria que ele teria de aprender a falar por meio do esôfago e afetaria gravemente sua capacidade de comunicação. Quando a radioterapia lhe foi apresentada como alternativa, pedi-lhe que a desenhasse, e ele representou a máquina de raios X como Deus e a radiação como algo que vinha de Deus (o desenho é apresentado na página 71). Para ele, a radioterapia era uma dádiva dos céus, pois salvaria sua voz.

Às vezes, os desenhos revelam que os sentimentos do paciente estão em desacordo com o que dizem sentir, como foi o caso do jovem que dizia acreditar que a radioterapia lhe seria benéfica, e depois a desenhou como um raio mortal lançado contra ele por um monstro mecânico. Era alguém cuja família insistira para que fizesse radioterapia. Seus efeitos colaterais foram tão terríveis que até os semáforos lhe provocavam vômito, pois sua luz vermelha lembrava-lhe a luz vermelha emitida pela máquina de raios X em funcionamento. A questão subjacente aqui era o controle. Ao tomar por ele a decisão sobre seu tratamento, a família privou-o do controle sobre sua própria vida. Depois que ele fez os desenhos e revelou seus verdadeiros sentimentos a respeito da terapia, a família percebeu a importância de lhe permitir tomar suas próprias decisões. Ele resolveu interromper as sessões de radiação, mas aceitou bem a idéia de substituí-la pela cirurgia. Os desenhos que ele executou foram instrumentos importantes na exploração das questões psicológicas em jogo.

É claro que o inverso também pode acontecer — às vezes os desenhos revelam sentimentos inconscientes positivos em relação a um tratamento temido no nível consciente, e isso pode ser muito encorajador para o paciente quando lhe é mostrado. Como tenho convicção de que o tratamento funciona melhor na ausência de conflitos entre os sentimentos conscientes e inconscientes, lanço mão dos desenhos para trazer à tona qualquer ambivalência, que poderá ser discutida e resolvida. Muitas vezes, esse processo resulta na disposição do paciente em aceitar a terapia que antes rejeitou.

Por exemplo: uma senhora me procurou muito indecisa quanto à atitude que deveria tomar sobre seu tratamento.

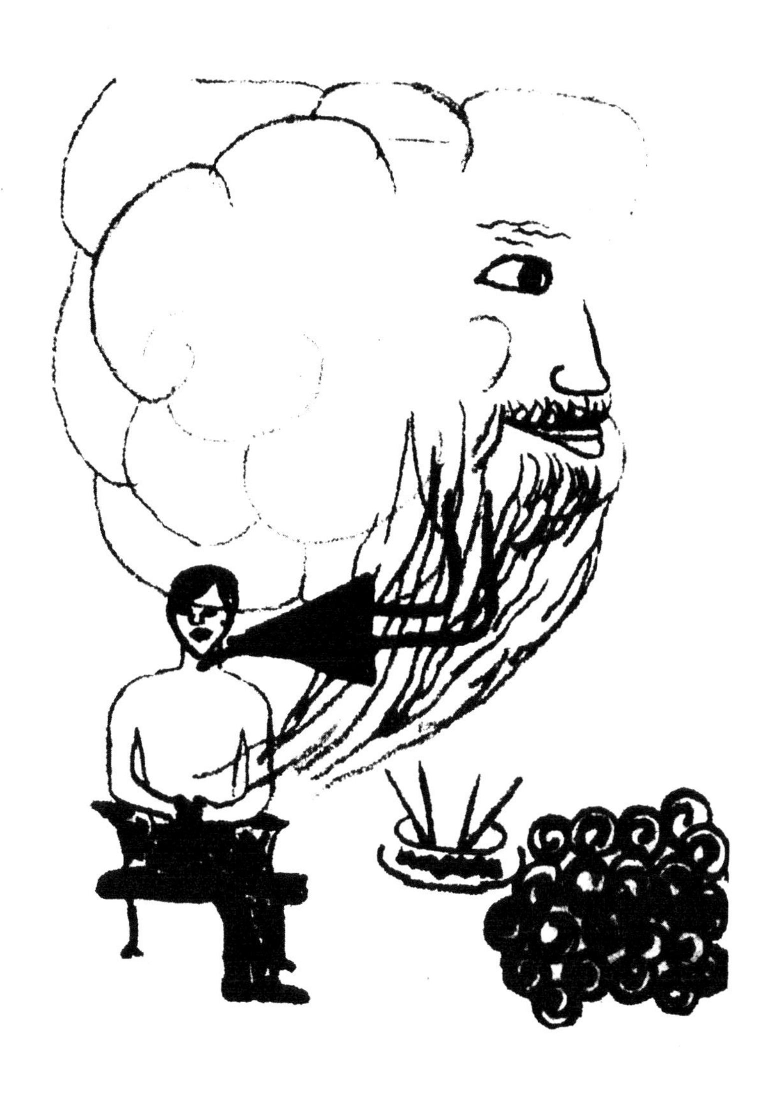

Ela tinha um câncer de mama diagnosticado em estágio bem inicial, e precisava decidir se faria ou não uma cirurgia para remover o tumor, que normalmente seria o tratamento adequado, ou uma mastectomia. A mastectomia fora sugerida porque tanto sua mãe quanto sua irmã tiveram câncer no seio e a história familiar parecia, portanto, exigir um procedimento mais severo do que seria o caso no seu estágio.

Quando lhe pedi que fizesse um desenho, ela traçou uma árvore com todos os galhos podados num ângulo de 90º (veja o desenho na página 73). Seu inconsciente estava lhe informando que, para manter a Árvore da Vida sadia, às vezes havia necessidade de uma poda e que uma mastectomia seria o tratamento apropriado para ela. Depois que essa mensagem chegou à consciência, através deste e de outros desenhos que ela e seus familiares executaram, ela conseguiu ver a mastectomia como algo terapêutico, e não mutilador. Depois da operação, ela se levantou e me abraçou no quarto onde estava se recuperando e desabafou: "Amo você, obrigada por me curar" — o que foi uma atitude muito terapêutica inclusive para mim, pois ajudou-me a sentir que a cirurgia que eu praticara não estava sendo recebida como mutilação, mas como dádiva.

Os desenhos podem ser úteis tanto para o diagnóstico quanto para o prognóstico. A dra. Caroline Bedell Thomas, cuja pesquisa (sobre a qual você também vai ler no capítulo 5) concentrou-se no tema personalidade e doença, fez estudos mostrando que os auto-retratos desenhados por seus pacientes quando eram adultos jovens previram vários tipos de doenças físicas e mentais ocorridas mais tarde, entre as quais ataque cardíaco, suicídio e, para surpresa dela, doenças malignas. Em meu exercício profissional, já utilizei muitos desenhos dos pacientes para me ajudar no diagnóstico.

Certo dia, uma menininha foi trazida a meu consultório com nódulos linfáticos aumentados no pescoço e na mandíbula. Seus pais estavam alarmados porque o linfoma era comum em ambas as famílias. Pedi à criança que traçasse alguns desenhos, pois queria ajudá-la a enfrentar quaisquer temores que pudesse estar tendo sempre que ia ao hospital para fazer os exames. Um de seus desenhos era ela mesma, e outro o animal de estimação da família, um gato, que ela representou com garras exageradamente grandes (os desenhos são apresentados a seguir).

Enquanto eu examinava seus desenhos, perguntando-me por que aquele gato seria uma presença tão vívida para ela num momento em que estava tão doente, ocorreu-me subitamente que ela era portadora de uma virose chamada doença de arranhadura do gato (gallonicose eluronicose). Os testes confirmaram o diagnóstico, o qual demonstrou, mais uma vez, a sabedoria corporal que todos possuímos.

Vi muitos casos onde os desenhos revelavam o prognóstico geral para um paciente e até a hora e a causa da morte. Uma criança de qua-

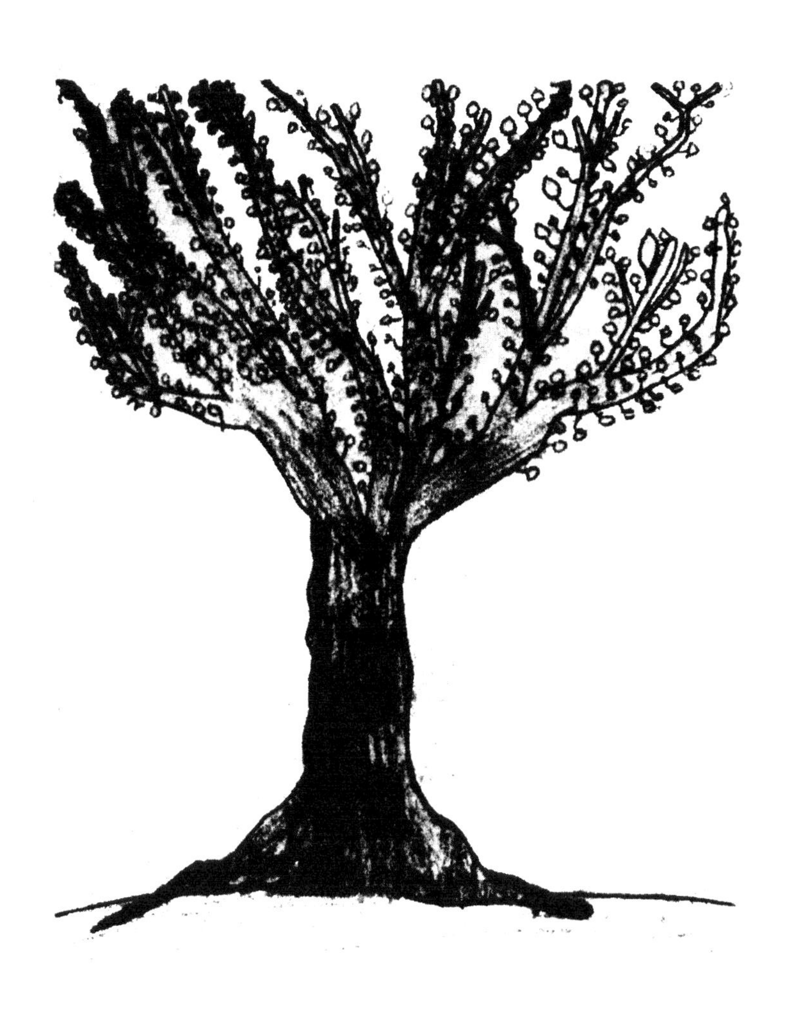

tro anos, com um sarcoma extenso na cabeça e no pescoço, desenhou um balão vermelho flutuando no céu com seu nome escrito nele e decorações multicoloridas à sua volta, e que mais lembrava um bolo. Senti que significava que ela morreria logo, como um presente para liberar a mãe de um período longo e difícil e, de fato, ela morreu no dia do aniversário da mãe.

Como médico, jamais me atrevo a prognosticar a morte — é uma opção do indivíduo —, contudo, uso o que vejo nos desenhos dos pacientes para ajudá-los (e a suas famílias) a tomar consciência e aceitar a morte quando parecem prontos para isso, ou para ajudá-los a enfrentar a situação se ainda quiserem tentar alguma coisa.

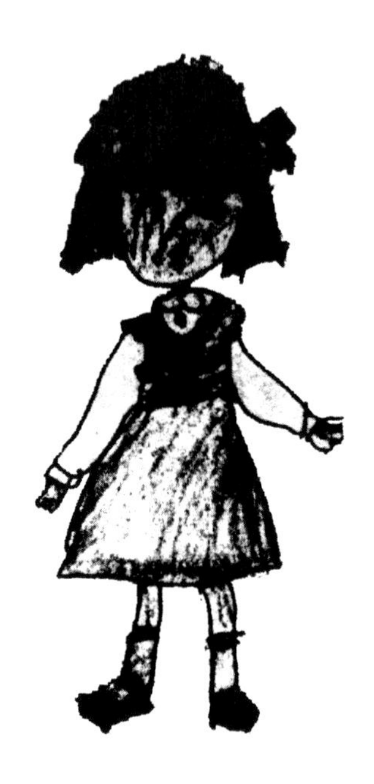

Os desenhos são instrumentos poderosos que permitem trazer à consciência o material que o paciente quer elaborar, mas que deve ser abordado indiretamente.

Você não precisa estar fisicamente doente para usar os desenhos dessa forma. Recebi uma linda carta de uma senhora que participou de um de meus *workshops* para profissionais da área médica. Ela estava apenas acompanhando o marido, um dentista, e não tinha interesse algum no assunto. Mas, como era uma "rabiscadeira assumida", decidiu ficar para a palestra quando viu os lápis de cor sendo distribuídos para o exercício de desenho.

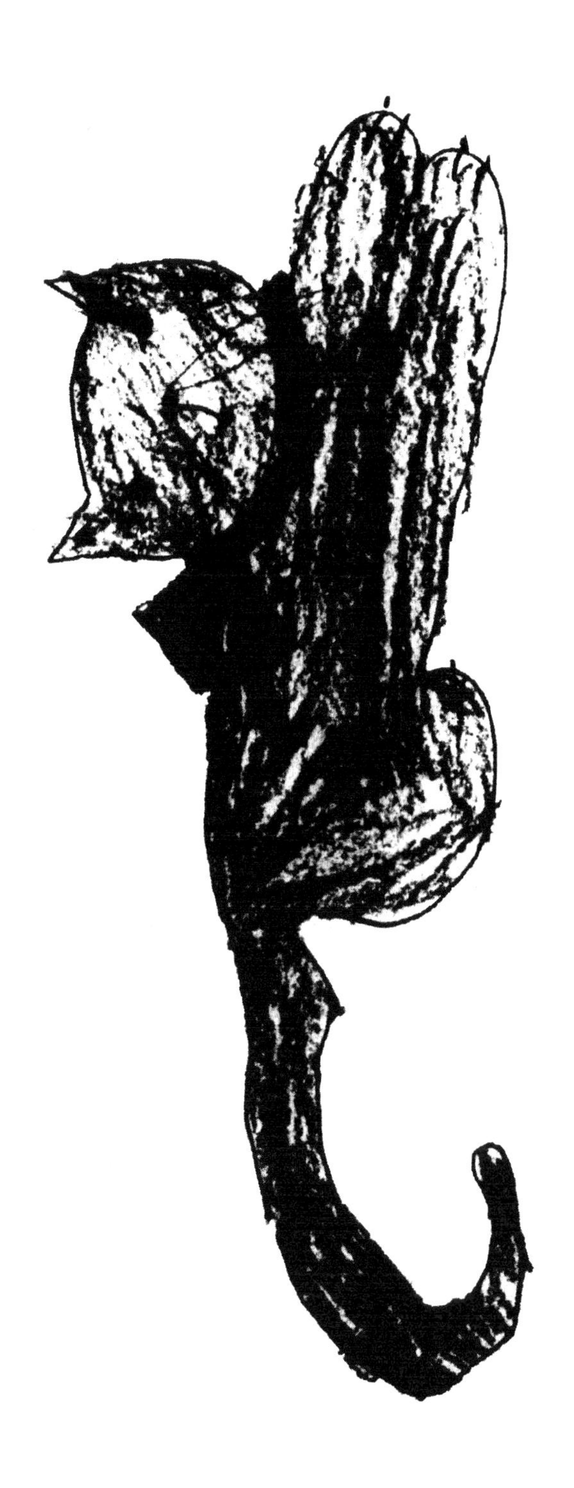

O desenho que fez de sua própria pessoa era todo em azul e preto e mostrava uma cavidade vazia no peito com o coração no chão, a seus pés. Acontece que, naquele dia, eu contara a história de uma pessoa que desenvolvera sarcoma no coração devido ao pesar pela perda de familiares. Essa história, mais o desenho que fez de si mesma, mostraram subitamente a essa mulher o que estava acontecendo em sua vida: ela estava adoecendo de tristeza por causa do pai, que enfrentava uma enfermidade degenerativa fatal havia dois anos. De certa forma, a simples experiência de ver sua situação com clareza pela primeira vez colocou as coisas em perspectiva: "A tragédia da doença de meu pai ainda existe, mas... a alegria voltou à minha vida e não vi mais o mundo inteiro colorido por ela", escreveu-me mais tarde. A cura interior mais impressionante que aconteceu foi a de sua filha de cinco anos. "Ela é sensível e observadora e tem vivido num estado de desarmonia há uns nove ou dez meses — mal-humorada, teimosa, intolerante, inflexível, chorando na sala de aula e triste." Uma semana depois que a mãe enfrentou seu próprio pesar por meio do desenho, a menina transformou-se:

> Seus professores comentaram que ela parecia outra criança — feliz, espontânea, generosa, comunicativa e interessada. Não sabiam como explicar a mudança, mas eu sim. Percebi então o quanto nossos filhos absorvem coisas de nós, principalmente por canais não-verbais. Ela percebera minha mudança e meu despertar, o que é quase um milagre. Ainda vamos visitar meu pai regularmente. Ele continua piorando, mas não voltamos mais para casa chorando.

Aprendi o básico do que sei sobre a interpretação de desenhos nos *workshops* ministrados por Elisabeth Kübler-Ross e com artigos de terapeutas junguianos como Susan Bach, que faz esse estudo há décadas, além dos milhares de pessoas com quem trabalhei. A psicóloga Joan Kellog realiza um trabalho de interpretação semelhante com mandalas, imagens circulares usadas originalmente na arte sagrada das culturas orientais e indiana. O assunto é vasto demais para eu entrar em muitos detalhes aqui mas, se você quiser explorá-lo melhor, agora existe um livro sobre o simbolismo dos desenhos, *The Secret World of Drawings: Healing Through Art*, de Gregg Furth, publicado em 1988 pela Sigo Press em Boston. (Se não o conseguir em sua livraria e quiser informações sobre a possibilidade de encomendá-lo, ligue para 1-800-338-0446 ou para o ECaP, no número 203-865-8392.)

Os desenhos podem ser instrumentos fantásticos para nos ajudar a lidar com questões importantes em nossa vida. Como os sonhos, falam na linguagem dos símbolos, de metáforas. Quando estamos abertos para entender essa linguagem e permitir que ela nos ajude a enfrentar nossos medos, há uma revelação. Seremos orientados com toda a energia e conhecimento necessários, e o amor e a paz de espírito farão parte de nossa vida. Espero que todos os médicos acrescentem uma caixa de lápis de cor a seus instrumentos de diagnóstico e terapia.

TELAS DE CINEMA E METÁFORAS

Sonhos, desenhos, linguagem e experiência metafórica de doenças — todos são expressões do *Self.* Arnold Mindell diria que são aspectos do que ele chama de corponírico, "nossa personalidade verdadeira e total", manifestando-se por diversos *canais.* Lembrando sua descoberta do conceito de corponírico, ele fala do trabalho que fez com um paciente seu que estava morrendo de câncer no estômago. Esse trabalho resultou na percepção do paciente de que desejava "explodir", expressar-se como nunca o fizera durante toda a sua vida. Pouco antes de ir para o hospital, o homem sonhou que tinha uma doença incurável, que deveria ser tratada por uma terapia que fosse como uma bomba. De repente, Mindell viu a unidade subjacente aos sintomas de seu paciente, seu sonho e sua necessidade de liberar os sentimentos contidos, gritando:

> Naquele momento, entendi que seu câncer era a bomba do sonho. Era sua expressão perdida tentando liberar-se e, não encontrando saída, manifestou-se em seu corpo como câncer, e no sonho como bomba... Seu corpo estava literalmente explodindo com a expressão reprimida. Dessa forma, seu sofrimento transformou-se no próprio remédio, exatamente como dizia o sonho, curando sua falta de expressão.
>
> O corponírico apareceu visualmente no sonho como bomba. Era sentido por ele "proprioceptivamente" como dor, que o levaria a explodir. Apareceu depois como grito, num canal verbal ou auditivo. Portanto, o corponírico transmite informações por muitos canais, convidando-o a receber sua mensagem de várias formas e observando como suas informações aparecem repetidas vezes em sonhos e sintomas físicos.

Embora o paciente estivesse às portas da morte quando começou seu trabalho com Mindell, recuperou-se o bastante para sair do hospital e colocar o autoconhecimento recém-adquirido para funcionar. Viveu muitos anos ainda e, durante esse período, mudou sua vida com a nova capacidade de expressar-se. Ao ouvir uma história dessas, você começa a entender por que Mindell pode dizer: "Um sintoma aterrorizante em geral é seu maior sonho tentando tornar-se realidade".

Evy McDonald, sobre quem você leu no capítulo anterior, tem uma visão semelhante da relação entre sintomas e psique, visão que ela expressa num artigo chamado "The Body Is Like a Movie Screen". Depois de citar a frase do dr. Irving Oyle de que nosso estado de saúde é um espelho de nosso estado de espírito, ela leva essa metáfora um pouco mais longe ao analisar seu próprio caso:

No entanto, meu corpo parecia mais que um simples espelho; era uma tela de cinema onde minhas atitudes e sentimentos reais, reconhecidos ou reprimidos, eram retratados ativamente... Quando não gostamos do que está sendo mostrado na tela de cinema... a única solução de verdade é mudar o filme que está sendo projetado. O mesmo acontece com nosso corpo. São transmissores potentes de mensagens e podem alertar-nos para nossos verdadeiros pensamentos a respeito de nós mesmos. No teatro de minha própria mente e do meu próprio corpo, as opções que eu tinha eram: ir embora (morrer); trabalhar exclusivamente com o corpo (a tela) por meio de uma terapia física, dietas especiais, tratamentos médicos ou caminhos alternativos; e/ou colocar um outro filme no projetor, isto é, transformar meus pensamentos a respeito de meu corpo. Enquanto a crença na falta de atrativos e encantos fosse o pilar do palco de minha vida, não havia possibilidade de qualquer mudança de autopercepção e/ou aparência física. Meus pensamentos eram, ao mesmo tempo, juízes e carcereiros que mantinham aprisionada minha experiência corporal. A maioria de nós já ouviu a frase: "Você é o que come". Do meu ponto de vista, é mais acurado dizer: "Você se torna aquilo que pensa".

Na *maioria* das vezes, a doença não é um ato premeditado; *sempre* que se manifesta, existe uma relação entre ela e nossos pensamentos. Nada acontece conosco; *nós* é que fazemos as coisas acontecerem. A mente e o corpo trabalham juntos, sendo o corpo a tela onde o filme é projetado.

Você já sabe como Evy escreveu um novo roteiro para sua vida sentada diante do espelho todos os dias, aprendendo a amar a si mesma. Você também pode colocar um outro filme no projetor comunicando-se com seu eu interior. Meditação, relaxamento, visualização, verbalizações e expressões diretas dos sentimentos são apenas algumas formas de dar início à comunicação, como você vai ver no próximo capítulo.

3

É essa coisa intangível, o amor, o amor sob muitas formas, que entra em toda relação terapêutica. E o médico pode tornar-se um condutor desse elemento, um transmissor. E é esse elemento que liga e cura, que conforta e restaura, que realiza o que convencionamos chamar, por enquanto, de milagres.

KARL MENNINGER, *The Vital Balance*

A comunicação com o corpo

Depois de falar sobre a forma de receber mensagens do eu interior, gostaria de explicar agora como responder às suas mensagens. As reações ao meu livro *Love, Medicine and Miracles* deram-me muitas informações práticas sobre a maneira de enviar sugestões e mensagens simbólicas ao inconsciente e sobre o quanto podem ser significativas. O fato é que, para melhor ou, infelizmente, muitas vezes para pior, comunicamo-nos com nosso eu interior o tempo todo. E o mesmo acontece com as pessoas à nossa volta, principalmente as que se encontram em posições de confiança, poder ou autoridade, como os pais, professores e médicos. Precisamos certificar-nos de que a mensagem transmitida é curativa.

A comunicação com o eu interior assume muitas formas. Nossos sentimentos são nosso meio de comunicação primordial com o eu interior. Os sentimentos despertados por um toque de mão, por uma música, pelo perfume de uma flor, um belo pôr-do-sol, uma obra de arte, risos, esperança e fé — tudo isso atua tanto sobre os aspectos inconscientes quanto sobre os aspectos conscientes da pessoa e também provocam conseqüências fisiológicas. Até os animais que temos em casa podem favorecer em nosso bem-estar físico. Um relatório recente dos Institutos Nacionais de Saúde resumiu as descobertas de muitos pesquisadores, mostrando que os animais de estimação podem influenciar o ritmo dos batimentos cardíacos e a pressão sanguínea.

Provavelmente a comunicação que nos afeta do modo mais direto e volitivo são as palavras ditas a nós mesmos. Mas como são transmitidas, como a linguagem verbal se traduz em eventos fisiológicos? Segundo a psicóloga Jeanne Achterberg, em seu livro *Imaginação na Cura*, as imagens são a ponte. Achterberg acredita que as mensagens sob a forma de palavras "têm de ser traduzidas pelo hemisfério direito do cérebro para uma terminologia não-verbal, ou imagética, antes de poderem ser compreendidas pelo sistema nervoso autônomo, ou involuntário''.

Depois de formar uma imagem mental do que quer que as palavras que dizemos a nós mesmos estão nomeando ou descrevendo, essas palavras podem tornar-se mensagens significativas ao ambiente interno de nosso corpo. Visto termos um bocado de controle sobre as imagens inspiradas em palavras que criamos, devemos ter o cuidado de só usá-las para pintar quadros afirmativos e revigorantes. A profecia que daí se origina é uma realidade que também podemos utilizar a nosso favor. Às vezes conseguimos torná-la uma realidade fisiológica.

Para comprovar suas idéias, Achterberg cita estudos que mostram o impacto da imaginação sobre processos fisiológicos tão variados quanto salivação, ritmo dos batimentos cardíacos, tensão muscular, resistência da pele, nível de glicose no sangue, atividade gastrointestinal, formação de vesículas, pressão sanguínea e respiração. Essa lista de efeitos inclui alterações do sistema nervoso autônomo, que normalmente consideramos independente do controle consciente, assim como alterações do sistema muscular e ósseo. Uma lista comparável de processos de cura e que se amplia no trabalho do hipnoterapeuta T. X. Barber é apresentada no livro *The Psychobiology of Mind-Body Healing* de Ernest Rossi. Todas as alterações já citadas podem ocorrer em reação ao tipo de imagem que ocorre na mente quando se pede a alguém que visualize mentalmente (ou ouça, sinta o cheiro, a textura ou o sabor) de um objeto ou evento. Como a sugestão causa essas alterações é que ainda não está claro — talvez por meio de mudanças no fluxo sanguíneo, como sugere Barber, ou da quantidade de neuropeptídios. Mas que acontecem, é algo indiscutível.

No entanto, como a maioria de nós não leva realmente a sério o poder das imagens verbais, muitas vezes mutilamo-nos com mensagens negativas, transmitidas por nós próprios ou por figuras de autoridade, em vez de aumentar nossa força com mensagens positivas. Um fato que um número maior de médicos precisa tomar consciência é que as palavras tanto podem matar como curar. O cardiologista Bernard Lown conta duas histórias que ilustram esse ponto em sua introdução ao livro de Norman Cousin, *The Healing Heart*. Elas mostram o quanto a comunicação é vital e por que deve ser ensinada nas escolas de medicina.

Em um dos casos, um famoso médico estava andando pelo hospital com seus alunos e referia-se à doença de uma paciente, a estenose tricúspide, pelas iniciais ET. Dirigindo-se a Lown e aos outros médicos residentes presentes na sala, disse: ''Eis um caso clássico de ET'', e saiu. Em seguida Lown percebeu que a mulher tinha começado a passar mal. Seu pulso acelerou, e os pulmões, até então limpos, encheram-se de líquido. Quando lhe perguntou o que estava havendo, ela respondeu que o famoso médico tinha declarado que ela se encontrava em Estágio Terminal. Todas as afirmações em contrário mostraram-se inúteis — afinal de contas, quem afirmara fora um insigne médico — e não foi possível convencê-la de que seu problema não era aquele. Ao cair da noite, sofreu um ataque cardíaco e morreu.

Anos depois, Lown estava andando pelo hospital com seus alunos quando apontou para um paciente num estado crítico que tinha o que ele chamava de um "galope perfeito e muito alto" no coração. Na terminologia médica, um ritmo de galope significa que o coração está falhando porque o músculo cardíaco encontra-se bastante danificado e dilatado. Não havia muito a fazer por este homem e tinham pouca esperança de que melhorasse. Apesar disso e para espanto geral, ele conseguiu recuperar totalmente a saúde e explicou por que alguns meses depois: assim que ouviu o dr. Lown referir-se a seu coração dizendo que tinha um "galope perfeito", disse ele, imaginou que significava que tinha uma batida forte, como a de um cavalo, e por isso tornou-se otimista a respeito de sua doença e achou que ia sarar — o que de fato aconteceu.

Talvez mais dramática ainda seja a história que uma moça me contou numa carta falando da tia. Pesava sobre a tia um diagnóstico de tumor maligno no cérebro e deram-lhe três meses de vida. Em desespero, ela foi ao México fazer *laetrile* e voltou para casa. Sentindo-se muito bem, um ano depois retomou o trabalho e recomeçou a dirigir. Sentia-se ótima. Então, um dia, voltou ao seu primeiro médico que se surpreendeu ao vê-la ainda viva. Quando ela relatou o que fizera, ele declarou indignado que *laetrile* era charlatanismo, que tinha provas, e censurou-a por estar perdendo tempo e dinheiro. Ela morreu naquela mesma noite. O que será que ele tinha contra o sucesso de um procedimento que restaurou a saúde dela?

É óbvio que aqui existe uma moral da história para os médicos e todos os que trabalham em profissões terapêuticas, e com certeza não tem nada a ver com os méritos relativos da *laetrile*. Se o poder da crença possibilita que algo funcione para alguém, não vou usar a autoridade de minha profissão para destruir seus benefícios. Eu sei que a esperança e a fé às vezes proporcionam alternativas aos pacientes que têm seu tempo de vida prolongado, quando a medicina convencional não consegue fazer mais nada. Os charlatães do mundo inteiro também sabem disso muito bem e apropriam-se do vácuo que os médicos, com sua confiança exclusiva na mecânica da doença, permitem que exista. Os médicos precisam descobrir que o vácuo pode ser preenchido por eles mesmos, por uma palavra de esperança ou de uma oração.

Na verdade, médicos como esse que acabamos de citar fazem pior do que deixar um vácuo — eles o preenchem com mensagens negativas. Quando suas terapias são ineficazes, eles se tornam frustrados e destrutivos. O que nós, como médicos, temos contra o sucesso e por que devemos desmoralizar a experiência pessoal dos outros? Peço encarecidamente a todos os médicos que, quando uma experiência pessoal inusitada acontecer em seu consultório, não procure acabar com ela. Quando as pessoas obtêm êxito fazendo coisas que estão fora de seu sistema de crenças, aceite-as e ame-as, mesmo não concordando com suas opções. Dessa forma, os pacientes ficarão mais à vontade e se sentirão mais bem-cuidados pela classe médica, e poderão lançar mão de todas as opções disponíveis. Eles conseguem tolerar as divergências, mas não a destrutividade.

É necessário ser um paciente muito forte e autoconfiante para ignorar as palavras de um médico destrutivo e, muita gente, como a mulher que acabamos de citar, é incapaz disso. Mas, recentemente, ouvi falar de alguém que descobriu uma forma de enfrentar a negatividade que os médicos e as enfermeiras não paravam de lhe transmitir. Seu diagnóstico era uma forma rara de câncer e disseram a esse paciente que tinha de três meses a um ano de vida; mesmo assim, inscreveu-se num programa experimental de quimioterapia. Mas, em vez de encorajá-lo, a equipe médica parecia fazer o possível para enfatizar que suas chances eram pequenas, que a quimioterapia que estava fazendo era inútil e que ele certamente teria efeitos colaterais terríveis por causa dos remédios (essa última observação foi feita numa época em que ele ainda não apresentara nenhum, mas uma enfermeira deu-se ao trabalho de observar que "às vezes" os sintomas levavam mais tempo para manifestar-se em algumas pessoas). Para defender-se, colou na parede o "Credo de Edward", endereçado a "qualquer médico novo encarregado do meu caso":

O QUE EU SEI:

1 Sei que tenho um câncer grave. Li o laudo sobre meu caso e sei que este tumor pode ser fatal.
2 Sei o quanto este câncer é grave — já falei com a direção do hospital.
3 Sei que todos os tratamentos envolvem risco, inclusive de morte.
4 Muita gente morre da doença que tenho. Conheço as estatísticas.

PORTANTO:

1 Não há necessidade de repetir as frases citadas acima. Já as ouvi muitas vezes de gente bem-intencionada que considera como dever profissional não esconder nada desagradável do paciente, principalmente quando eu, às vezes, parecia esperançoso demais.
2 Pensamentos positivos, amizade, conselhos, estímulo, esperança, amor, energia e sorrisos são aceitos com gratidão. Por favor, deixe o pessimismo, o baixo astral, a amargura, a piedade e os sermões negativos do lado de fora da porta, sem ser desonesto, evidentemente.

FIQUE SABENDO QUE:

1 Sei que você pode me ajudar de forma positiva, se quiser. Mas lembre-se, por favor, que minha vida pertence a mim, aos que amo e aos que me amam.
2 Minha mulher e eu estamos convencidos de que a boa medicina não se restringe a habilidades, conhecimentos, substâncias químicas e protoplasma, todos extremamente importantes. Acreditamos na existência de poderes mentais e na capacidade imunológica do corpo, assim como do espírito. Precisamos de toda a ajuda que pudermos obter de todos esses recursos para enfrentar meu problema e ajudar você a me ajudar.
3 Tenho muito pelo que viver e estou me esforçando ao máximo para fazer tudo quanto puder no plano mental e físico, e tornar aquilo que você receitar ou fizer tão eficaz quanto possível.
4 Conheço pessoalmente gente que teve o que eu tenho e que está bem apesar de suas poucas chances. É o que também pretendo, obtendo o máximo de bons momentos para mim e para os que amo. Talvez possamos conseguir até mais. É por isso que estou aqui. Caso contrário não estaria.
5 Meu coração está esperançoso. Não faça nada que possa levar a substituir a esperança pelo pessimismo ou pela amargura, pois isso inevitavelmente diminuirá meu conforto e piorará meu estado.

Espero que tanto os médicos quanto os pacientes leiam o "Credo de Edward" — os médicos para que deixem de destruir os benefícios potenciais de seus tratamentos com a negatividade de suas palavras, e os pacientes para que se sintam encorajados a desafiar os médicos que persistem em condenar seus pacientes à morte.

DIAGNÓSTICOS, PROGNÓSTICOS E PROTOCOLOS MÉDICOS

No caso da palavra falada não ser suficientemente destrutiva, a palavra escrita, como aparece nos textos médicos, análises estatísticas e relatórios dos tratamentos pode ser o suficiente para acabar com você. Uma carta que recebi há pouco tempo teve o grande mérito de descrever toda a devastação que pode ser feita quando a classe médica lança esse ataque tríplice contra um paciente.

Primeiro foi o terror que este homem sentiu ao ouvir "os relatórios, feitos voluntariamente pelos médicos jovens, às vezes de hora em hora", que insistiam em interpretar para ele os resultados de seus exames, e depois o desespero ao receber um diagnóstico de câncer metastático no pulmão, que lhe dava de dez a trinta dias de vida. Teve uma reação muito normal ao diagnóstico:

Meu principal objetivo era voltar para casa, deixar minha vida financeira em ordem, verificar se meu testamento, seguros etc. estavam em dia para que meu advogado pudesse providenciar tudo para deixar minha família em boa situação... Eu pretendia passar aqueles últimos dias com minha família e meus amigos e depois viajar para fazer uma caçada nos bosques, com minhas doze espingardas comuns favoritas e a Heublein's Manhattan e partir desse vale de lágrimas sem criar problemas em casa.

Soube do caso de um homem condenado à morte por seus médicos até que, devido aos esforços de um amigo e de um oncologista interessado, que o mandou a um de meus *workshops*, ganhou vida nova. E como conseguiu isso? "Um objetivo, uma meta, participação pessoal, uma chance... inspiração para controlar meu destino, talvez para continuar ajudando os outros, sem dúvida alguma para ganhar mais tempo".

Bem, não sou mágico e em meus *workshops* não se realizam ritos misteriosos; também não sei o que aconteceu a este homem, pois ele só me escreveu um mês depois dos eventos que descreve e, assim, é claro que não tenho condições de afirmar que houve uma cura milagrosa, ou mesmo, sem tomar conhecimento de outros fatos, de uma remissão notável, embora ele diga em sua carta que está passando bem com seu programa combinado de quimioterapia, meditação e imaginação dirigida, dieta e exercícios.

A única coisa que eu poderia dizer em meu favor é que tenho a capacidade de despertar esperança nos outros. Dei ao cavalheiro que me escreveu a carta uma chance de ser heróico e ele a aproveitou. Resolveu não desistir e sentiu-se bem com sua decisão. Para mim, já é muito em termos de milagre — principalmente agora que estamos começando a descobrir algumas coisas sobre as conseqüências fisiológicas do otimismo. Quando você pensa no destino a que este homem estava fadado depois de receber o diagnóstico, tem de se perguntar por que existem médicos que se preocupam em alimentar "falsas esperanças" em seus pacientes. Esse é outro caso onde o verdadeiro problema foi a "falsa desesperança" — do tipo que dá vontade de estourar os miolos. Acredito no uso da esperança para facilitar uma transformação que poderá refazer nossa vida. Anos atrás, eu compartilhava a opinião dos outros médicos a respeito de "enganar" as pessoas dizendo-lhes que poderiam ficar boas, e quase cancelei meu primeiro grupo ECaP. Pedi ao pessoal que fosse para casa — afinal, estavam sarando por razões ilegítimas. Agora já se passaram dez anos e não tenho o menor problema de usar todos os instrumentos à minha disposição para curar as pessoas, inclusive a esperança.

Segundo a experiência desse homem, as mensagens negativas não eliminaram seu prognóstico. Como tantos outros doentes em estado crítico, o protocolo de tratamento descrevia sua situação em termos exclusivamente destrutivos. No seu caso, o documento era um panfleto do

Ministério de Saúde e Assistência Social dos Estados Unidos intitulado *Chemotherapy and You*. "Um belo texto para lhe ser entregue quando você acaba de saber que está com um tumor maligno. Se esse folheto não o mandar para o outro mundo, nada o mandará", foi o comentário desse paciente.

Tente ler a descrição de um tratamento de quimioterapia. Não há uma única palavra sugerindo sua eficácia, só informações destrutivas. Talvez a única coisa neutra ali seja a descrição científica da medicação. Não é de surpreender que tanta gente acabe preferindo uma morte rápida a submeter-se às torturas descritas nesses documentos, assim como não é de admirar que as almas corajosas que se submetem a elas apresentem praticamente todos os efeitos colaterais que lhes foram descritos tão vividamente.

ADRIAMYCIN®

(doxorubicina)

Aparência:

Líquido vermelho depois de dissolvido.

Forma de Administração:

Injeção na veia.

Efeitos Colaterais Comuns:

Náusea e vômitos podem ocorrer de 1 a 3 horas depois que a droga é administrada e podem durar até 24 horas.
A perda total dos cabelos em geral ocorre em duas ou mais semanas depois do início do tratamento e não é permanente.
Urina com outra cor (de rosa a vermelho) pode ocorrer até 48 horas depois da administração da droga.
A redução na quantidade de glóbulos sanguíneos ocorre entre uma e duas semanas após o tratamento.

Efeitos Colaterais Menos Comuns:

Pode ocorrer lesão no músculo cardíaco e, por isso, são feitas análises antes da administração da droga, e em determinados momentos ao longo do tratamento para verificar a função cardíaca. Registrar qualquer problema respiratório ou inchaço nos tornozelos.

Fadiga, fraqueza, "bobeira".

Podem ocorrer feridas na boca.

A droga pode irritar o tecido se sair fora da veia. Informe à enfermeira que a está administrando, se sentir qualquer queimadura, dor ou picadas enquanto o líquido estiver sendo injetado. Se o local da aplicação ficar vermelho ou inchado depois da aplicação, notifique o médico.

Qualquer psicoterapeuta competente sabe o quanto essa negatividade pode ser destrutiva. Se as pessoas que escrevem esses protocolos tivessem contato com as obras do psiquiatra e hipnoterapeuta Milton Erickson, saberiam dar as mesmas informações num contexto cheio de afirmações e sugestões positivas, para que não apenas o remédio, mas o protocolo em si, pudessem converter-se em instrumentos de esperança e, portanto, de cura.

AUDIÇÃO SUBLIMINAR

A sugestão atua nos níveis da inconsciência e consciência. Devido a minhas experiências com pacientes inconscientes, há muito tempo acredito na capacidade de pessoas em coma, adormecidas ou sob anestesia, ouvirem palavras que fazem sentido e sempre parto do princípio de que qualquer coisa dita em sua presença pode afetá-las. Como ouvir talvez seja o último sentido a nos abandonar antes de perdermos a consciência, não há nada absurdo na idéia de que muita gente aparentemente insensível possa ouvir.

Como explica Henry L. Bennett, um psicólogo do Departamento de Anesteseologia da Universidade da Califórnia, que realizou boa parte da pesquisa dessa área: "Mesmo sob anestesia adequada, os canais auditivos do cérebro podem não ser afetados até e com inclusão do córtex auditivo, que registra palavras com significado". Depois de recuperar a consciência, as pessoas talvez não percebam que se lembram do que foi dito quando estavam anestesiadas, mas isso não significa que não ouviram nada ou que não foram afetadas pelo que ouviram.

O mesmo aplica-se aos pacientes em coma. A informação atua no nível inconsciente e, mais tarde, pode afetar o comportamento, as atitudes e a saúde. Um estudo comparativo interessante, publicado em *The Lancet*, indica que conversar e estimular de qualquer outra forma as pessoas em coma pode chegar a constituir a diferença entre viver e morrer. Todos os dezesseis pacientes comatosos com quem se conversou e que foram tocados como parte de um "programa de enriquecimento ambiental" recuperaram-se, ao passo que onze dos catorze pacientes do grupo de comparação que não receberam essa estimulação morreram.

Estudos como esse revelam que existe grande variedade de formas de comunicação com as pessoas que não estão conscientes, inclusive o toque. Conversar e tocar são ambas formas de "enriquecimento ambiental" que podemos utilizar para alterar o ambiente químico e neurológico dos doentes e levá-los à cura e à saúde.

Não me inteirei desses fatos apenas pelos estudos que li, mas por muitas histórias que me foram contadas em primeira mão. Achei particularmente tocante uma carta recente que me foi enviada por um pastor metodista, falando de um membro de sua igreja, uma senhora de oitenta anos de idade, que sobrevivera mal e mal a um incêndio em sua casa; não se esperava sua recuperação em virtude do dano causado a seus pulmões:

> Cerca de uma semana depois do incêndio, encontrei-a em coma, totalmente sem reação... Tive a nítida sensação de que estava morrendo e que não a veria viva outra vez.
>
> Ruby era do tipo vovó e sempre fazia biscoitos para a igreja oferecer às crianças na Escola Dominical... De repente, tive uma inspiração. Peguei suas mãos nas minhas e, com a voz bem alta, disse: "Ruby, acho que você desistiu e está pronta para morrer. Você não pode morrer! Se for embora, quem vai assar todos aqueles biscoitos na época do Natal para as crianças da Escola Dominical, e quem vai fazer biscoitos para meus filhos? Precisamos que você fique boa e que faça biscoitos para nós".
>
> No dia seguinte, ela apresentou algumas reações e estava um pouco mais forte. Logo estava comendo. Acabou voltando para casa a tempo de assar biscoitos para o Natal seguinte. Vários anos mais tarde... minha mulher e eu resolvemos visitar Ruby... Ela começou a falar do incêndio e do quanto ficara doente depois. E contou: "Você sabe, eu estava tão mal que sabia já ter desistido e estava pronta para morrer. Mas, de repente, veio-me o sentimento de que não, não poderia morrer. Preciso ficar boa e voltar para fazer mais biscoitos".

Embora nunca houvesse revelado a ela o que lhe segredara no quarto do hospital, e durante muito tempo só tivesse uma vaga lembrança do episódio, ele agora segue seu instinto e conversa (além de rezar) com seus pacientes inconscientes sempre que lhes dá assistência religiosa.

O cirurgião David Cheek está estudando o fenômeno da percepção sob anestesia ("percepção inconsciente") há várias décadas. Numa resenha da literatura profissional sobre o assunto, cita estudos como aquele em que um anestesista transmitiu mensagens sob medida, do gênero da que apresentamos a seguir, para cerca de mil e quinhentos pacientes, quando se aproximavam do fim da operação: "Sr. Smith, a cirurgia de remoção de sua vesícula biliar foi um sucesso. Não foi encontrada nenhuma doença séria. O senhor não vai sentir dores na área da operação. O tubo em seu nariz está aí para que o senhor não passe mal. Portanto, o senhor não vai passar mal e o tubo em seu nariz não vai incomodá-lo".

Metade dos pacientes que receberam essa mensagem não precisou de medicação pós-operatória para dor. Estudos semelhantes em grupos menores de pessoas mostram resultados ainda melhores. Outras pesquisas apontaram a eficácia de sugerir a pacientes anestesiados que não sangrem durante a cirurgia ou que relaxem os músculos pélvicos depois da operação e não tenham dificuldade de evacuar. Um artigo recente publicado por *The Lancet* revela que as sugestões positivas feitas na sala de cirurgia não apenas levam o paciente a ter menos desconforto pós-operatório, como também a receber alta mais cedo. Os anestesistas começaram a observar a importância de fazer sugestões semelhantes aos pacientes também na visita pré-operatória, de preferência no dia anterior à cirurgia, e depois reforçá-las durante a operação.

Segundo Cheek, para as mensagens curativas serem registradas pelo paciente sob anestesia, elas precisam vir de uma fonte fidedigna, isto é, do cirurgião ou do anestesista — e devem ser emitidas no momento certo, que seria quando a operação está chegando ao fim. Acho isso limitado demais. Meu procedimento habitual é utilizar tudo o que sei sobre a sugestionabilidade do paciente desde o momento em que entro na sala de cirurgia. Converso com os pacientes quando ainda estão conscientes. Quando o anestesista lhes coloca a máscara, explico que todos nós as usamos na sala de cirurgia e que não há nada a temer delas. Ouvi falar de uma mulher que se sentou na mesa de operações e pediu a todos que retirassem as máscaras e se apresentassem a ela. Essa atitude foi muito eficaz para diminuir seu medo. Outros pacientes podem reagir bem a uma abordagem paradoxal: tive uma paciente na sala de cirurgia que não parava de dizer o quanto todos eram maravilhosos e como todas aquelas pessoas adoráveis estavam cuidando bem dela, até que eu finalmente me inclinei e murmurei em seu ouvido: "Conheço todos e nenhum deles é uma maravilha". Naquele momento, ela abriu um grande sorriso e seu medo desapareceu.

Depois que meus pacientes estão relaxados, dou-lhes instruções para desviarem o sangue da região da cirurgia para que não sangrem; digo-lhes que, quando acordarem, vão sentir-se confortáveis, com sede e com fome, e que não terão dificuldade para esvaziar os intestinos; e envio-lhes todas as outras mensagens que parecem apropriadas à sua situação em particular. Quando o anestesista diz: "Você tem de sair agora", falo de sair para uma reunião, para que a imagem se torne algo positivo. Fico ali de pé, segurando as mãos de meus pacientes, preparando-os delicadamente para a anestesia com música e palavras suaves. Depois, alguns deles chegaram a perguntar se eu os operara com uma mão só, porque ficaram com a impressão de que eu continuava segurando as mãos deles depois que dormiram.

Continuo conversando com eles durante toda a operação, contando como as coisas estão indo e pedindo sua cooperação quando necessário. Por exemplo: posso sugerir que parem de sangrar ou que reduzam a pressão sanguínea ou o pulso. As pessoas que já trabalharam comigo na sala de cirurgia sabem o quanto essas sugestões podem ser eficazes. Um dia, quando estava me preparando para sair depois de terminar uma operação, o anestesista destacou várias folhas do eletrocardiograma e me disse: "Ei, Bernie, arrume isso aqui". Eu olhei e vi que o paciente, ainda sob anestesia, estava tendo uma arritmia e, por isso, murmurei em seu ouvido: "Você está num pêndulo. Para cima e para baixo, num ritmo regular, firme e suave. Para cima e para baixo, lento e firme". E seu cardiograma voltou ao ritmo normal.

Muitas vezes, quando o pulso de um paciente fica muito rápido durante uma operação, digo simplesmente: "Gostaríamos que seu pulso fosse de 86". Sempre escolho um número específico, pois quero que todos vejam o pulso caindo para aquele número exato. Como consegue? Repito mais uma vez, ainda não entendemos como o corpo transforma sugestões curativas em realidade. Mas algo no corpo ouve essas mensagens e sabe responder a elas — só precisamos enviá-las a nossos pacientes (e a nós mesmos).

Faz dez anos que comecei a usar essas técnicas na sala de cirurgia para mostrar o quanto poderiam ser eficazes. As primeiras reações de meus colegas foram negativas, pois as pessoas não gostam de fazer mudanças. Reagem como viciados aos quais se pede que abandonem o vício. Mas as enfermeiras começaram a notar a diferença nos pacientes e passaram a dar apoio a mim e a meu trabalho. Recentemente, recebi um grande elogio de uma delas. Ao entrar na sala de cirurgia, Kathy viu-me e disse: "Oh, que bom que é você e não um dos outros lunáticos".

Se eu tivesse qualquer dúvida sobre a capacidade dos pacientes registrarem eventos quando estão inconscientes, ela teria sido resolvida pela experiência que tive com Bobbie quando ela estava sendo operada. Permaneci a seu lado enquanto a anestesia estava sendo administrada e fiquei segurando sua mão até que começasse a fazer efeito. Mas, quando fiz menção de sair, para que o anestesista e o cirurgião não ficassem constrangidos com minha presença, descobri que não conseguia soltar a mão de Bobbie, tal a força com que ela segurava a minha. Ela não tem nenhuma lembrança disso por causa da medicação recebida mas, mesmo inconsciente, o amor que temos um pelo outro e o fato de formarmos um par estava se expressando.

Numa experiência recente durante uma viagem aérea notamos quanta percepção as pessoas demonstram também quando estão dormindo. É hábito nosso sempre ficar de mãos dadas durante a decolagem mas, dessa vez, nosso avião ficou retido em terra durante muito tempo e Bobbie tinha caído no sono quando finalmente estávamos prontos para partir. Senti muita falta de sua mão na minha na hora da decolagem, mas não queria acordá-la e, por isso, não a toquei. Mas, justamemte no momento em que o avião começou a movimentar-se, sua mão saiu de baixo do lençol e segurou a minha. Pensei comigo mesmo o quanto fora bom ela ter acordado a tempo de nos darmos as mãos como de costume. Cerca de uma hora depois, ela virou-se para mim e disse: "Estou triste. Estava dormindo e não segurei sua mão quando decolamos". Percebi que ela estivera ferrada no sono, mas que seu inconsciente havia mandado sua mão fazer a coisa certa e, então, contei-lhe o que se passara. Ela ficou surpresa.

PERCEPÇÃO SELETIVA (E NÃO-SELETIVA)

Um estudo atual sobre como mente e corpo reagem a palavras registradas inconscientemente confirma o que estou dizendo — que aquilo de que tomamos conhecimento abaixo do limiar da consciência pode afetar nossa vida. O dr. Bruce Wexler, psiquiatra formado em Yale, e seu colaborador, o dr. Gary Schwartz, usaram um computador especial para possibilitar a seus sujeitos ouvirem duas palavras simultaneamente, uma emocionalmente neutra, a outra positiva ou negativa. Os sujeitos não sabiam que estavam ouvindo duas palavras e disseram ter ouvido a palavra com carga emotiva durante metade do tempo e a palavra neutra durante a outra metade. Mas, muitas vezes, as palavras que eles não tinham percepção consciente de ter ouvido continuaram vivas no inconsciente. Por exemplo: uma pessoa contou ter ouvido a palavra *door* (porta), quando a palavra *gore* (sangue derramado e coagulado) estava sendo simultaneamente emitida. No entanto, depois, quando lhe pediram que deixasse a mente divagar, essa pessoa descreveu alguém ensangüentado passando por uma porta.

As ondas cerebrais e a atividade elétrica dos músculos que controlam o sorriso e o franzir da testa também foram medidas depois dos emparelhamentos de palavras e, segundo Wexler, os resultados demonstraram que a "reação a palavras negativas registradas inconscientemente teve exatamente a mesma magnitude que as reações a palavras negativas registradas conscientemente".

Outra descoberta desse estudo foi que as pessoas classificadas como extremamente ansiosas, pouco ansiosas ou reprimidas (de acordo com testes de personalidade), têm reações físicas diferentes a palavras negativas registradas inconscientemente. Constatou-se que tanto os sujeitos pouco ansiosos quanto os reprimidos sentem pouca ansiedade depois das palavras negativas que não tinham consciência de ter ouvido. Na verdade, essa constatação resultou de medidas da tensão muscular do grupo de indivíduos pouco ansiosos, mas não foram feitas medidas da tensão muscular do grupo dos reprimidos. Estes, como o grupo dos extremamente ansiosos, mostraram uma tensão muscular maior quando não registraram conscientemente a palavra negativa do que no caso contrário. Wexler acha que essa evidência de tensão física pode sugerir as formas pelas quais as emoções reprimidas, sentidas inconscientemente, continuam vivas no corpo e podem levar a doenças psicossomáticas.

Uma pesquisa fascinante realizada na Universidade de Cambridge trata de certas experiências que não atingem a consciência mas, mesmo assim, podem fazer parte de nós. O psicólogo Anthony Marcel estudou pessoas que ficaram cegas em decorrência de uma pancada ou lesão no cérebro, e não nos olhos. Quando lhes pediram que apontassem para um objeto colocado à sua frente, elas diziam, evidentemente, que não o viam, mas, depois de lhes pedirem que tentassem, conseguiam executar a tarefa com uma precisão incrível. Essa capacidade de certos cegos localizarem objetos é chamada de "visão cega". A explicação de Marcel, baseada em extensa pesquisa é que, na verdade, sua visão está intacta, mas sua percepção da visão foi lesada. De certo modo, não sabem que conseguem ver, porque a área da mente que controla a percepção não está recebendo a mensagem. Pessoas que sofreram lesões no lobo occipital podem reaprender a ver. O cérebro é capaz de reaprender. Outras áreas podem ser ensinadas a assumir a função das regiões danificadas. Ouvi falar de uma jovem senhora que já foi cega e agora está na faculdade, enxergando normalmente.

O fenômeno da percepção parcial foi observado num contexto completamente diferente pelo pesquisador de hipnose Ernest Hilgard. Ele observou uma demonstração de hipnose numa sala de aula onde um estudante, ao qual fora dito que ficaria temporariamente surdo, não deu mostras de qualquer reação a um tiro de revólver e outros sons altos. Mas, quando o instrutor sussurrou-lhe que talvez "uma parte" dele conseguisse ouvir e, em caso afirmativo, ele devia indicar o fato levantando um dos dedos, o que o estudante fez para sua própria surpresa, pois não tinha a menor idéia por que seu dedo se levantara de repente.

Certo dia, eu próprio fui testemunha de um caso impressionante de percepção seletiva em meu consultório. Eu estava realizando uma pequena cirurgia num senhor com quem estava tendo uma discussão acalorada sobre um assunto de grande interesse para ambos. Depois de ter transcorrido um bom tempo de operação, notei que, num canto da sala, a enfermeira acenava freneticamente com os braços e apontava para a seringa com o anestésico, que eu não usara. Quando perguntei ao paciente se estava se sentindo bem, ele respondeu que sim, e continuamos nossa discussão enquanto eu terminava a cirurgia sem que ele sentisse qualquer dor, apesar da falta de anestesia. Eu tinha feito uma incisão de cinco centímetros em suas costas, mas ele estava tão distraído com a conversa que a dor que normalmente acompanha esse procedimento não entrou em sua consciência. Disse-lhe depois que tínhamos sido hipnotizados durante a operação. Ambos rimos.

Eu mesmo já passei por uma experiência relacionada a esse fenômeno. Houve uma época em que minhas costas estavam doendo muito por causa de um machucado. Nos dias que tinha de operar, sentia-me terrivelmente desconfortável — até começar a cirurgia. Em seguida, eu ficava tão absorvido no que estava fazendo que esquecia inteiramente a dor, mesmo em cirurgias que duravam horas. No entanto, assim que terminava minha parte, minhas costas voltavam a doer e, às vezes, eu tinha até que me deitar um pouco antes de sair do centro cirúrgico.

Infelizmente, a capacidade mental de bloquear certos fenômenos pode não funcionar quando estamos sob anestesia, resultando em grande sofrimento psicológico para os pacientes quando a equipe médica se recusa a reconhecer que é possível ouvir e processar informações em estado de inconsciência. Não só nada transmitem de positivo durante e após a cirurgia, como agem de maneira inversa, contando piadas, fazendo observações inadequadas sobre o doente, ou emitindo prognósticos sombrios em relação à sua doença. Em nossa vida consciente, a percepção seletiva permite-nos enfrentar coisas dolorosas de ouvir. Mas, sob anestesia, esses mecanismos protetores podem não funcionar, deixando-nos indefesos. Embora a maioria dos pacientes nunca se lembre conscientemente das observações destrutivas que penetram em seu inconsciente nesses momentos, grande número de estudos psicológicos atesta que podem sofrer seus efeitos nocivos mesmo assim, com resultados que vão das dores pós-operatórias e recuperação lenta à depressão prolongada.

No entanto, a mudança está no ar. Muitas vezes me perguntam se os outros médicos aceitam o que ando fazendo. Uma das minhas respostas é que isso não me diz respeito; o que me interessa é se os meus pacientes aceitam ou não. A outra resposta é que, apesar da classe médica ainda ter um bocado de resistência a coisas que não são ensinadas na faculdade de medicina, o fato de terem insistido comigo para que realizasse turnês abordando o tema sobre anestesia e cirurgia geral, durante o ano passado, indica que a resistência está diminuindo.

O que aprendi com o passar dos anos é que a aceitação vem junto com o sucesso. Você não consegue mudar um comportamento ou crenças viciadas com estatísticas. Por isso não discuto com as pessoas e sim, ao longo de meu dia de trabalho, mostro-lhes as técnicas bem-sucedidas. Um convertido recente a essas idéias, um cirurgião cardíaco, teve conhecimento delas por sua mulher, que participara de um de meus *workshops*. Ele telefonou para casa certa noite, avisando que se atrasaria para o jantar, porque a paciente que acabara de operar não podia ser retirada do aparelho que executava suas funções cardíacas e pulmonares. Sua mulher declarou: "Deve ser porque, durante horas, ela ficou ouvindo você mostrar preocupação sobre suas chances de sair dali. Volte lá e faça o que Bernie faria, garantindo que ela vai ficar boa", e saiu para fazer compras. Quando voltou, o marido estava sentado na sala de visitas, com os pés para cima, conversando com os filhos. "O que aconteceu?'' perguntou ela. ''Bem'', disse ele, ''segui seu conselho, enviei-lhe mensagens positivas, e ela melhorou''. Numa reunião recente de que participei, uma enfermeira do centro cirúrgico contou-me sobre uma operação de emergência, de um aneurisma aórtico rompido, durante a qual o paciente continuava sangrando. Ela perguntou aos cirurgiões se já tinham ouvido falar do dr. Bernie Siegel e eles disseram que sim. ''Então, por que não conversam com o paciente e pedem para que os ajudem?'' Eles responderam: ''*Você* faz isso''. Então ela aproximou-se da mesa de operações, na extremidade onde estava a cabeça do paciente, descreveu a ele seu estado e pediu sua colaboração para estancar o sangramento. ''Uns cinco minutos depois, a hemorragia cessou e ele teve um excelente pós-operatório.''

O QUE VOCÊ PODE FAZER POR SI NA SALA DE CIRURGIA

Quando nem o cirurgião nem o anestesista estão dispostos a conversar com você durante a operação, tudo quanto posso lhe sugerir é que leve um gravador para a sala de cirurgia. Você pode colocar uma de minhas fitas para tocar, ou uma fita com mensagens específicas apropriadas para sua situação particular. Você mesmo pode gravar uma fita ou pedir a alguém para fazê-lo — qualquer amigo ou familiar cuja voz seja importante para você e traga consigo o peso da autoridade. Use música também, de preferência música clássica suave, talvez o *Cânon* de Pachelbel (principalmente a versão de Daniel Kobialka, que você pode conseguir através do ECaP) ou algo que o tenha ajudado a sentir-se em paz no passado. Alguns pacientes contam que, quando sua música foi tocada na sala de cirurgia, a equipe médica que achava aquilo bobagem mudou de opinião e disse que a utilizariam no futuro, pois fez com que se sentissem menos fatigados. Nos hospitais de New Haven, toda sala de cirurgia tem um gravador e o clima melhora bastante.

Não tenha medo de impor-se com algo que você acha que vai ajudá-lo. Um dia desses recebi a carta de uma senhora dizendo que, quando estava a caminho da sala de cirurgia, uma enfermeira viu seu gravador e disse-lhe que teria de se separar dele. ''Se você o tirar de mim, eu me levanto e vou embora!'', respondeu-lhe a dama, transpondo o primeiro obstáculo. Mas a enfermeira replicou que esperasse só até o cirurgião chegar. Quando este entrou, perguntou: ''Que diabo é essa parafernália toda?'' Quando lhe respondeu que era sua fita de meditação gravada por Bernie Siegel, o médico deu ordens à enfermeira para sumir com o gravador. A paciente insistiu que era importante para ela ouvir a fita, mas como os cirurgiões estão acostumados a fazer as coisas do seu jeito, ele declarou: "Esta é a minha sala de cirurgia e a fita vai embora!" A paciente respondeu que a operação era sua também e que, se a fita não pudesse ficar na sala de cirurgia, ela também não ficaria — ao que ele replicou: "Está bem, mas bem baixinho".

Se os pacientes insistirem em exercer seus direitos, um número cada vez maior de profissionais da saúde vai estar do seu lado, principalmente diante de resultados positivos. Adoro ficar sabendo de pacientes que entraram na sala de cirurgia e disseram ao médico que não iam sangrar e foram ridicularizados — até darem provas, sob o bisturi, do que estavam dizendo. Uma mulher contou que seu cirurgião veio visitá-la depois para confessar que ficara tão impressionado pelo fato de não ter sangrado que trouxe outros seis cirurgiões para assistirem à operação. "Vou pedir a meus outros pacientes que façam a mesma coisa", declarou. "Bem, não é nada fácil", respondeu ela. Mas muita gente descobre que, quando se dá ao trabalho de se preparar mentalmente para a cirurgia, visualizando uma operação sem sangramento, *é* fácil. Muitos cirurgiões que conheço também usaram essa técnica quando eles próprios foram submetidos a cirurgias e, agora, acreditam de verdade. Um exemplo recente disso foi uma mulher que sofreu uma extensa cirurgia de transplante e recebeu três transfusões de sangue, enquanto outro paciente recebeu duzentas, depois de uma cirurgia semelhante.

ESTADOS ALTERADOS DE CONSCIÊNCIA

Apesar de estarmos apenas começando a entender os mecanismos pelos quais a sugestão mental é traduzida em realidade fisiológica, há muitas evidências indicando que existe uma inteligência supervisionadora interna que preside essas mudanças. Ela informa ao sangue para onde ir, dirige os linfócitos e fagócitos e fornece todas as instruções necessárias para que o trabalho se realize.

Fomos concebidos para sobreviver, bastando enviar e receber mensagens de amor. Como perdemos a capacidade de fazer isso? Como perdemos a sensação de amar a nós mesmos? Acho que a perdemos ao ouvir as falsas mensagens das autoridades. Mas nossa natureza amorosa ainda existe, enterrada lá no fundo de nosso ser. É esse eu essencial e perfeito que preside todos os nossos processos de cura. Segundo as palavras eloqüentes de Joan Borysenko (autora de *Minding the Body, Mending the Mind*), esse eu essencial contém "uma humanidade básica, cuja natureza é paz, cuja expressão é pensamento e cuja ação é amor incondicional. Quando identificamos essa essência interior, reconhecendo-a e respeitando-a nos outros, assim como em nós, passamos por um processo de recuperação em todas as áreas de nossa vida".

Entretanto, a maioria de nós só entra em contato com o eu interior de vez em quando, se é que entra. Ele não está na mente consciente; na verdade, pode estar obscurecido pelos temores e preocupações da consciência. Para mim, essa superinteligência, esse eu essencial perfeito, parece confirmar as teorias mais avançadas sobre os neuropeptídios, defendidas por Candace Pert e outros pesquisadores que pensam como ela. Se o neuropeptídio é o lócus onde mente e corpo se encontram e se convertem um no outro — se é a expressão do DNA do *Self*, o mensageiro da superinteligência amorosa da energia —, esse mapa da realidade satisfaz tanto o cientista quanto o místico que existe em mim.

Primeiro tive de conhecer esse eu essencial perfeito pela meditação. Seja onde for que você vá em seu interior, sabe quando chega naquele lugar tranqüilo e sossegado no centro de seu ser, onde corpo e mente estão unificados. "É como voltar para casa" — Larry LeShan cita essa frase em seu livro *How to Meditate*. E em casa é onde começa a cura — em seu eu verdadeiro, único e autêntico.

Acredito que existem muitas formas de você se comunicar com seu eu interior: palavras, música, sentimentos, relaxamento progressivo, ioga, meditação, transe hipnótico, visualização e orações — todas elas podem ajudá-lo a descobrir o caminho de casa. Algumas não requerem mais do que um compromisso fundamental de se dispor a esse trabalho. É evidente que outras necessitam de fato um treinamento especial pois, para serem eficazes, dependem de um tipo particular de alteração da consciência — um estado onde se possa ter acesso direto ao inconsciente.

Alguns pesquisadores acreditam que esses estados são "alterados" no sentido de inverterem nossa confiança habitual no pensamento lógico, do lado esquerdo do cérebro, em prol das imagens e instantaneidade do lado direito. Sua teoria diz que essa passagem para o outro lado facilita a comunicação das mensagens de cura enviadas por nosso eu consciente ao ambiente interno de nosso organismo. Jeanne Achterberg explica: "As funções específicas atribuídas ao hemisfério direito e suas conexões com o outro hemisfério do cérebro e os componentes do corpo confirmam a hipótese de que as imagens podem conduzir e realmente conduzem informações do plano consciente para as mais remotas profundezas das células".

Deixando de lado as questões de hemisfério esquerdo ou direito do cérebro, *sentimos* a alteração quando atingimos esses estados porque, em todos eles, sejam quais forem as diferenças que guardam entre si, abandonamos nossa forma cotidiana de pensar. A mente consciente incessantemente ocupada, que em geral identificamos como "eu", aquieta-se e, na quietude, participamos mais das ocorrências interiores que das exteriores. Quando suspendemos o controle que o ambiente externo exerce sobre nós, somos absorvidos pelo momento como se estivéssemos em transe. Com essa mudança, conseguimos obter acesso ao eu interior inconsciente, que a vida habitual não permite.

Métodos para atingir estados alterados de consciência têm sido descritos pela literatura de quase todas as grandes religiões e culturas ao longo da história. O dr. Herbert Benson, da Escola de Medicina de Harvard, diz que os encontrou em fontes tão variadas quanto a tradução da filosofia taoísta feita por Chuang Tsé no século IV a.C., os textos do budismo Mahayana do século I d.C., os escritos dos primeiros cristãos e dos místicos judeus e, mais recentemente, em poemas e na prosa de poetas ingleses românticos que aspiravam ao que Wordsworth chamava de "feliz quietude da mente". Sufis, iogues e xamãs têm suas versões características.

Mas, se os místicos e praticantes da meditação do mundo inteiro buscavam a união com Deus ou o sentimento de comunhão com o universo, o projeto de pesquisa liderado por Benson no final dos anos 60 procurava apenas reduzir a pressão sanguínea. Eventualmente, graças aos praticantes da Meditação Transcendental que estavam dispostos a se submeter ao estudo científico, a fim de comprovar seus benefícios, o grupo de Harvard descobriu o que Benson, em seu trabalho pioneiro que teve este título, chamou de "resposta de relaxamento". Este livro conquistou o interesse de uma era secular e científica mostrando que a prática de certas disciplinas espirituais que produziam a resposta de relaxamento resultava na constelação de efeitos fisiológicos bem específicos.

TÉCNICAS DE OBTENÇÃO DA RESPOSTA DE RELAXAMENTO PARA A RECUPERAÇÃO FÍSICA E ESPIRITUAL

A fisiologia da resposta de relaxamento é o que a distingue do que geralmente queremos dizer quando falamos em relaxar. O corpo sente e encontra-se de fato num equilíbrio maior quando a resposta de relaxamento é provocada porque o ritmo dos batimentos cardíacos, o metabolismo e o consumo de oxigênio diminuem, a pressão sanguínea e a tensão muscular se reduzem e a atividade do cérebro caracteriza-se pelas ondas alfa, que têm uma freqüência menor do que a habitual ao estado de vigília.

Quer sua motivação seja parcialmente espiritual ou estritamente fisiológica, as técnicas de relaxamento podem ser uma grande ajuda à sua saúde, assim como à sua paz de espírito e, por isso, recomendo-as como medicina preventiva. Não espere ficar doente para desfrutar dos benefícios de um sistema imunológico mais forte e uma pressão sanguínea mais baixa. Mas, se estiver doente, precisa saber que existe uma lista cada vez maior de problemas de saúde para os quais as técnicas de relaxamento, com ou sem visualização, são comprovadamente úteis.

O relaxamento beneficia muito os pacientes cardíacos. O dr. Dean Ornish, um cardiologista que também é diretor do Instituto de Pesquisa de Medicina Preventiva de San Francisco, está fazendo um estudo sobre o impacto das mudanças do estilo de vida nas doenças do coração. Declarou que o relaxamento, enquanto parte de um programa de mudança global do estilo de vida, consegue reduzir os níveis de colesterol e melhorar o fluxo do sangue para o coração. Isso foi demonstrado por estudos angiográficos, comparando um grupo de controle com um grupo que aprendeu técnicas de relaxamento. O relaxamento cura a partir de dentro; as pontes de safena podem apenas servir como passagem secundária dos verdadeiros problemas de sua vida.

Os grupos Corpo/Mente de Joan Borysenko mostraram que muitos diabéticos utilizam o relaxamento como forma de reduzir sua necessidade de insulina. As técnicas de relaxamento também ajudam os asmáticos, segundo o dr. George Fuller-von Bozzay, do Instituto de Biofeedback de San Francisco e o dr. Paul Lehrer da Escola de Medicina Rutgers, assim como pessoas que sofrem de dores crônicas e agudas, segundo um número de autores maior do que posso citar aqui. Você com certeza já deve saber dos sucessos obtidos pelo oncologista O. Carl Simonton e pela psicóloga Stephanie Matthews-Simonton com pacientes de câncer, que utilizaram a visualização para melhorar a função imunológica. Essa lista resumidíssima nem mesmo começa a esgotar os possíveis benefícios médicos das técnicas de relaxamento e visualização, mas dá uma boa idéia de seu alcance.

Você pode descobrir muitas formas de provocar a resposta de relaxamento no primeiro livro de Herbert Benson, *Relaxation Response*, ou no mais recente, *Your Maximum Mind*, ambos fontes excelentes. Benson não escreve apenas sobre a meditação transcendental, que pode gerar um estado mental e fisiológico específico que ele chama de relaxamento, como também sobre certos tipos de oração, respiração abdominal e muitas outras formas de concentração mental passiva que focalizam a mente no aqui e agora. Outros bons livros sobre meditação e relaxamento: *How to Meditate*, de Lawrence LeShan, e *Minding the Body, Mending the Mind*, de Joan Borysenko. Apresento alguns exemplos de meditação no final deste livro, que você talvez queira gravar. Mas também pode escrever ou telefonar para ECaP (1302 Chapel Street, New Haven, Connecticut 06511; 203-865-8392) para obter mais informações sobre fitas em áudio ou vídeo.

Muitas meditações começam com um exercício de relaxamento progressivo para liberar o corpo de quaisquer tensões físicas que possam distrair a mente. O relaxamento progressivo foi apresentado pela primeira vez durante os anos 30 pelo dr. Edmond Jacobson, que se baseou numa técnica iogue. Em geral, pede-se à pessoa para que se sente ou deite e faça uma viagem de cinco a dez minutos por todos os grupos de músculos do corpo, durante a qual tensiona e relaxa cada um deles, começando pelos pés e terminando no rosto e pescoço (ou vice-versa). A idéia é que, com a produção consciente de tensão seguida de sua liberação, você descobre o que são esses dois estados e depois pode utilizar sua memória sensorial para conseguir o relaxamento dos músculos à vontade. Muita gente habituada a essa técnica pode entrar em estado de relaxamento de modo praticamente instantâneo. O relaxamento progressivo pode ser feito sempre que sentir um aumento de tensão. Proporciona grande alívio às pressões do dia-a-dia. As instruções para esse tipo de relaxamento estão incluídas no apêndice de *Amor, Medicina e Milagres* e por isso não vou repeti-las aqui.

Sugiro que você faça de quatro a seis intervalos terapêuticos durante o dia para acalmar-se, utilizando tanto o relaxamento simples quanto combinado com meditação, oração ou música. Lembre-se de que, seja qual for a técnica usada, ela deve ser, antes de tudo, uma forma de aliviar as tensões do dia, não de aumentá-las. Não há lugar para a ansiedade na meditação ou no relaxamento; eles não servem para você se avaliar. Se descobrir que estão se tornando apenas mais uma prova de fracasso ou êxito, então procure outros métodos.

É melhor não fazer suas meditações logo depois das refeições, nem antes de ir para a cama pois, nessas horas, você tem mais probabilidade de passar diretamente do estado de meditação para o sono. Em termos ideais, a meditação deve relaxar, mas não fazê-lo dormir; na verdade, deixa-o muito mais alerta e concentrado. O aquietamento mental que se consegue na meditação tem o propósito exclusivo de despertar o inconsciente. Isso "permite que a ciência de existir aconteça naturalmente", como diz meu amigo quiropata Jim Parker. No entanto, conheço muita gente que dorme com minhas fitas e essa prática não deve ser desencorajada, se tiver dificuldade em pegar no sono sem elas. Você pode ouvir as fitas enquanto dorme. Só gostaria que você também as usasse em outras ocasiões para obter todos os benefícios da meditação.

Quanto às enfermeiras e médicos que estão trabalhando no hospital, sugiro irem até a capela várias vezes ao dia e ficarem lá sentados calmamente. Com essa atitude obtém-se bons resultados: um deles é que ao relacionar-se com as pessoas dentro da capela, seu relacionamento melhora fora dela. Quando você medita ou reza ao lado de um técnico em raios X, é extremamente improvável que o repreenda depois, quando estiverem trabalhando juntos. Assim, quando você se modifica, o mesmo acontece com suas relações sociais.

A cura espiritual que surge com a meditação é no mínimo tão importante quanto seus benefícios fisiólogicos, embora seja mais difícil descrevê-la. A experiência de cada pessoa é diferente, abrangendo desde sentimentos genéricos de paz a *insights* muito específicos sobre os dilemas da vida individual. Uma mulher escreveu-me uma carta comovente, agradecendo-me pela cura ocorrida em sua vida familiar depois que ela e o marido participaram de uma meditação dirigida em um de meus *workshops*. Quando perguntou depois ao marido por que havia chorado, ele explicou que, ao chegar àquela parte da meditação onde a pessoa se visualiza abrindo um baú para retirar uma mensagem, a filha deles, que morrera ao nascer havia quase três décadas, aparecera-lhe como uma jovem mulher. Esse fato deu início ao processo de reconciliação com a nora, com quem ele não falava há meses, desde uma cena horrível no Natal anterior. O marido telefonou à nora e acabou dizendo que a amava como se fosse a filha que perdera, o que foi o começo da reestruturação de todos. Uma mulher que sofrera maus-tratos durante a infância visualizou a mãe prestes a bater nela de novo. Ela se levantou, pegou a mão da mãe e beijou-a. Sentaram-se juntas e descobriram por que a mãe tinha feito aquilo, e a cura ocorreu naquele mesmo instante.

Ainslie Meares, um médico australiano especializado num tipo de meditação intensiva com grupos de pacientes de câncer, descreve o que entende ser o objetivo supremo da meditação:

> Não só há uma redução no nível de ansiedade e, em alguns casos, uma regressão do câncer, como os pacientes saem dessas sessões com uma compreensão não-verbal de muitas coisas, inclusive a mais importante, da vida e da morte.
>
> É uma compreensão genuína, mas bem diferente de qualquer investigação intelectual dessas questões. É uma compreensão filosófica mas, ao mesmo tempo, além do significado lógico das palavras... Em termos gerais, há uma sensação de que vida e morte são apenas facetas diferentes de um processo subjacente.

Embora Meares atribua essa compreensão dos "mistérios da vida" ao tipo específico de meditação que faz com seus pacientes, cito suas palavras por achar que são uma descrição excelente do resultado final de nossa prática de meditação, qualquer que seja.

Quando Meares fala do crescimento espiritual que observou nas participantes, está falando do que chama de "contágio", a forma pela qual os resultados da meditação impregnam a vida da pessoa. Embora seja um processo natural, sei que para muita gente é uma verdadeira batalha transpor para sua vida ativa a consciência centrada que conseguem durante a meditação. Um artigo que li por acaso há pouco tempo, escrito por um dos diretores do Programa de Redução do Estresse e de Relaxamento do Centro Médico da Universidade de Massachusetts, Saki F. Santorelli, dá vinte e uma dicas para você conseguir essa integração. Vou mencionar apenas algumas, apesar de todas elas destinarem-se a fazer-nos voltar durante um ou dois breves momentos àquele tipo de serenidade centralizada conseguida em estado de meditação:

1. Reserve alguns minutos de manhã para ficar quieto e meditar — sente-se ou deite-se e fique consigo mesmo... Olhe pela janela, ouça os sons da natureza ou faça uma caminhada lenta e tranqüila.
2. Use suas pausas para relaxar de verdade, em vez de simplesmente "parar". Dê uma caminhada de dois a cinco minutos, ou sente-se à sua mesa e descanse.
3. Tome a decisão de "parar" de um a três minutos a cada hora durante seu dia de trabalho. Preste atenção à sua respiração e às sensações corporais. Use esses minutos para recuperar-se e descansar.
4. Preste atenção à pequena caminhada até seu carro (no final do dia), respirando o ar revigorante. Ao sentir frio ou calor em seu corpo, procure aceitá-lo, em vez de resistir. Ouça os sons do lado de fora do seu local de trabalho.
5. Enquanto seu carro esquenta, sente-se bem quieto e faça conscientemente a transição do trabalho para casa. Durante um momento, desfrute a sensação de simplesmente ser. Como a maioria de nós, você está indo em direção a seu próximo emprego de tempo integral: seu lar!
6. Mude de roupa ao chegar em casa, pois é algo que ajuda a fazer a transição para seu "papel" seguinte. Você pode dispor de cinco minutos para isso. Cumprimente todos os seus familiares; centre-se na sua casa. Se possível, arranje de cinco a dez minutos para ficar quieto e tranqüilo.

Em geral, mesmo quando você esteja gozando de plena saúde (principalmente se quiser continuar assim), é uma boa idéia conseguir um tempo só para você sempre que se sentir sobrecarregado pelos eventos do dia. Alguns minutos de sossego várias vezes ao dia, durante os quais você possa relaxar e centrar-se, concentrando-se nas sensações que está tendo no presente momento e nos prazeres que em geral não consegue tempo para desfrutar, é tudo quanto é necessário.

Sei, por experiência própria, que esses intervalos terapêuticos podem assumir muitas formas. Não precisam ser meditações formais; às vezes, correr faz o mesmo efeito. Quando estou ao ar livre em minha corrida matinal e tudo está absolutamente quieto, as únicas coisas que ouço são as minhas vozes interiores e o som das árvores, do vento e dos passarinhos, todos conversando uns com os outros. Em momentos como esses é fácil entender por que os indianos, em sua intimidade com a natureza, eram tão espirituais.

VISUALIZAÇÃO — UMA MEDITAÇÃO COM IMAGENS

As visualizações são tipos específicos de meditação onde fazemos uso das imagens. Você ativa sua imaginação para criar imagens daquilo que está procurando alcançar. Essas visualizações são preparações eficientes para metas que vão desde a melhoria do desempenho nos esportes até o parto natural, mas é provável que os leitores deste livro estejam mais interessados em sua aplicação à saúde e, mais especificamente, à melhoria de seu sistema imunológico. Embora o relaxamento simples tenha se mostrado eficiente no sentido de aumentar a capacidade de defesa do corpo, a psicóloga Mary Jasnoski, de Harvard, fez uma pesquisa demonstrando que quando os principiantes com prática em relaxamento muscular recebiam instruções para realizar uma visualização dirigida, suas defesas fortaleciam-se.

O dr. Michael Samuels e o dr. Irving Oyle escreveram livros que também apresentam provas convincentes de melhoria do sistema imunológico pela visualização. O dr. O. Carl Simonton e Stephanie Matthews-Simonton popularizaram o uso das técnicas de visualização para pacientes de câncer no livro que escreveram com James L. Creighton, *Com a vida de novo*, que inspirou muitos médicos e outros profissionais da saúde, assim como muitos pacientes ao longo dos mais de dez anos decorridos desde sua publicação. Meu trabalho com imagens começou depois de participar de um *workshop* dado por eles em 1978. Essas idéias estão ficando tão populares agora que já existem até fitas de *video game* interativo que colocam a visualização na tela, onde os pacientes jovens podem brincar de vencer suas doenças.

Muitos hipnoterapeutas consideram as imagens mentais apenas mais uma versão da hipnose, ou melhor, da auto-hipnose. Numa entrevista com Ernest Rossi, o psiquiatra Milton Erickson falou sobre suas primeiras experiências, responsáveis pelo maior interesse em sua vida — tanto pessoal quanto profissional: o uso da auto-hipnose. Depois de quase morrer de pólio aos dezessete anos, passou os dois anos seguintes treinando aquilo que mais tarde percebeu tratar-se de auto-hipnose para aprender a movimentar-se e andar de novo. Em estado de transe auto-induzido, ele mergulhava em sua memória sensorial para voltar a sentir mentalmente o que era o movimento quando tinha pleno uso de seus músculos. O movimento imaginado ensinou seus músculos a se movimentarem outra vez.

Erickson também usou a auto-hipnose para controlar a dor. Depois de perceber que o cansaço sentido depois de andar faria sua dor desaparecer, descobriu que se apenas imaginasse estar andando e depois sentindo cansaço, conseguia diminuir a dor. Nos anos seguintes, utilizou a visão de cenas da infância, o período em que seu corpo ainda era saudável e ele estava começando a desfrutar o esplendor da natureza, para reduzir a dor. Com esse propósito, utilizava também imagens da vida de casado. Quando atacado pela artrite, por exemplo, entrava num estado auto-hipnótico onde imaginava a presença cálida do corpo de sua mulher contra o seu no lugar da dor. Se quiser saber mais coisas sobre sua filosofia e técnicas, leia *My Voice Will Go With You: The Teaching Tales of Milton Erickson*, do dr. Sidney Rosen.

Poucos adultos têm a imensa capacidade de Erickson para o trabalho com a imaginação, mas a maioria das crianças sim, porque ainda não fazem uma distinção muito nítida entre "real" e "imaginário", que torna a visualização tão difícil para os adultos. Numa conferência patrocinada pelo Instituto de Ciências Noéticas, a dra. Karen Olness, do Hospital Infantil de Cleveland, descreveu parte do trabalho feito com crianças que sofriam de doenças crônicas como câncer, asma, artrite reumatóide e hemofilia.

Um menininho com uma hemofilia tão grave que o condenava à cadeira de rodas recebeu instruções para usar as imagens a fim de controlar a dor e, como dizia ele, "parar minhas hemorragias". Ele criou uma visualização, onde via a si mesmo voando de avião através de seus vasos sanguíneos e lançando cargas do Fator 8, o fator da coagulação do sangue que lhe faltava, sempre que havia necessidade de controlar sangramentos. Outra criança, um menininho que teve de passar por múltiplas operações, aprendeu a usar um monitor de temperatura com base no *biofeedback*, colocado na ponta de um dedo, para controlar a dor. Depois de algum tempo de observação, viu no monitor que conseguia fazer sua temperatura subir, imaginando que estava sentado ao sol; foi quando começou a entender que poderia controlar outras funções corporais. Além do controle da dor e da temperatura, as crianças podem aprender a controlar numerosos processos autônomos, inclusive a resistência galvânica da pele, a pressão sanguínea, a oxigenação do tecido transcutâneo e a produção da imunoglobulina salivar.

A visualização pode ser induzida hipnoticamente sob orientação de um médico, um psicoterapeuta ou um hipnoterapeuta, e também ser auto-induzida. As pessoas com imaginação vívida, familiarizadas com as técnicas de meditação, descobrem que a visualização lhes vem de forma muito natural. Talvez queiram comprar uma fita com exercícios de imaginação dirigida apropriados a suas necessidades, ou talvez prefiram preparar suas próprias fitas, quem sabe utilizando partes dos roteiros de visualização apresentados no final deste livro. Aqui também informamos onde encomendar fitas já gravadas. Se a auto-hipnose parece impossível, mesmo com a ajuda de uma fita gravada, você pode entrar em contato com o Instituto de Hipnose Milton Erickson para obter referências de um profissional qualificado que possa ajudá-lo a descobrir e avaliar o tipo de imagens mais apropriado para você.

Qualquer fita ou roteiro de visualização deve deixar espaço para você preencher com suas imagens pessoais. Como relatei em meu primeiro livro, a imaginação belicosa de ataque e assalto contra a doença que os Simontons recomendavam não é adequada para todos. Muita gente não se sente bem matando nada, nem mesmo as próprias células cancerígenas. Uma adolescente ficou tão abalada por ter câncer que suas células cancerígenas lhe pediam socorro. Por outro lado, Garrett Porter, que tinha nove anos quando descobriram que sofria de um tumor cerebral inoperável e supostamente incurável, usou as técnicas de visualização que aprendera no Programa de Controle Voluntário da Fundação Menninger para criar um cenário de *Guerra nas Estrelas*. Visualizava seu cérebro como o sistema solar, seu tumor como um planeta invasor maligno e ele mesmo como líder de um esquadrão espacial de combate, travando uma luta bem-sucedida contra o tumor. As imagens da guerra funcionaram maravilhosamente com ele — em cinco meses o tumor desapareceu, sem o concurso de nenhuma outra terapia. Ele é agora um rapaz que goza de saúde perfeita. Com sua terapeuta Pat Norris, escreveu um livro contando suas experiências, intitulado *Why Me?*

No entanto, aproximadamente 80% de nós somos amorosos, não assassinos. Essa cifra baseia-se num estudo com homens jovens que entraram no exército e aos quais se perguntou se conseguiriam matar no campo de batalha. Mais de três quartos deles responderam que não. Para aqueles que não se sentem à vontade com imagens de violência, sugiro visualizações onde as células doentes são ingeridas como fonte de crescimento e nutrição. Uma senhora com células cancerígenas em forma de grãos de aveia via éguas comendo a aveia. Muita gente gosta desse tipo de imagem. Aqui está o relato de uma mulher cuja mamografia indicava a recorrência de um câncer de mama, tratado dois anos antes:

> Imaginei passarinhos pequenos e delicados esquadrinhando meu seio em busca de migalhas. Para minha surpresa, a imaginação mostrava o câncer como migalhas de ouro, que aumentava o valor do que as comiam. Todos os dias os passarinhos comiam as migalhas de ouro. Foi incrível para mim visualizar o câncer dessa forma, como migalhas douradas demais, ricas demais para meu corpo. Depois que os passarinhos enchiam o papo, eu imaginava um raio puro de intensa luz branca espiritual entrando em mim. Então rezava a Deus pedindo clareza, renovação e proteção.
>
> Certa manhã, depois de uma volta de bicicleta particularmente estimulante, sentei-me para fazer minha meditação e visualizações. A luz branca apareceu imediata e subitamente e penetrou em minha cabeça, espalhando-se como um calor branco por meu peito e membros. Senti um poder apossando-se de mim e entreguei-me a ele, enquanto meu coração disparava. Depois de um intervalo rápido e intenso, caí para o lado exausta. Sabia que algo extraordinário acontecera.
>
> Na manhã seguinte, quando me sentei para visualizar, não consegui mais encontrar nenhuma migalha de ouro. Uma voz interior sussurrou: "Não há nada aqui". E todas as manhãs eu vivia a mesma experiência. Pedi a meu marido que me levasse para fazer outra mamografia. Era capaz de jurar que não iam encontrar nada.

Uma semana depois, quando ela fez uma segunda mamografia a pedido de seu cirurgião, não encontraram nada. Seja o que for que tenha aparecido na primeira mamografia, observado como uma "área espiculada, suspeita de malignidade", tinha desaparecido.

A imaginação das pessoas é tão variada quanto suas impressões digitais. Uma mulher via suas células cancerígenas como restos e, como não queria encarregar suas células brancas de executar uma tarefa desagradável, usou porcos para acabarem com eles. Outra mulher transformou suas tarefas domésticas em meditações terapêuticas imaginando, por exemplo, que a espuma de sabão que usava para lavar os pratos estava levando sua doença embora. Jim Wood, um membro da associação ECaP, imaginou uma grande onda do mar, com cristas espumantes, quebrando constantemente contra seu câncer. Quando estava mais ou menos na metade de sua quimioterapia, passou dez dias sentindo uma coceira interna tremenda na área onde a maior parte do câncer se localizava. Teve certeza de que foi quando a cura aconteceu. De qualquer forma, uma cirurgia exploratória realizada vários meses depois revelou que uma cura extraordinária ocorrera, pois não havia mais nenhum sinal de seu mesotelioma. Um ano mais tarde, ainda não havia indícios de recorrência.

Se você tem uma doença como esclerose múltipla ou lúpus, na qual seu sistema imunológico ataca o próprio corpo, talvez queira imaginar as células brancas como os sete anões, que podem ser usados para interromper a autodestruição, sair em missões de reparo nos mais variados locais do corpo ou simplesmente suprimir as células brancas invasoras.

Outra coisa a se ter em mente ao selecionar suas imagens pessoais é que elas devem ser atraentes para sua faculdade sensorial dominante, seja ela visual, auditiva, tátil ou olfativa. Todos nós tendemos a confiar mais em certos sentidos do que em outros. Para descobrir qual o seu sentido dominante, preste atenção à linguagem que você usa. Por exemplo: se fosse comprar um carro, o que o atrairia: sua pintura lustrosa, o barulho do motor ou a suavidade com que suas portas se fecham? Esse tipo de análise pode ajudá-lo a compreender sua natureza e padrões de comportamento. Li sobre uma pessoa que precisava "ouvir" seu próprio sistema imunológico; ela o imaginava como o herói de uma ópera onde ele e suas células cancerígenas cantavam árias uns para os outros, até que o herói vencia. Outra mulher "sentia" seu sistema imunológico como uma correnteza impetuosa que a purificava.

Alguns especialistas em visualização acham que as imagens usadas devem ser anatomicamente corretas, isto é, você deve entender, tanto quanto possível, o que está acontecendo em seu corpo e em seus processos terapêuticos e depois visualizá-los em detalhe, o quadro completo com os diferentes tipos de células do sistema imunológico, realizando suas funções especializadas, ou qualquer outra coisa que seja necessário acontecer. Pessoalmente, acredito que a superinteligência em nosso interior sabe mais do que nós sobre a autocura e que não precisamos conhecer anatomia para sarar. Essa é também a filosofia de Milton Erickson: você apresenta o problema ao inconsciente e depois espera que ele assuma o controle e o resolva a seu modo.

Intuitiva e instintivamente, o inconsciente sabe o que é necessário. Nossa tarefa como indivíduos enfrentando uma doença é liberá-lo para fazer o melhor possível por nós, enviando-lhe mensagens de "vida". O que o confunde é o "desempenho". "Como vai?", pergunto. "Ótimo", você responde. "O que está errado em sua vida?" "Nada". São os reprimidos, pessoas que não admitem nem para si, nem para os outros, que algo está errado, e enviam mensagens de "morte" para o corpo. Recusando-se a cooperar, você está informando a seu corpo que deseja realmente morrer. Por favor, não faça isso. Revele suas necessidades. Peça ajuda. Expresse-se. Se tiver amor por si mesmo, dará ao corpo toda a ajuda necessária, mas isso só pode acontecer se você aceitar a si mesmo e a suas necessidades. Deixe o sofrimento sair que o amor ocupa o seu lugar.

O PODER DA ESPERANÇA

Talvez mais eficiente que qualquer visualização ou outra técnica específica que você possa usar para alterar o ambiente interno de seu corpo sejam os sentimentos de esperança e amor. Como médico, considero obrigação minha proporcionar ambos a meus pacientes, pois é disso que precisam para viver. Como não sei o que acontecerá com determinado indivíduo, seja qual for seu diagnóstico, posso, com toda a honestidade, dar esperanças a todos.

Costumo apostar com os médicos do meu auditório um ano de salário. Leio um laudo médico e, se conseguirem acertar o dia da morte daquela pessoa no decorrer dos próximos seis meses, ficam com meu salário; mas, se não acertarem, fico com o deles. Mesmo concedendo uma margem de folga de doze meses, ainda não encontrei ninguém disposto a aceitar a aposta. Quando os desafio, dizem que não têm condições de prever a morte de alguém a partir de um laudo médico. Mas, então, como usam os laudos para condenar pessoas à morte, como tantos deles o fazem regularmente? Você não tem como prever o futuro com base num laudo médico, e qualquer pessoa que diga o contrário está errada. Existem diferenças entre probabilidades e possibilidades.

Eu costumava sentar-me em meu consultório perguntando-me por que dispendia todas aquelas horas com gente que tinha doenças incuráveis. Mas algumas delas curavam-se e escreviam-me cartas dizendo: "Obrigado por ter me dado a opção de sobreviver. Foi o que fiz". Agora é fácil para mim apresentar essa opção aos outros, a pessoas com AIDS, câncer, diabetes, doenças cardíacas, lúpus, esclerose múltipla e esclerose lateral amiotrófica. Não importa que doença seja. Sempre há espaço para a esperança. Não vou morrer por causa de estatísticas. Espero que você também não.

4

É nosso dever de médico apresentar uma estimativa das
probabilidades e disciplinar as expectativas; mas, além das
probabilidades, abrem-se os caminhos da possibilidade, em cuja
direção também é nosso dever espalhar a luz,
e o nome dessa luz é esperança.
KARL MENNINGER, *The Vital Balance*

As estatísticas são a glória do método quantitativo, e o método
quantitativo é a vitória da esterilidade e da morte.
HILAIRE BELLOC

Quem cura, quem é curado? A relação médico-paciente

Sempre fiz distinção entre recuperação e cura. Para mim, "recuperado" é o estado que abrange a existência da pessoa; "curado" diz respeito apenas ao seu estado físico. Em outras palavras, pode haver tetraplégicos e aidéticos recuperados, assim como pacientes curados de câncer que estão levando uma vida isenta de saúde. O que isso significa para mim é que nem meus pacientes, nem eu, precisamos aceitar sempre a inevitabilidade do fracasso pois, por mais ameaçadora que seja sua doença e por mais improvável que seja a cura, a recuperação é sempre possível.

Mesmo o mais materialista dos médicos modernos pode acabar se interessando pela recuperação depois de entender que uma vida refeita pode incluir a cura física como subproduto — esse foi o impulso original de meu interesse em vidas recuperadas. Creio, porém, que a recuperação parece estar se tornando o aspecto mais importante de meu trabalho médico, motivo pelo qual Bobbie o descreve como trabalho clerical. Há pouco tempo, uma mulher escreveu-me, pedindo que encontrasse um clérigo para tratar de seus problemas de coração. Os pacientes querem ser vistos como pessoas. Para mim, a vida da pessoa vem em primeiro lugar; a doença é apenas um aspecto dela, que posso ajudar meus pacientes a usar para redirecionar sua existência.

Mas, quando os médicos olham para seus pacientes, vêm apenas a doença, pois foram treinados para agir assim. É por isso que tantos de nós precisamos ser lembrados de que existe um ser humano na sala junto conosco. Uma senhora fez isso colocando um cartaz na porta do quarto do hospital em que seu marido se encontrava, com os dizeres: "Perigo! ser humano aqui dentro". Este cartaz, assim como o fato de ter-se deitado na cama com ele para descansar e confortá-lo, provocaram a maior confusão naquele grande centro médico. Mais tarde, quando tiveram de ir a um hospital local menor numa emergência extrema, a mulher colocou de novo o cartaz na porta. Dessa vez, uma enfermeira notou-o e perguntou onde o conseguira. Esperando o pior, ela respondeu que o comprara numa loja das imediações, ao que a enfermeira replicou: "Será que me conseguiria mais uma dúzia?" E também temos a história daquela paciente minha que foi certo dia à clínica oncológica vestida de bailarina de dança do ventre. Você pode ter certeza de que os médicos nunca mais a trataram apenas como outro caso de câncer de mama.

Um homem que participou de um de meus *workshops* tinha seus próprios métodos de lembrar a todos (inclusive a si mesmo) de que ele era apenas uma doença. Enquanto esteve internado para os exames de diagnóstico que acabaram revelando um tumor no cérebro, Jake usava suas próprias roupas, em vez dos aventais hospitalares, decorou seu quarto com retratos de todos os seus atletas favoritos, colocou a cama para perto da janela a fim de ver o céu e, de modo geral, simplesmente se recusava a comportar-se como um paciente. Essas atividades resultaram num sistema imunológico mais ativo — e no maior tumulto entre a equipe hospitalar!

Durante essa mesma internação, Jake, que parece muito forte com seus quase um metro e noventa de altura, estava a caminho da sala de cirurgia para fazer a operação no cérebro. Quando o médico vinha pelo corredor, Jake estendeu a mão para cumprimentá-lo, mas o outro escondeu a mão. Jake pensou que o médico talvez estivesse protegendo as mãos e, por isso, pediu-lhe que lhe passasse a mão na cabeça. Mas o médico recusou-se, dizendo que estavam se atrasando e precisavam entrar na sala de cirurgia. Àquela altura, Jake rugiu: "Não vou deixar esse homem tocar em mim! Se ele não pode apertar minha mão, nem fazer um carinho na minha cabeça, não vou deixá-lo mexer no meu cérebro!"

Sou obrigado a admitir que esse tipo de comportamento pode criar a maior confusão na programação da sala de cirurgia. Mas é uma atitude de sobrevivência. Jake sabia intuitivamente que um homem não está separado de sua doença, e era importante para ele ter um médico que também soubesse disso. Os médicos que persistem em achar que podem curar a doença sem cuidar da pessoa podem ser excelentes técnicos, mas são médicos incompletos, pois têm um entendimento incompleto da enfermidade.

O médico que gostaria de ter para cuidar de mim ou de qualquer dos meus entes queridos é aquele que entende que a doença é mais do que apenas uma entidade clínica; é uma experiência e uma metáfora, com uma mensagem que precisa ser ouvida. Muitas vezes a mensagem nos mostra o caminho, e como nos desviamos dele, pois nossa vida não é mais uma expressão verdadeira do eu interior ou, como diria Larry LeShan, não estamos mais cantando nossa própria música. Só ouvindo essa mensagem é que podemos mobilizar todas as capacidades terapêuticas de nosso interior e é o que o médico deve ajudar todo paciente a fazer. O psiquiatra Milton Erickson conta uma história que esclarece como sua especialidade orienta os pacientes a curarem a si mesmos:

> Certo dia, eu estava voltando da faculdade com um grupo de colegas e um cavalo desembestado, com as rédeas na boca, passou a toda velocidade por nós e entrou no curral de um fazendeiro... em busca de um gole de água. O cavalo estava encharcado de suor. Como o fazendeiro não o conhecia, nós o cercamos. Montei nele... [e] como estava com as rédeas, tomei-as e disse: "Upa"... [e] tomamos a direção da rodovia. Eu sabia que o cavalo tomaria a direção certa... [mas] não sabia qual era. E o cavalo trotou e galopou. De vez em quando, esquecia-se da rodovia e entrava nos campos. Mas eu lhe dava um puxãozinho chamando sua atenção para a rodovia que era o lugar onde se esperava que ele deveria ficar. E, por fim, a uns seis quilômetros do lugar onde o montara, ele entrou numa fazenda e o dono exclamou: "Ah, então esse fujão voltou, onde o encontrou?"
>
> — A uns seis quilômetros daqui, respondi.
>
> — Como sabia que devia vir para cá?
>
> — Eu não sabia, respondi. — Mas o cavalo sabia. Tudo o que fiz foi manter sua atenção na estrada.
>
> ... Acho que é assim que se faz psicoterapia.

O que eu gosto no conceito de terapia de Erickson é que ele sabe que o médico não prescreve o caminho do paciente. O caminho é indicado pela percepção intrínseca do DNA no ovo fertilizado que se transforma em você e, se você a seguir, vai se tornar o melhor que pode ser. Essa abordagem da recuperação da saúde é tão relevante para o médico do corpo quanto para o médico da alma.

Mas a posição do médico do corpo é muito diferente da do psicoterapeuta, pois as pessoas que vão a seu consultório não vão para mudar de vida. Vão por problemas físicos. Alguns até querem morrer. Mas, se você quiser tratar de algo mais além de suas doenças, colocando-se à sua inteira disposição, dando-lhes apoio e amando-as, além de cuidar de seus problemas físicos, podemos redirecionar sua vida e não apenas tratar de suas enfermidades.

O CAMINHO DO XAMÃ

A maioria dos clínicos de hoje não faz a psicoterapia informal que os médicos de família praticavam rotineiramente no passado. Anotam os fatos da história médica do paciente sem prestar muita atenção à pessoa. Mas nunca devemos esquecer que a expressão do rosto, o tremor da mão, o lapso da fala, o abaixar dos olhos, os sonhos que tem, os desenhos que faz, todos esses elementos são indícios do que realmente o aflige e são no mínimo tão importantes quanto qualquer coisa que puder dizer sobre seus sintomas. Na verdade, uma parte tão grande da importante comunicação que se dá entre médico e paciente é não-verbal, que já consegui tratar até mesmo um grego que não falava inglês. Quando esse homem foi trazido a meu consultório, conversei com ele como se pudesse entender-me e os efeitos de minha esperança e interesse chegaram até ele independentemente das palavras. Quando precisou fazer uma operação, toquei música grega para ele — outra forma não-verbal de comunicação.

Desde Hipócrates, todo médico sabe que precisa cuidar do paciente, assim como da doença, "pois alguns pacientes", dizia Hipócrates, "embora cientes de que seu estado é grave, recuperam a saúde apenas pelo contentamento provocado pela bondade do médico". No entanto, nos últimos séculos, o papel do médico mudou drasticamente, tanto para melhor quanto para pior. Antes os médicos estavam mal equipados até para fazer o diagnóstico, quanto mais para curar a maioria das doenças. Praticamente tudo quanto tinham para ajudá-los, além dos remédios e analgésicos ocasionais à base de ervas, era sua compreensão da natureza humana.

Mas, durante as últimas décadas do século XIX, a prática da medicina foi dramaticamente modificada pelos avanços na capacidade médica de diagnosticar e tratar as doenças. Depois, na primeira metade do século XX, a introdução de drogas à base de sulfa nos anos 30 e dos antibióticos nos anos 40 transformou esse período na era dos milagres médicos. O efeito placebo que se verificava com a presença do médico não parecia mais necessário.

Não há dúvida alguma de que a capacidade terapêutica do médico de hoje é muitíssimo maior do que antes. E eu com certeza não abriria mão de nenhum dos milagres médicos que os doutores do século XX puseram à nossa disposição. É por isso que continuo sendo cirurgião. Mas não é possível deixar de notar que nossa capacidade de ajudar os outros a se recuperarem, assim como a nós mesmos, diminuiu tão dramaticamente quanto aumentou nossa capacidade de curar doenças. Isso aconteceu porque o conhecimento da natureza humana, que era o principal recurso do médico, foi abandonado como irrelevante na era da ciência. A ciência tornou-se uma divindade e distanciou-se do paciente. Há pouco tempo, visitei uma senhora que sofrera transplante de coração e pulmão. Pense na enormidade da coisa: seus dedos antes azuis agora estavam cor-de-rosa; estava viva. Disse-me que pedira ajuda psiquiátrica por causa das muitas questões que estava sendo obrigada a enfrentar, inclusive se devia ou não agradecer à família da pessoa cuja morte lhe possibilitara receber aqueles órgãos. Quando trouxe a questão à baila, o conselho básico que recebeu de seu cirurgião foi continuar com seus exercícios de bicicleta para resolver seus problemas de consciência.

O que se perdeu foi a dimensão humana. Para recuperar o significado da medicina na época que os médicos confiavam em sua inspiração porque esta era o único poder real de que dispunham, precisamos estudar as culturas nas quais a medicina tradicional ainda tem um papel a desempenhar. Ernie Benedict, um velho índio mohawk, é citado no livro de Jeanne Achterberg, *Imaginação na Cura*, onde ela comenta que a diferença entre o médico branco e o xamã é que "os remédios do médico branco tendem a ser muito mecânicos. O paciente sara, mas não se torna uma pessoa melhor depois de passar por uma doença acompanhada pelo remédio certo". Acho que é isso que o xamã sabe e que o médico ocidental, infelizmente, esqueceu.

Mas o que pretendo ao tentar reaver para o médico o papel de xamã? Aqueles de vocês que já desconfiam dos impulsos autoritários da atual medicina conservadora talvez estejam justificadamente desconfiados também de um médico que procura recuperar a autoridade moral e até espiritual que sua profissão perdeu (abandonou, diriam alguns). No entanto, acredito que não exista doença cujo tratamento não possa ser melhorado por um médico que saiba inspirar e guiar seus pacientes e, assim, ativar a capacidade interna do corpo de curar-se. Quando consigo ajudar meus pacientes a encontrar o que Schweitzer chamava de médico interior — quando brinco de professor particular, segundo as palavras de um deles — é que me sinto mais realizado em meu papel de médico e sou mais útil aos meus pacientes. Nós então nos convertemos num time que juntos assumimos e participamos da mesma responsabilidade.

Numa carta maravilhosa escrita por um casal a seu médico depois que este diagnosticou a recorrência do câncer dela, pediram-lhe para desempenhar esse papel e ajudá-los em sua luta:

> Precisamos de seus conhecimentos de oncologia, mas também precisamos de sua crença, como ser humano, de que pessoas excepcionais podem fazer coisas excepcionais, e que Isabel é uma delas... É importante que você saiba que nenhum de nós dois acredita que o câncer possa ser detido apenas com técnicas médicas. Sua cura envolve também a alegria em nossa vida cotidiana, vitalidade em nossa aparência, determinação em nossa alma e fé irrestrita em nosso coração. Essas coisas não são possíveis quando seu médico adota uma atitude de que você é "incurável". Precisamos tratar Isabel medicamente, mas também precisamos que você torça por ela, que acredite nela. Pedimos que você seja paciente e carinhoso.

O médico que realmente acredita na unicidade e especificidade de cada paciente pode ter uma influência que transcende a matéria. Li uma história recentemente, contada pelo colunista Alan Cohen, da *New Frontier Magazine* sobre um quiropata que teve a oportunidade de mudar a vida de um paciente. Certo dia, um homem em situação crítica entrou em seu consultório. O quiropata sentiu repulsa por ele, mas como aprendera (com terapeutas indianos, na verdade) a descobrir uma coisa boa em todos os seus pacientes, olhou o outro de cima a baixo, em busca de algo que pudesse apreciar. Viu que o homem estava usando cadarços novos muito bem amarrados e, assim, dispôs-se a se relacionar com o tal homem por meio de seus cadarços e a tratá-lo carinhosamente.

Alguns dias depois, o homem voltou a seu consultório, limpo, bem vestido, parecendo muito mais bem-disposto e explicou que, no dia de sua visita anterior, estava indo para uma ponte próxima a fim de suicidar-se, quando decidiu que daria a mais uma pessoa a chance de fazê-lo mudar de idéia. "O primeiro lugar que vi foi seu consultório e, por isso, entrei aqui. Quero agradecer-lhe por ter sido tão bom comigo. Senti sua aceitação e seu amor. Você me deu coragem para continuar vivendo, doutor, e queria que soubesse a mudança que sua bondade causou em mim."

Como médicos, temos a oportunidade de fazer o mesmo com todos os pacientes que nos consultam. Alguns chegam com tanto sofrimento e auto-repulsa por causa de ecos negativos de seu passado, que esperam e até desejam ser maltratados e punidos. Entretanto, amando nossos pacientes, temos a capacidade de ajudá-los a amar a si mesmos. Minha lição mais difícil foi descobrir o quanto a vida de meus pacientes é dura. Nem todos querem viver. Alguns só encontrarão a vontade de viver se seus médicos fizerem o que fez o doutor da história de Alan Cohen.

Há também os que querem realmente viver, mas não sabem como. Acho que é a eles que o Eclesiastes se refere ao dizer: "Aquele que peca diante de seu Criador, que fique aos cuidados de um médico". A questão aqui não é o pecado como costumamos interpretá-lo, mas viver uma vida desarmoniosa. Só quando ajudamos a refazer a vida das pessoas é que chegamos ao tipo de paciente com mais probabilidade de ser curado de suas doenças.

Como parte de meu exercício clerical, entrei certo dia em minha sala de exames e perguntei a uma senhora que ali estava, padecendo com um estafiloma: "Por que a dificuldade em dizer 'não' sem culpa?" Quando ela, por sua vez, perguntou: "Qual de meus familiares lhe telefonou antes de eu chegar aqui?", pude responder honestamente: "Nenhum, estou lendo o seu corpo". Descobri que as doenças costumam ser sinais e, se eu conseguir decifrar a mensagem que ela está comunicando, posso ajudar os pacientes a mudarem não apenas seu estado físico, mas também sua vida. Quando a gente faz isso, nossos pacientes podem realmente levantar-se e dizer: "A doença foi a melhor coisa que já me aconteceu. Obrigado por aparecer em meu caminho e orientar-me".

Em minha mesa está a carta de uma paciente que me procurou em busca de conselhos, assim como de cuidados médicos. Na época em que me escreveu, seu câncer de ovário já tinha desaparecido, uma resposta a seu programa de esperança, meditação, visualização, auto-hipnose, quimioterapia, psicoterapia e exercícios inspirados de auto-recuperação. Ela diz: "Você me salvou e enriqueceu a vida, e ensinou-me a amar". Ela não está falando do restabelecimento de sua doença, mas da mudança que ocorreu nela *por causa* da doença, uma mudança que consegui ajudá-la a realizar.

O meu sonho é ajudar meus pacientes a descobrir o seu sonho. Muitas vezes, um fator que os motiva a compreender e viver seus sonhos é uma doença (lembro de novo as palavras de Arnold Mindell: "Um sintoma aterrorizante em geral é nosso maior sonho tornando-se realidade"). Uma mulher que operei há muitos anos escreveu-me uma carta sobre a influência que tive em sua vida:

> Durante os primeiros anos depois da cirurgia, mantive um diário detalhado de meus pensamentos e sentimentos — um diário mesmo — de crescimento e renovação. Transformei-o num livro intitulado *The Uses of Adversity*. Claro que você aparece claramente no livro — no começo considero-o meu salvador, depois o acuso e odeio, até finalmente me pacificar com você em meu íntimo. Você não sabia que tinha tantos "usos", não é?

Não, não sabia, mas sou-lhe grato por me dizer que tive. Quando conseguimos ajudar as pessoas a transformarem uma aflição num desafio e numa dádiva, realizamos o sonho de ambos.

O MÉDICO COMPULSIVO

Como a maioria dos médicos, tenho de me esforçar para lembrar de que sou apenas um facilitador da recuperação da saúde, não propriamente quem realiza a cura — uma fonte de confusão freqüente para os médicos! É por isso que peço a meus pacientes que me chamem pelo nome de batismo. Como Bernie, sou um ser humano com o qual meus pacientes e o pessoal com quem trabalho podem se relacionar; aceitarão o fato de eu ser absolutamente imperfeito. Quando ninguém espera o impossível de mim, inclusive eu mesmo, uma carga enorme é tirada de meus ombros. Mas "dr. Siegel" é um rótulo que me atribui um papel fixo e significa que se espera que eu seja perfeito.

Como sempre existe o perigo de eu voltar aos velhos papéis de médico, Gwen, uma das enfermeiras da sala de cirurgia, cumprimenta-me muitas vezes perguntando: "Quem está aqui hoje, Bernie ou o dr. Siegel?" Certo dia, quando era Bernie quem estava lá, uma enfermeira que trocava de turno no meio de uma operação longa e árdua inclinou-se e beijou-me a nuca ao sair. Foi um presente maravilhoso para mim. Deu-me força para continuar, porque expressou muitíssimo bem a aflição e o amor compartilhados naquela sala. As Divindades Médicas não recebem presentes assim, pois estão tão distantes de todos à sua volta que não compartilham nada. Por isso, agora sempre procuro ser Bernie.

Ser humano significa que você compartilha um bocado de alegria, assim como de beijos e abraços. Um de meus sócios, Bil McCullough, que é um ser humano, além de ser um cirurgião, estava fazendo uma operação retal e pediu a Maureen, a enfermeira, para iluminar o ânus. "De quem?" perguntou ela. Enfermeiras como essa são realmente uma grande ajuda para nós. Ajudam-nos a enfrentar nossas dificuldades de cirurgiões, fazem-nos entender que se importam com a gente e, caso a gente se esqueça, lembram-nos que somos humanos. Ouvi contar a história de uma enfermeira que descobriu que um paciente morrera e levou um jovem residente ao quarto para anunciar a morte oficialmente. Ele executou todos os procedimentos, posturas e pompas e, por fim, com grande cerimônia, declarou: "O paciente está morto". "Sem babaquices", ela retrucou! Mais tarde, o médico descreveu sua experiência como um momento decisivo para ele, que o ajudou a mudar e crescer. Os médicos que as enfermeiras não podem abraçar, com quem não podem brincar e dos quais não podem rir é que são um problema, tanto para si quanto para os outros.

O que há conosco, médicos, que nos faz querer fazer de conta que somos Deus? Woody Allen diz que é porque temos de moldar alguém à nossa semelhança. Alguns estudos sobre a psicologia dos médicos sugerem que tentamos negar nossa mortalidade, pois as pessoas que escolhem a medicina como carreira são motivadas com freqüência pelo medo da morte. Toda vitória sobre a morte reforça nesses médicos a sensação de poder e, inversamente, todo paciente que perdem representa um fracasso enorme, é um lembrete temível de inadequação pessoal. A cura torna-se um vício para eles — um vício tão destrutivo quanto qualquer outro. Como todos os médicos perdem alguns pacientes, você pode imaginar como a sensação de fracasso se intensifica à medida que cada ano faz aumentar o número de perdas.

É por isso que digo que a medicina é uma profissão voltada para o fracasso, com sua ênfase na doença e não nas pessoas. Participe de uma convenção médica e dê uma olhada nos profissionais para entender o que quero dizer: não existe nenhum resquício do otimismo luminoso do estudante de medicina, nem da aura de saúde, ou de terapeutas sendo enviados ao mundo, tão visíveis a qualquer convidado da audiência no dia da formatura. Quando os vê reunidos alguns anos mais tarde em um de seus encontros profissionais, desgastados pela sensação coletiva de fracasso, você percebe a mudança pela qual passaram, de uma profissão voltada para a vida para uma profissão voltada para a morte. Não é um resultado inevitável do enfrentamento diário de doenças sérias, como fica evidente quando você participa de convenções de outros tipos de profissionais da saúde. Não menos preocupados com seus pacientes, estes últimos tendem a falar de questões relativas à qualidade de vida, em vez de doença, derrota e morte. Quando tratam de seus pacientes, sua família e sua equipe de trabalho estão presentes com freqüência, de modo que funcionam como um time de saúde.

Se os médicos fizessem a mesma coisa, não se sentiriam tão isolados e descobririam que podem ser bem-sucedidos mesmo quando não conseguem curar. É por isso que, às vezes, recebo belas cartas de agradecimento da família de pacientes que morreram, ou me pedem para fazer o discurso num funeral ou me convidam para os casamentos. Essas pessoas sabem que fiz o melhor que pude e sabem que a morte não significa que meu paciente ou eu fracassamos. Uma carta que chegou recentemente dizia:

> Nunca lhe agradeceremos o bastante pelo tratamento maravilhoso que deu à minha mãe. Seu nome era Esperança e esta foi a dádiva preciosa que só você, entre tantos médicos envolvidos em seu caso, proporcionou a ela.
>
> Minha mãe era realmente uma "paciente excepcional", para usar sua expressão. Sua fé e seu espírito de luta eram tão grandes que se recusou a considerar-se uma estatística, insistindo sempre para não lhe falarmos de seu prognóstico, mesmo durante a fase final de sua doença. Em vez disso, sua grande confiança em Deus, sua atitude positiva e seu envolvimento na própria recuperação, por meio das várias técnicas sugeridas por você, permitiram-lhe sair-se maravilhosamente bem, vivendo muito mais tempo [e] com melhor disposição do que teria conseguido com uma abordagem estritamente médica. Para aplacar nossa ansiedade e profundo sofrimento, gostaríamos que tivesse acontecido um verdadeiro milagre mas, apesar disso, reconhecemos com gratidão o milagre limitado que tivemos.
>
> Muito obrigado por dar à minha mãe o remédio mais eficaz que ela tomou: estímulo vigoroso, sincera preocupação e amor.
>
> Que Deus o abençoe, obrigado por sua bondade, interesse e, sobretudo, por ter sido amigo dela.

Sinto-me realmente abençoado e completamente refeito quando leio uma carta assim, ou quando sou convidado para o funeral de alguém de quem gostava.

No passado, eu sentia o peso da perda e do fracasso diante da morte, mas então recebia uma mensagem lembrando-me de que nenhum de nós aqui embaixo é capaz de fazer o papel de Deus. Há muitos anos, um paciente meu morreu na mesa de operações. Embora estivesse criticamente doente e a família e eu soubéssemos mesmo antes de eu começar a operação que suas chances de sobreviver eram pequenas, mesmo assim a perda afetou-me profundamente. Depois que ele morreu, telefonei a seus familiares da sala de cirurgia e disse-lhes que procurei tornar a morte tão espiritual quanto possível naquelas circunstâncias, achando que seria um consolo para eles. Mas eles também encontraram um meio de me consolar. Recebi um poema pelo correio de um familiar daquele senhor, que me reconfortou. Quando li partes desse poema na conferência médica que sempre se segue à morte do paciente, houve um silêncio total, pois todos os médicos presentes recordaram seu próprio sofrimento e suas próprias perdas. O poema começa dizendo:

> Este homem que com suas mãos
> Trabalha muito para consertar
> Os males do corpo de homens irmãos
> Sua meta é vencer e não fracassar

E termina assim:

> Vá em frente, doutor, faça o possível
> Com bom senso e muito afinco
> Ninguém espera milagres
> Ninguém espera o impossível

Ninguém, isto é, ninguém exceto todos os alunos de medicina e todos os residentes, assim como o próprio médico. Sei o que são essas expectativas e eu também fui vítima delas. Mas acho que só fracassamos quando procuramos evitar que as pessoas morram. Nesse caso, fracassaremos sempre, pois a taxa de mortalidade da vida é de 100%. Fiz a pesquisa e detesto ter de lhe dizer, mas todos morrem — amantes, corredores, vegetarianos e não-fumantes. Estou lhe dizendo isso para que alguns de vocês que vão correr às cinco da manhã e só comem vegetais, que durmam tarde e tomem um belo sorvete de vez em quando.

Se nós, médicos, admitíssemos nossa mortalidade, encontraríamos uma forma de sermos bem-sucedidos mesmo quando nosso paciente se encontre no pior estado, às vezes apenas segurando suas mãos se estiverem com medo e dor, outras vezes ajudando-os a entender o significado de sua doença e de que maneira podem usá-la para *provar* da vida e do amor. São os meus pacientes, com sua bondade e sabedoria, que me ensinaram essas coisas e parece-me que, sempre que corro o risco de me esquecer delas, outro paciente me ajuda a lembrá-las.

Uma noite, enquanto dava plantão no hospital, entrei no quarto de uma senhora diabética. Tinha perdido a vista, a função renal, a perna e vários dedos. Uma paciente como essa pode arrasar com a "fantasia de dr. cura-tudo" de um médico, e senti o sofrimento e o peso na boca do estômago, como sempre acontece quando estou por ali querendo curar todo o mundo. Não sabendo o que fazer, simplesmente fui até ela, segurei-lhe a mão e falei do fundo do coração: "Gostaria de ajudá-la". E ela disse: "Está ajudando".

Ela não me pediu que a curasse. Não me pediu que fizesse seu diabetes desaparecer, nem para devolver-lhe a visão. Só me pediu que lhe segurasse a mão. Depois lhe fiz companhia enquanto ela lutava para resolver se devia interromper a diálise, se aquilo significaria suicídio e, se fosse, se iria para o inferno, que era uma preocupação dela em virtude de sua fé religiosa. Conversamos durante muito tempo aquela noite sobre suas opções e escolhas, até que ela me pareceu mais tranqüila. Espero tê-la ajudado a refazer sua vida, pois sei que ela me ajudou a refazer a minha. Lembrou-me de que nunca vou ter todas as respostas, mas posso ajudar todos os meus pacientes se conseguir pelo menos compreender seu sofrimento.

Como acontece tantas vezes, é um psicoterapeuta, falando sobre sua profissão, que aparece com a metáfora que melhor descreve o que os médicos podem fazer por seus pacientes em momentos como esse que acabei de descrever. Comparando Virgílio e Dante em *A Divina Comédia* com terapeuta e paciente, Rollo May cita o apelo de Dante enquanto vagueia pelo inferno:

Oh, meu amado Mestre, meu Guia no perigo,...
... fique a meu lado agora... no terror de meu coração.

"Ouço nessas palavras o apelo do paciente que pede ao médico que fique a seu lado e cuide dele", diz May. "Virgílio responde como nós deveríamos responder":

Coragem... Não o deixarei
vagar sozinho no mundo subterrâneo.

Segundo Dante, os pacientes devem, em última instância, assumir a responsabilidade por suas próprias viagens mas, segundo Virgílio, o médico não deve abandonar o paciente, mesmo que seja um paciente pelo qual, à primeira vista, parece "não haver nada a fazer". Todo paciente pode usar o que May descreve como "guia, amigo e intérprete" através dos infernos e purgatórios particulares da doença, e todo médico tem a oportunidade de desempenhar esse papel, de mostrar o caminho que leva da cruz à ressurreição.

O MÉDICO DISTANTE

Franz Kafka disse que "fazer uma prescrição é fácil, mas entender as pessoas é difícil". As escolas de medicina ensinam tudo quanto precisamos saber sobre as prescrições, mas nada sobre como compreender o ser humano. Na verdade, ensina os alunos a manterem distância para não serem sufocados pelo sofrimento de seus pacientes. É melhor não conhecê-los bem. A atitude prescrita é chamada de "interesse neutro".

O que é interesse neutro? Você acha que poderia ter um interesse neutro por seus familiares? Você destruiria a eles e a você mesmo, porque distanciar-se de seus sentimentos pode ser fatal. Precisamos mostrar interesse racional, não interesse neutro. Com o interesse racional, consegui operar até membros de minha família. E não foi um ato impróprio, mas um ato de amor, de carinho.

Como médicos, muitos de nós cultivamos o distanciamento e a neutralidade com tanta eficiência que nossos pacientes nos acham completamente desumanos. Verdade sem compaixão é hostilidade. Tive uma paciente que veio a meu consultório um dia desses com uma mamografia feita na Espanha, e ela me disse que, na hora de pegar os resultados, tanto o técnico dos raios X quanto o médico foram até ela e abraçaram-na antes de lhe dar a notícia de que precisaria fazer uma cirurgia. Quando veio para os Estados Unidos fazer o tratamento ficou chocada com a diferença dos médicos. O primeiro cirurgião que procurou conversou com ela de costas, enquanto terminava de fazer um gráfico e ficou irritado quando ela lhe perguntou como ficaria o seio depois da operação. Encontrou uma frieza semelhante na sala de radiologia. Sentiu-se tão mal-cuidada que foi embora e acabou vindo ao meu consultório.

Houve quem me criticasse por eu ser duro demais com a classe médica. Mas, como também sou médico, sinto-me no direito de ser duro — com mais direitos do que os que não enfrentaram as mesmas situações que nós. Conheço bem nossos problemas, nossa carga e tenho certeza de que muitos médicos sentem mais do que mostram (tente ser oncologista ou cirurgião durante uma semana!). Um artigo recente da coluna "Piece of My Mind", da revista *JAMA*, lembrou-me de que a indiferença aparente desses médicos pode ser uma máscara para ocultar seu sofrimento, mas também pode ser apenas o resultado de uma formação imprópria para enfrentar esse sofrimento. "Jailhouse Blues" relata a angústia de um médico numa prisão, que precisa dizer a um preso que está com AIDS. "Não posso dar-me ao luxo de me envolver", escreve ele, pois "há coisas demais a fazer", um número enorme de pacientes precisa de seus cuidados. É óbvio que teme ser vencido e imobilizado caso se permita compartilhar o sofrimento de seus pacientes: "Para cuidar desse homem, preciso distanciar-me, proteger a mim e a minhas emoções gastas. Levanto-me depressa e determino ao segurança: 'O próximo paciente, por favor' ". Em vez disso, poderia estender as mãos para seu paciente e dizer: "Preciso abraçá-lo". Fiz isso durante anos, pensando que estava ajudando a pessoa doente. Acabei percebendo que a necessidade era minha, na verdade, e que o abraço me revigorava tanto quanto ao paciente.

Eu passava pelo mesmo sofrimento toda vez que tinha de revelar a um paciente que não havia nada a fazer. Mas, depois de descobrir que *sempre* há algo a fazer, encontrei o antídoto para aquela aflição. Num *workshop* de que ambos estávamos participando, uma paciente minha com câncer de mama virou-se para mim e disse: "Tudo bem com as consultas, mas preciso saber como viver entre elas", dando-me então a pista do que eu precisava para criar uma prática clínica bem-sucedida. Eu não me dedicaria mais apenas a evitar que as pessoas morressem. Isso aconteceu há mais de dez anos e aquela observação inspirou-me a criar meu primeiro grupo ECaP. Agora entendo que todos, sejam companheiros de prisão, seja gente rica e cheia de privilégios, estão procurando achar uma forma de viver entre as consultas médicas. Essa é uma questão que sempre posso ajudar meus pacientes a enfrentar, independentemente de seu estado físico.

Anos atrás, pediram-me para visitar uma jovem enfermeira que estava num respirador, morrendo de metástase pulmonar. A família tinha esperanças de que eu pudesse ajudá-la. Dirigi-me para a UTI com medo, sem saber o que dizer nem como ajudá-la. Quando entrei em seu cubículo ela me viu, sentou-se com o respirador e tudo, e abriu os braços para me abraçar. Não houve problema com a visita. Ela me deixou refeito, mostrando-me mais uma vez como as pessoas são lindas e corajosas, como suas necessidades são básicas e como são simples de satisfazer.

Na manhã em que ia fazer um discurso de formatura na Escola de Medicina da Universidade Cornell, perguntei a dois pacientes meus em estado crítico o que gostariam que eu dissesse a cem novos médicos no dia de sua colação de grau. Ambos os pacientes eram jovens, uma estava com câncer metastático no seio, e o outro com insuficiência hepática secundária e fibrose cística. Ambos morreram alguns meses depois. Que mensagem gostariam de enviar a esses futuros profissionais da saúde? Pensam que eles queriam que descobrissem a cura do câncer ou da fibrose cística? Não. Tinham cinco pedidos simples a fazer. Um deles solicitou: "Diga-lhes que me deixem falar primeiro", e o outro: "Diga a eles que batam à minha porta, digam alô e até logo e me olhem nos olhos quando falarem comigo". Essas lições simples nunca são ensinadas na escola de medicina.

O MÉDICO DESPREPARADO

Nós, médicos, não recebemos preparo algum durante nossa educação formal para o que vamos encontrar na prática. Embora eu não considere que a maioria dos médicos é de vilões, acho o processo de formação de médicos atroz. O desejo natural que os estudantes têm de ajudar os outros é arrancado deles pela insistência com que o curso das escolas de medicina os aconselha a manter uma distância profissional de seus pacientes por um lado, e, por outro, por não ajudá-los nas difíceis questões de como informar a alguém que está com AIDS ou câncer, ou como enfrentar seus próprios medos, quando tratam de alguém em estado crítico. Conheço pessoas que receberam o diagnóstico de uma doença fatal por telefone, pelo seu médico, da maneira mais rude e fria possível, e ainda lhes foi dito que comparecessem ao hospital no dia seguinte para remover uma parte do corpo.

Por esse motivo, um grupo de oncologistas, psiquiatras e pessoal da escola de medicina da Universidade da Califórnia de Los Angeles passou quatro anos fazendo um filme intitulado *Cancer Disclosure: Communicating the Diagnosis*. Usando médicos e atores no papel de pacientes de câncer, o grupo procura ajudar os profissionais e estudantes de medicina a evitarem os acontecimentos desastrosos descritos acima.

Outro programa de treinamento teve início há dez anos, sob a direção da professora Sandra L. Bertman, da Universidade de Massachusetts. Seu programa de ciências humanas para médicos faz uso de literatura, arte e cultura pop para ensinar compaixão e carinho aos alunos. Por exemplo: em seu curso "Morte, Morrer e Dissecação", os estudantes são incentivados a explorar, em vez de ignorar, o que sentem ao entrar em ritos de passagem como o encontro com seus primeiros "pacientes" — os cadáveres que dissecam no laboratório de anatomia. Bertman pede-lhes para lerem trechos do livro *The Agony and the Ecstasy*, de Irving Stone, uma biografia romanceada de Michelângelo, que descreve os sentimentos do jovem artista ao dissecar secretamente seu primeiro cadáver como parte de seus estudos de anatomia. Ela também faz com que estudem o quadro de Rembrandt, *A Lição de Anatomia*, porque o rosto das pessoas em volta do corpo revelam muito bem suas reações. Em vez de congelar seus inevitáveis sentimentos de piedade, medo e excitação diante da morte, os estudantes aprendem com Rembrandt e Michelângelo que esses sentimentos são universais; são parte daquilo que nos torna humanos, e não devem ser negados.

Na conclusão do curso de anatomia, os alunos de Bertman fazem uma cerimônia em memória daqueles que doaram seu corpo para a causa da formação médica. Assim fecham o ciclo, purificando-se da dessensibilização pela qual tiveram de passar para conseguir enfiar uma faca num corpo humano. Outras escolas de medicina estão começando a dar cursos semelhantes, onde é seguro e desejável discutir sentimentos.

Li há pouco tempo sobre um hospital da Califórnia onde, em seu primeiro ano de prática, os residentes ficam internados incógnitos durante um dia como pacientes, para aprenderem o que é a hospitalização do ponto de vista do paciente. Eu tenho a fantasia de fazer uma iniciação com todo aluno dos cursos de medicina apresentando um problema médico. O aluno deveria aparecer para um exame de sangue de rotina e eu lhe telefonaria algumas horas depois para dizer: "Acho que há algo um pouco estranho nos resultados de seu exame. Seria melhor vir até aqui amanhã". A experiência de dormir com essa incerteza seria muito educativa para a maioria dos estudantes. Depois eu o hospitalizaria por alguns dias para fazer exames, para que o temor sentido por todos os pacientes do hospital também se tornasse parte de sua experiência. Terminado o prazo, eu declararia: "Sinto muito, cometi um engano. Seu exame foi trocado com o de outra pessoa e você está ótimo". Com isso, ficariam sabendo o que é passar pela doença, e tenho esperança de que veriam que as doenças não podem ser tratadas independentemente de seus portadores.

Gostaria de ver currículos de escolas de medicina com cursos dados por pacientes, enfermeiras e médicos que já tenham enfrentado uma doença grave, pois isso também seria uma experiência nova para os alunos. Gostaria de ver parte do tempo dedicada à capacidade curativa do toque — um tema tratado por apenas doze de um total de 169 faculdades de medicina no mundo de língua inglesa, segundo uma estatística publicada há anos pela *JAMA*, apesar de o toque ser uma das formas de comunicação mais elementares entre as pessoas. Além dos estudantes de medicina, trabalho também com estudantes de osteopatia, que aprendem a tocar e manipular o corpo e, quando estão em meu consultório e entra um paciente com algum tipo de dor, eles sabem utilizar a manipulação e a massagem para aliviá-la. O estudante de medicina está mais inclinado a prescrever um comprimido. Precisamos ensiná-los a tocar as pessoas. Talvez esse treinamento possa fazer parte de um curso inteiro de comunicação, algo completamente negligenciado pela escola de medicina.

Esse curso ensinaria os alunos a dar o diagnóstico a seus pacientes, a escrever um protocolo de quimioterapia, a responder às perguntas dos que estão enfrentando doenças fatais — e também ajudaria os estudantes a compreenderem o que eles mesmos sentem nesses momentos, pois os médicos têm emoções que precisam ser vividas.

Eu daria um curso com o título "Por que Você Se Tornou Médico?", em que os estudantes pudessem entender o que os motivou, tanto no plano consciente quanto inconsciente, a escolher a profissão médica.

Esse curso os ajudaria a lidar com os sentimentos despertados diante do fato de que alguns de seus pacientes vão morrer e de que eles também são mortais — coisas que os médicos não gostam de admitir.

No decorrer do primeiro ano de faculdade, gostaria que todo aluno cuidasse de um paciente com uma doença crônica. Eles ficariam envolvidos com seus pacientes durante os próximos quatro anos de seu curso. Seria exigida a presença deles sempre que o paciente viesse ao hospital, e teriam de visitá-lo em casa também, para observarem como a vida do paciente e de sua família é afetada, com o passar do tempo, pela experiência da doença crônica.

Os estudantes seriam obrigados a participar de ritos de cura num lugar de culto e teriam de ajudar uma das milhares de pessoas incuráveis que freqüentam essas sessões. "Mas como ajudar um doente incurável?" perguntariam. Eu sei porque também já participei dessas cerimônias e lembro-me da sensação de impotência e das tentativas frenéticas de pensar em uma solução médica que ainda não fora considerada, embora muitas daquelas pessoas já tivessem recebido o melhor que a classe médica tinha a oferecer. Mas aí, certo dia, eu estava numa dessas cerimônias, quando uma mulher com um neto congenitamente deformado no colo virou-se para mim e pediu: "Por favor, reze conosco", mostrando-me a única coisa que *podia* fazer e lembrou-me de que os médicos são pessoas que cuidam, não pessoas que curam. Aquilo me salvou, e agora sinto-me à vontade usando o que aprendi com aquela avó.

Já que não existem esses cursos que estou descrevendo, não é difícil entender por que os jovens médicos, muitos dos quais nunca tiveram de enfrentar a morte ou uma doença grave em sua vida pessoal, não têm a menor idéia de como ajudar seus pacientes. Oprimidos pelo peso do que têm a comunicar aos pacientes e às famílias que estão enfrentando uma doença grave, eles se retraem. Mas o paciente só percebe o distanciamento, não o interesse. Muitíssimas vezes, o resultado de manter nossa "distância profissional" é a construção de um muro à nossa volta. Quando fazemos isso, nossos pacientes não são os únicos a sofrer. Lesamos a nós mesmos (veja o elevado índice de suicídio entre médicos).

O MÉDICO FERIDO

O sofrimento do estudante e do médico é algo muito real. Se duvidar, é só ler alguns artigos da coluna "Piece of My Mind" da revista *JAMA*. Um artigo recente de uma moça de dezessete anos que pretende ser médica expressa a consternação que sente diante do desespero que sobressai na maioria dos artigos escritos por médicos. "Tristes, tocantes ou apenas deprimentes", classifica-os, enquanto se pergunta se daqui a vinte anos ela também estará falando apenas de "frustração, raiva e sensação de derrota". Mas se Joy Matthews continuar desejando apenas "refazer a vida das pessoas", segundo suas próprias palavras, talvez continue fiel a seu nome (Joy = alegria) muito tempo depois de seus colegas, que desejam apenas curar doenças, já terem perdido sua própria alegria na prática da medicina.

Recebi centenas de cartas mostrando o sofrimento dos médicos que se sentem derrotados pelas exigências da profissão, porque se concentram nas doenças e não nos doentes. Uma delas foi profundamente gratificante para mim porque conta como *Amor, Medicina e Milagres* colaborou no sentido de resolver essa aflição. A moça que a escreveu estava começando seu quarto ano de medicina, depois de três anos do que ela chamou de tarefa desumanizante e sem alma.

Meu terceiro ano na escola de medicina, embora melhor que os dois anteriores quando ficava sentada na classe, ainda dedicava 80% do tempo ao trabalho de rotina, fazendo-nos correr entre internações e instruções, ir atrás de laboratórios, marcar e remarcar interminavelmente exames de raios X e outros, e labutar em cima das anotações referentes aos tratamentos. Estabeleci contato com alguns pacientes e gostei disso, mas a maior parte de minha energia foi dispendida em ansiedade sobre a apresentação dos casos, conhecimento das dosagens, disposição dos instrumentos, perda de veias e controle diário dos pacientes num nível quase que exclusivamente administrativo.

A leitura de seu livro fez com que me lembrasse por que estava na escola de medicina, para começo de conversa. Tenho trinta e seis anos e passei do ensino de literatura para a medicina depois de ter meu primeiro filho. Mudei de profissão porque gostava de cuidar das pessoas, porque gostava de estar por perto quando estavam em dificuldades e gostava de poder ajudá-las...

Terminei de ler seu livro em julho e, em agosto, comecei uma fase que realmente temia — minha semi-residência. Temia as longas horas, os pacientes complicados com múltiplas doenças crônicas e principalmente o sentimento de estar subjugada por tudo quanto eu não sabia sobre as doenças... Mais ou menos na metade da semi-residência, comecei a notar uma sensação curiosa, até o momento sem qualquer associação com o exercício da medicina — eu estava curtindo. No final da semi-residência, eu estava comunicando às pessoas que adorava aquilo.

O que fez diferença foi o tempo que fiquei com meus pacientes. Almoçava com eles, marcava exames de HIV para seus filhos, ouvia seus problemas de família, comparava preços de casas de repouso com suas esposas. Percebi que não tinha de saber tudo de medicina para ajudá-los. Relaxava e aprendia tanto quanto possível sobre as enfermidades enquanto estava por ali... Eu estava curtindo o tempo todo, simplesmente porque estava ouvindo e conhecendo meus pacientes. Ajudava-os enormemente só por estar ali.

Essa mulher conhece o segredo que eu gostaria que todo estudante de medicina descobrisse: quando você se retrai, você morre; quando você compartilha o sofrimento de seus pacientes, você começa a viver. Permita que seus pacientes se salvem, e o ensinem.

Depois de reconhecer que há um elo comum entre médico e paciente, o médico pode retirar dos seus ombros a carga de julgar que é responsável pela vida e pela morte. Gosto do conselho de George Bernard Shaw em *The Doctor's Dilemma*. Ele acha que devia ser obrigatório a todos os médicos colocar uma inscrição na porta, além das letras que indicam seu cargo: "Lembre-se de que eu também sou mortal". Minha versão desse conselho é recomendar a todos os médicos que pendurem suas chapas de raios X no consultório como lembrete de sua mortalidade, e que encostem a mesa na parede para conversarem com seus pacientes cara a cara, sem nada entre eles, como simples mortais. Recordo perfeitamente o choque que levei a primeira vez que olhei para a minha chapa de raios X e vi que eram como as de todos os outros. Isso significava que eu também iria morrer — independentemente do lado da mesa em que eu me sentasse.

Muitíssimas vezes os médicos só entendem o sofrimento de seus pacientes quando passam pessoalmente por eles. Em outro artigo da coluna "Piece of My Mind", a dra. Marian Block descreve o que sentiu ao ter de se submeter aos exames que prescrevia há anos para seus pacientes:

> "Vai dar tudo certo, mas tenho de lhe dizer. Se for mesmo câncer de mama, está no estágio mais inicial que já vi."
>
> As palavras dele pretendiam me tranqüilizar, mas eu quase irrompi em lágrimas. Sou médica, tenho trinta e nove anos e acabei de fazer uma mamografia, tendo adiado o exame o máximo de tempo que um médico recomenda a suas pacientes.
>
> ... Dois dias depois, veio o telefonema indicando cirurgia. Só então tive uma intensa reação fisiológica. Está acontecendo mesmo. Cirurgia. Anestesia geral. Medo, um anoréxico poderoso e tão bom quanto atropina para secar a boca.
>
> Nos próximos dias e semanas seguintes, ouvi e processei um bocado de informações, mesmo quando se tratava de fatos que já devia conhecer, fatos com os quais tenho grande familiaridade quando se aplicam aos outros. Mas, às vezes, dão-me informações e não ouço quase nada. É como se fosse surda, sabendo que há palavras sendo ditas, mas impossibilitada de entender seu sentido. Ouço palavras que usava com minhas próprias pacientes, como "doença fibrocística" e me dizem que, na verdade, é comum demais para ser uma "doença". O cirurgião usa uma outra palavra que conheço — "incômodo" — e sei o que ele quer dizer. Essa palavra, incômodo, eu mesma a usei. Penso (embora não diga), fale-me sobre esse incômodo, essa não-doença que assusta mortalmente uma pessoa e resulta em cirurgia.
>
> No contexto de dispor dos melhores cuidados possíveis para uma cirurgia pequena, assombro-me com o que minhas pacientes têm de passar. Como minhas palavras são entendidas? Quantas perguntas deixam de ser feitas?...
>
> Três dias depois da cirurgia, há um outro telefonema. Ouço as duas palavras que precisava ouvir e, diga-se em seu favor (porque não ouço o resto), são as que diz em primeiro lugar: "Inteiramente benigno".

O MÉDICO QUE FERE

Sempre é uma surpresa para os médicos, quando ficam, eles mesmos, ou os membros de sua família, do lado que recebe cuidados do sistema de saúde, ao descobrir como é pouco o que sua profissão oferece em termos de verdadeira recuperação. Já li muitas cartas comoventes, assim como artigos e livros escritos por médicos que passaram por essa experiência. Ninguém se expressou melhor que o dr. Hans H. Neumann, cujo artigo, "Por Que Deixamos de Confortar os Pacientes?", escrito pouco antes de sua morte, contém a sabedoria de uma vida inteira.

Primeiro ele descreve o tratamento desumano que ele mesmo recebera quatro anos antes, quando se recuperava de um infarte do miocárdio. "Sabe, estou incrivelmente bem, considerando que só se passaram quarenta e oito horas desde o distúrbio da coronária", cometeu o erro de observar a um jovem residente. "Não se iluda", foi a resposta, "você está correndo grande perigo". O residente e a equipe médica de plantão repetiram-lhe essas mensagens sinistras — em evidente contraste com o próprio médico de Neumann, que este diz ser "um membro da antiga escola de medicina, uma escola mais compassiva". Em vez de alarmar indevidamente o paciente, sua forma de explicar a situação foi: "A não ser que ocorra algo atípico, suas chances são muito grandes. Seu eletrocardiograma mostra a evolução esperada e você está fazendo progressos".

Neumann relata uma história mais horrível ainda sobre o que aconteceu a um membro de sua família. Com um diagnóstico de câncer hepático inoperável, ela foi tratada com uma brutalidade quase inconcebível, a não ser que se suponha que o médico reagiu daquela forma por incapacidade de enfrentar sua própria mortalidade e limitações.

> Veja o caso de Mildred, uma parenta minha. Quando a cirurgia exploratória revelou seu câncer hepático, ela foi mandada a um oncologista. Ela me disse que, depois de ler o relatório a respeito de seu caso, ele abriu a gaveta da mesa e tirou uma varinha de lá.
>
> — É disso que você precisa, disse ele, fazendo-a vibrar na frente de Mildred e de seu marido.
>
> — O quê é isso?, perguntou Mildred.
>
> — É uma varinha mágica, respondeu o oncologista. — É a única coisa que pode ajudá-la agora.
>
> Quando me contou o incidente, Mildred comentou: "O homem chegou a sorrir ao dizer isso. Será que pensou que eu ia achar graça?"
>
> Como ele mantinha a "varinha" em sua mesa, parece que usava essa técnica com freqüência. No entanto, não mencionou uma única vez — ao menos para Mildred — que períodos de remissão eram possíveis e até previsíveis em casos como o seu. A consulta teve um efeito devastador sobre ela, dobrando a carga de sua doença com uma depressão iatrogênica.

Histórias como essa e outra que contei sobre o médico que queria provar a uma antiga paciente que *laetrile* é charlatanismo só podem ser interpretadas como expressões da destrutividade e da doença de muitos médicos. Em *The Vital Balance*, o psiquiatra Karl Menninger cita um colega britânico que diz que "a necessidade de curar é... quase sempre uma reação contra necessidades e desejos destrutivos, e é por isso que a necessidade de curar é tão perigosa na psiquiatria". Depois afirma: "Isso não tem importância numa cirurgia; mas, num hospital de doenças mentais, o paciente pode não reagir nunca ao que é mais superficial no médico, mas ao que está por baixo". Aqui sou obrigado a discordar. Os sentimentos ocultos do médico são tão importantes na oncologia e na cirurgia quanto na psiquiatria porque, como mostram essas histórias, esses sentimentos sempre acabam se expressando, de um jeito ou de outro. Quando existe compulsão de curar e ela é frustrada, manifestam-se as tendências negativas e os médicos destroem o que não podem curar. Médicos que tratam os pacientes dessa forma mandam-nos direto para os braços dos charlatães. A classe médica precisa assumir a responsabilidade por seu papel na promoção do charlatanismo ao eliminar a esperança.

Como diz o artigo de Neumann mais adiante: "um médico que só dá a seu paciente traduções literais dos resultados dos exames é, na melhor das hipóteses, um cientista competente". Na pior, um médico desses é um exterminador. Se você já observou a reação de um paciente a seu laudo médico, sabe o que quero dizer. Meu amigo Joe Kogel, que recebeu o diagnóstico de melanoma maligno há mais de cinco anos, é escritor e ator profissional. Faz um espetáculo sozinho, no qual lê em voz alta o laudo médico que falava de seu melanoma metastático, fazendo-nos ver o incrível impacto emocional que a terminologia médica pode ter sobre um paciente. Os relatórios dos exames de laboratório e as estatísticas também costumam ser usados para acabar com toda a esperança. Mas gosto do que a recepcionista de meu consultório disse à mulher que declarou que, "segundo as estatísticas", ela devia morrer logo: "As estatísticas dizem respeito aos mortos. Você está viva". Não seria ótimo se essas duas estivessem dando um curso de comunicação numa escola de medicina? Também gostei da forma como um de meus pacientes enfrentou as estatísticas: quando lhe informei que estava com câncer, ele respondeu: "Acho que isso significa que ainda tenho de cinco a dez mil quilômetros para rodar". Não deixe as estatísticas predizerem quando *você* vai morrer.

Não estou sugerindo ignorarmos as estatísticas ou os resultados dos exames, só gostaria que reconhecêssemos que são apenas um elemento do quadro. Digo aos meus pacientes com doenças estatisticamente desanimadoras que vamos usar as estatísticas para ajudar a escolher as melhores opções de tratamento para o seu caso. Depois procuro complementar os benefícios da abordagem médica mecanicista com os da abordagem simbólica e espiritual. É importante compreender que essas abordagens não precisam ser mutuamente exclusivas.

Esse é o tema de um curso meu chamado "Cirurgia: Arte Mecânica ou Terapêutica?", em que descrevo as técnicas que utilizo em meu trabalho clerical. Mas, na escola de medicina, ninguém sabe o que pensar de um curso desses. Meu trabalho ignora muitos limites de coisas que os estudantes acham que devem ficar separadas. Termos como "sonhos" e "desenhos" assustam os cirurgiões, assim como as palavrinhas "esperança" e "amor".

A carta enviada pelo vice-diretor, responsável pelas questões educacionais e estudantis, apresenta o dilema com muita clareza: "Como sabe, todos os cursos ministrados na Escola de Medicina precisam ser autorizados, e passam a ser de responsabilidade de um dos departamentos existentes. Seu curso foi incluído no seu Departamento de Cirurgia. Recentemente, recebi uma carta do diretor do Departamento de Cirurgia, dizendo que ele não via por que o curso devia ser cirúrgico. Sugeriu o Departamento de Psiquiatria".

Respondi a ambos e incluí diversas cartas enviadas por estudantes que choram de desespero por causa da natureza mecânica do que aprendem na escola de medicina. Devia ter acrescentado uma citação de Lewis Thomas: "A medicina não é mais a cura pela imposição das mãos. Está mais parecida com a leitura de sinais eletrônicos. Se eu fosse um estudante de medicina ou um residente prestes a exercer minha profissão, estaria apreensivo quanto à sua verdadeira natureza, pois meu ofício, cuidar de pessoas doentes, logo poderia mudar, deixando-me com a tarefa bem diferente de reparador de máquinas".

O MÉDICO EM TRANSIÇÃO

Sim, reajo violentamente quando alguém insinua que meu curso deve ser tirado do Departamento de Cirurgia. Mas, na verdade, faz muito pouca diferença se eles concordam ou não com o que faço, porque os estudantes estão sempre me procurando e o curso vai continuar, constando ou não do currículo da Escola de Medicina de Yale.

Adoro a frase *quaker*: "Fale a verdade para ter força". A verdade está nas pessoas e em sua história, não nas estatísticas, que podem ser usadas para se dizer qualquer coisa que se queira. Se continuar falando a verdade e dando o exemplo, meus pacientes se sairão melhor ainda e o *establishment* acabará respondendo, o que está acontecendo com ambas as partes.

Que meus pacientes se saem bem foi-me confirmado há pouquíssimo tempo quando um oncologista telefonou para dizer: "Gostaria que soubesse que seus pacientes vivem mais tempo". Que o *establishment* está respondendo é algo que sei por ter recebido tantos convites para proferir palestras em tantos cursos de graduação em escolas de medicina e em hospitais que não tenho condições de aceitar todos. Assim, talvez os novos estudantes de medicina não aceitem mais os antigos ensinamentos. No futuro, talvez os médicos se sintam à vontade para expressar suas emoções e não fiquem constrangidos de vir a meus *workshops* ou de comprar meus livros.

Quando faço palestras para grupos de médicos, eles costumam ficar sentados quietos e rígidos. Antigamente, eu achava que estavam entediados; mas então percebi que, depois de terminar, todos eles faziam fila para conversar comigo. Agora sei que, na verdade, estão interessadíssimos, mas não se sentem à vontade numa sala cheia de colegas, tomando conhecimento de seu interesse. No entanto, é estimulante para mim que um número cada vez maior de médicos faça perguntas nessas reuniões e venha aos *workshops*. Meu trabalho está ficando mais conhecido e aceito e, por isso, já é seguro falar abertamente sobre ele. Como disse um homem: "Mesmo que eu discorde de você, metade de meus pacientes anda com um livro seu debaixo do braço e por isso é importante conversarmos".

Love, Medicine and Miracles fez furor e gerou mudanças. É por isso que há música em quase todas as salas de cirurgia de New Haven hoje em dia, embora, na primeira vez que entrei lá com meu gravador, tivessem me considerado louco varrido. Também espero, no futuro, que os hospitais usem um circuito fechado de televisão com uma tela no quarto dos pacientes para auxiliá-los em seu pré-operatório e oferecer-lhes programas de meditação, música, visualização terapêutica e bom humor. Mais cedo ou mais tarde, verão que essas coisas auxiliam os pacientes a se recuperar mais depressa e reduzem os custos da hospitalização. O bem-estar compensa financeiramente.

O fato é que hoje parece haver um movimento no sentido de reapresentar os pacientes aos alunos de medicina como seres humanos, não como doenças, e acho que esse movimento vai se alastrar, pois é positivo tanto para o paciente quanto para o médico. Se não houver nenhum outro motivo, os pacientes com consciência de consumidores farão propaganda de boca em boca, e os médicos que derem ouvidos à mensagem prosperarão em seu trabalho.

O PACIENTE ATIVISTA

Meu amigo Jake, do qual já falei antes, foi um verdadeiro exemplo para outros pacientes. Inspirou-se para combater as adversidades esmagadoras que recaíram sobre ele, com o que aprendeu nos anos de participação em expedições para o mundo exterior. Com um diagnóstico de tumor maligno inoperável no cérebro em agosto de 1985, ficou dois dias chorando e depois resolveu sair do "poço sem fundo da autopiedade", segundo suas palavras. Lembrou-se de que mobilizara seus alunos de uma escola especial para disléxicos ensinando-lhes a filosofia do Movimento em Direção ao Mundo Exterior de Kurt Hahn: "Sua desvantagem é sua oportunidade". Agora pôs essa filosofia para funcionar, utilizando sua própria desvantagem.

Jake tomou radioterapia, foi a um de meus *workshops* e começou a pôr em prática uma "estratégia de bem-estar" ativíssima que inventou para si. Dois anos depois do diagnóstico, uma tomografia computadorizada mostrou que seu tumor estava com a metade do tamanho da época de sua descoberta.

Quando nos recusamos a deitar e morrer calmamente, podemos perder a popularidade. Um estudo feito em Yale indicou uma correlação direta entre a atividade do sistema imunológico e uma opinião negativa da enfermeira-chefe sobre o paciente. Isso significa que, quando chego numa determinada ala do hospital e digo que vou tirar uma amostra de sangue do sr. Smith e a enfermeira resmunga: "Aquele f.d.p. não quer tirar a roupa, nunca está no quarto e provavelmente não vai deixar você tirar o sangue sem lhe fazer quinhentas perguntas sobre o motivo", há 100% de chances de você encontrar um sistema imunológico ativo. Por outro lado, quando eu chego na ala e digo à enfermeira: "Hoje é a vez do sr. Jones tirar sangue", e ela responde: "Um anjo. Ontem lhe fizeram um enema de bário por engano, pois temos dois sr. Jones no mesmo andar, e ele não fez nenhuma reclamação" — bem, você já sabe o que isso revela sobre o sistema imunológico do sr. Jones.

Outros estudos confirmaram essas constatações. Infelizmente, a maioria dos médicos quer que seus pacientes sejam submissos. Na verdade, a palavra "paciente" *significa* submisso. Ser um "bom" paciente quer dizer ser dócil, concordar e fazer o que o sistema deseja. Mas isso não é bom em termos de sobrevivência. Precisamos de outra palavra, como "curioso", para usar nas técnicas de sobrevivência. "Curioso" tem a mesma raiz de "cura" e significa que os médicos deviam ficar satisfeitos quando os pacientes aparecem com uma lista de perguntas, querendo saber das terapias alternativas e insistindo em descobrir de que maneira participar de seu restabelecimento. Mas o paciente que faz isso não é um bom paciente. Criei uma nova expressão para gente assim — "participante responsável".

Minha receita para você se tornar um "participante responsável": precisa responder àquelas cinco perguntas discutidas anteriormente, além de procurar entender os aspectos simbólicos e inconscientes de seu verdadeiro eu. Peço às pessoas que comecem um programa terapêutico de cinco passos, sobre o qual você vai ler no capítulo 6.

Não exatamente um "bom paciente", um participante responsável é o que Bobbie chama de "paciente bom/ruim" Os participantes responsáveis perdem as estribeiras, fazem barulho e podem parecer difíceis de lidar. Lutam contra o papel submisso porque estão lutando pela vida e, por isso, evidentemente, encorajo esse tipo de atitude. O resultado é que meus pacientes costumam ter má fama.

Outro dia, uma radiologista telefonou-me para dizer que uma paciente viera consultá-la usando fones de ouvido com uma fita de meditação no gravador, uma lista de perguntas numa das mãos e uma lista de suas alergias na outra — e ela soube imediatamente que aquela dama era uma paciente de Bernie Siegel. Claro, os meus colegas caçoam muito de mim, mas também recebo bilhetes como o do oncologista que me disse que minha paciente estava indo muitíssimo bem e que, com toda a certeza, trataria de conseguir-lhe sua música predileta e um quarto de onde pudesse ver o céu, pois estava vendo como essas coisas diminuem os efeitos colaterais. Aos poucos, estou adquirindo adeptos entre a classe médica, ou talvez fosse mais exato dizer que meus pacientes conquistam adeptos entre ela com suas histórias de êxito.

Um número cada vez maior de pacientes está aprendendo a participar em seu processo de recuperação. Agora não é tão raro ouvir pacientes declararem: "Entrevistei vários médicos e agora tenho um time razoável de gente que passou no teste". Uma mulher não quis nem mesmo fazer a entrevista com o médico enquanto não visitou uma série de salas de espera e encontrou uma acolhedora. Só então marcou a consulta para conhecer o médico e avaliá-lo. Assim, você também pode pensar em utilizar as salas de espera como parte de seu processo de seleção. Adoro saber de pessoas que fazem coisas assim, e também adoro pacientes que são diretos com respeito às suas necessidades e preferências — como a mulher que entrou em meu consultório com duas páginas datilografadas intituladas "É Assim Que Eu Sou" e mais duas páginas de perguntas. A essa altura do campeonato, gosto desses pacientes. Sim, são difíceis. Sim, "alugam" a gente, mas são esplêndidos sobreviventes.

Recentemente, uma paciente em pré-operatório, querendo me fazer um monte de perguntas, encontrou uma maneira tangencial de fazê-las. Começava cada um de seus pedidos de informação dizendo: "Fale-me sobre...". Recomendo essa técnica a todos vocês quando estiverem conversando com seus médicos, por não ser constrangedora.

A carta que se segue, escrita por uma paciente a seu cirurgião, é um exemplo perfeito de quem assumiu responsabilidade por sua vida, como estou sugerindo que todos façam, mas que a maioria não quer.

Gostaria de lhe falar algumas coisas a meu respeito, que tipo de pessoa eu sou, com que qualidades posso contribuir nessas circunstâncias um tanto inusitadas.

Tenho um corpo forte e saudável, equipado com um bom coração e bons pulmões e uma resistência acima da média. Sou uma pessoa que corre, nada, joga tênis e anda de bicicleta. Alguém para quem o ar livre é terrivelmente importante... Alguém que ama a vida.

Ontem me senti como se estivesse sendo encaixotada e mandada para Auschwitz para uma entrevista com os irmãos Mengele. Senti como se todos "estes procedimentos ou protocolos" fossem aplicados em mim, sem que eu pudesse dizer uma palavra a respeito. Preciso ser ouvida, e quero que você conheça meus medos e expectativas.

Uma de minhas muitas preocupações é a invalidez física. Quero poder usar as pernas como antes. Minha pequena incisão tem sido um pouco restritiva, embora hoje eu sinta que posso sair e correr, talvez um quilômetro e meio. Por falar nisso, NÃO quero uma linfadenoctomia inguinal (se é que entendi bem)...

É isso que desejo dos cirurgiões que estão a meu serviço: quero/preciso ser consultada se possível, participar das decisões que serão tomadas para o meu bem. Quando estiver na sala de cirurgia, quero os profissionais mais qualificados e hábeis (cirurgiões e equipe) operando (por assim dizer) em meu benefício. Quero alguém que veja soluções alternativas e que não fique paralisado com imprevistos. Quero alguém que, ao tomar decisões, tenha em mente o espírito e o estilo de vida da mulher impotente e inerte sobre a mesa.

Você é a pessoa certa para mim. Contribuo para a situação com minha determinação, um corpo vigoroso e um desejo profundo de continuar vivendo.

P.S. Prefiro que me dêem pontos a que me coloquem grampos.

Alguns de vocês podem estar espantados com a disposição dessa criatura em enfrentar a autoridade e expressar opiniões tão firmes sobre o tipo de cirurgia que está resolvida a fazer. Mas ela fez uma pesquisa sobre suas opções e teve o cuidado de deixar uma porta aberta para discuti-las, se necessário ("se é que entendi bem", observa ela, a respeito do procedimento cirúrgico ao qual se opôs — pedindo ao médico para remediar qualquer possível mal-entendido).

Se eu recebesse uma carta dessas, mas estivesse convicto de que o procedimento que a paciente rejeitou era o mais indicado para ela, explicaria meu ponto de vista, talvez dizendo que lançaria mão daquele tratamento para minha mulher ou para mim mesmo. Mas nunca a faria sentir que, se não fizesse o que eu estava recomendando, não precisaria mais voltar a meu consultório. Se não conseguíssemos chegar a um acordo sobre o tratamento, eu diria: "Eu me interesso por você, vamos fazer outra consulta daqui a duas semanas e ver seus progressos. Se o que você escolheu estiver funcionando, ótimo. Se não, talvez deva considerar outras opções". Aconteça o que acontecer, não dou ultimatos. Sempre lembro de uma conhecida minha que, quando o médico lhe disse que era "o capitão do navio", ela disse: "Sim, mas sou eu quem decide se vou entrar nele".

Minhas pacientes ficam comigo porque dou a entender que vamos trabalhar em equipe. Por outro lado, quando me procuram, algumas já estão com o seio inteiro tomado pelo câncer, ou com um melanoma maligno do tamanho de um melão porque, em experiências passadas, tiveram de lidar com médicos piores que a doença. São pessoas inteligentes, cuja reação a médicos que gritam, esbravejam ou tentam fazer o papel de Deus foi a de abandonar o tratamento. Preferiam literalmente morrer a voltar a procurar um médico. Tudo quanto posso dizer àquelas que estão tendo experiências semelhantes é que continuem procurando o médico certo. Não dêem as costas à classe médica, pois ela tem muitas coisas a oferecer que não devem ser descartadas. Aos médicos eu pediria que aceitem essas pessoas, por favor, e continuem tratando delas por mais que delas discordem. Quando os médicos fazem isso, cem por cento dos pacientes acabam aceitando você e sua terapia, pois sabem que você se interessa por eles. Funcionou para mim com toda a enorme variedade de pacientes que me consultam.

A cirurgia pode ser uma experiência salvadora, assim como a quimioterapia, a radioterapia e outros tratamentos, se você as considerar dessa forma. Podem ser dádivas de Deus — na verdade, o termo grego *therapeia* significa "fazer o trabalho de Deus". Foi minha resposta à carta de uma senhora que dizia: "Depois de ler seu primeiro livro, resolvi deixar que Deus cuidasse de mim. Por isso parei de tomar meu remédio para pressão alta, tive uma tonteira, caí no banheiro, machuquei a cabeça e passei uma semana no hospital. Por que será que Deus está me castigando?" Ela entendeu mal o que eu estava tentando dizer em *Love, Medicine and Miracles*. Em resposta à sua carta, comentei que achava que Deus podia ter-lhe mandado os comprimidos para a pressão alta. Não há motivos para recusar as dádivas de Deus e propor-se testes tão difíceis de autocura. Citando de novo o Eclesiastes: "Que o médico tenha seu lugar, pois o Senhor o criou". A medicação também pode ser uma dádiva de Deus, segundo a Bíblia.

QUEM CURA, QUEM É CURADO

É uma pena que tantos médicos e pacientes se vejam atualmente mais como adversários do que como participantes colaboradores de um processo de restabelecimento da saúde, no qual cada um deles entra com suas qualidades mentais e afetivas próprias. Em meu desejo de pôr um ponto final nessa confrontação, converso muito com os estudantes de medicina e outros profissionais da saúde sobre o que podem fazer por seus pacientes, e com os pacientes sobre o que podem fazer por si mesmos, mas não enfatizei o bastante aquilo que os pacientes podem fazer por seus médicos. No entanto, sinto-me tão constantemente revigorado e refeito com meus pacientes que acho que a gratidão dos médicos nunca será demais. O que melhor resume o que estou querendo dizer sobre como o fluxo da cura vai para cá e para lá — e mais além — é a carta que uma paciente recebeu de seu cirurgião. Depois de saber que seu médico acabara de receber um diagnóstico de câncer, essa mulher e o marido mandaram-lhe um exemplar de meu livro. Ele respondeu com a seguinte carta:

> Gostaria que soubesse o quanto gostei de *Love, Medicine and Miracles.* Esse livro continua sendo uma fonte de otimismo e força para mim e tenho-o recomendado a meus pacientes, para que outros também usufruam os benefícios de seu interesse e generosidade para comigo... Siegel mostra o poder do amor e da esperança.
>
> Na verdade, estar com um câncer metastatizado já me revelou com uma clareza cintilante a importância enorme de uma família. Atingi também certas profundezas de puro amor, irrestrito e incondicional, como sei que vocês têm, com o que vocês fizeram juntos. Ser um paciente de câncer também mostrou o carinho e os vínculos que existem entre todos nós. Cada qual descobre por si o quanto a noite pode ser longa às 3 horas da manhã e como essa experiência nos abala.
>
> Nenhum de nós sabe para onde isso nos leva. Vejo-me mais ou menos no papel de um sacerdote da medicina; tenho a oportunidade de compartilhar as experiências de meus pacientes mais do que nunca, o que é um raro privilégio.
>
> Vocês e outras pessoas maravilhosas mostraram amor e interesse por mim e eu me senti humilde e elevado. Assim como vocês me tocaram, tocarei outros também.

Quanto mais pratico a medicina, tanto menos clareza tenho a respeito da linha divisória entre quem cura e quem precisa ser curado. Os pacientes, cujos avassaladores problemas físicos fizeram com que me sentisse inútil, ensinaram-me muitíssimo sobre a verdadeira natureza de minha vocação, restaurando com isso a fé em mim mesmo como médico. Os pacientes que crêem que me devem sua vida pagaram sua dívida com juros e correção monetária, enriquecendo incomensuravelmente a minha existência pela sabedoria que adquiriram com sua doença e a transmitiram para mim. Como os estudantes que trabalharam comigo podem confirmar, sempre que tenho um dia realmente difícil, um desses dias em que ando viajando em minha "fantasia de dr. cura-tudo" e, por isso, estou me sentindo derrotado por minhas próprias limitações, vou até a UTI e sento-me ao lado do paciente em estado mais crítico. Invariavelmente essa pessoa me lembra de novo o que preciso saber — que os pacientes esperam de mim são meus cuidados, não a cura — e saio muito melhor, restabelecido em minha humanidade, aceitando meus limites.

Sugiro a todos os médicos que estão sentindo o desespero de não conseguir curar que também procurem seu paciente em pior estado, talvez com uma desculpa do tipo "estou esperando um relatório sobre os resultados dos exames, você se importaria se eu usasse a cadeira ao lado da sua cama enquanto espero?" e se sentasse ali durante meia hora. Garanto que seus pacientes farão com que você se refaça durante o tempo que estiver ali, com sua força, com sua coragem e com o fato de não lhe pedirem a cura, mas de se recuperarem com seus cuidados.

As curas que realizei como médico sempre voltaram para mim multiplicadas por dez. Assim sendo, pergunto, quem cura, quem é curado? Essa não é uma pergunta sempre respondida numa escola de medicina. Por isso os estudantes perdem uma das verdades fundamentais da relação médico-paciente — o fato de seu maior recurso ser as pessoas de quem cuida. O médico que sabe disso pode beber de uma fonte inesgotável de energia amorosa. Aprendi que sempre receberei com certeza a dádiva de me sentir refeito das mãos daqueles que parecem ter menos a dar.

De certa forma, poderia dizer até que devo muitas das bênçãos extraordinárias que me foram dadas nos últimos anos, durante o que poderia chamar de meu sacerdócio médico, aos pacientes do ECaP, o grupo de apoio aos pacientes de câncer que organizei há mais de uma década. Naquela época, eu estava tão insatisfeito com minha forma de praticar a medicina que comecei a considerar profissões alternativas, como psiquiatria ou veterinária. No entanto, percebi que tornar-me psiquiatra me afastaria do hospital e de todo o sistema que tinha esperanças de mudar e, embora os veterinários trabalhem com bichos de estimação que podem ser abraçados, um veterinário amigo meu lembrou-me de que são as pessoas que trazem os bichos e, assim, eu teria de enfrentar os mesmos problemas. Meus pacientes do ECaP mostraram-me o que fazer para continuar médico ao me ensinarem que, para meu exercício profissional orientar-se para o sucesso, teria de ajudar as pessoas a viver entre uma e outra consulta médica.

Como pessoas que assistem aqueles que enfrentam questões de vida ou morte todos os dias, nós médicos temos o privilégio de estar em condições de nos beneficiarmos com a sabedoria adquirida com tanto esforço por nossos pacientes. Os homens e mulheres — e crianças também — que viram a morte de frente são os que sabem mais sobre a vida. Sua mensagem é: "Fiquei sabendo que ia morrer e, por isso, resolvi viver até a hora de minha morte". Interpretam seu diagnóstico não como uma sentença, mas como uma mensagem para que vivam. Sua mortalidade é aceita, não considerada um veredito. Bem poucos de nós sabem como fazer isso!

Outra lição que aprendi ao observá-los é viver um dia de cada vez, sofrendo e alegrando-me com qualquer coisa que o dia trouxer. Mas Evy McDonald ensinou-me a viver dez minutos de cada vez. Escrevi muito sobre Evy neste livro porque ela é uma verdadeira entendida, é diplomada em matéria de sofrer — assim como nas coisas maravilhosas que podem resultar daí. Essa dama usou sua doença para dar uma tal reviravolta em sua vida que todos, doentes e sãos, têm o que aprender com sua história. Como todo paciente excepcional, ela sabe o que é viver o momento presente.

Os pacientes são de fato nosso maior recurso e, quando penso no médico que conheci certa vez, que me disse que as doenças são maravilhosas, mas os doentes um problema, só posso dizer: "Que perda a dele!" Sinto pena dele por estar deixando de receber todas as dádivas que sempre fluem do paciente para o médico que está pronto para recebê-las.

Neal Sutherland, oncologista havaiano e amigo meu, é eloqüente sobre a natureza dessas dádivas. Numa carta recente, falou-me do que pensa sobre a renovação e a cura espiritual que teve por causa das pessoas que conheceu profissionalmente:

> Bernie, optei por estar com os pacientes de câncer por sentir que, se ficasse bastante com eles, poderia descobrir o segredo de viver um dia de cada vez e porque alguns conseguem encontrar uma paz interior tão fantástica através de sua doença... Acho que agora entendo essa paz interior e a transformação que conduz a ela. Em meu entender, parece que envolve estarmos dispostos a abrir mão da vida como normalmente a vemos e considerá-la apenas como uma seqüência de oportunidades de amar. No ato de dar amor também se recebe amor, e esse ciclo aumenta infinita e irrestritamente.

Pergunto mais uma vez: quem cura, quem é curado? Nos próximos capítulos, que tratam de pacientes excepcionais que enfrentaram AIDS, esclerose múltipla, câncer e uma miríade de outras doenças, essa é uma pergunta que você vai se surpreender indagando, repetidamente.

As pessoas que optaram por assumir suas doenças e viver tão plenamente quanto possível com elas, dão um presente a todos cujas vidas tocam, sejam profissionais da saúde, sejam familiares. E com eles podemos aprender não apenas a combater a doença, mas a viver e descobrir o que é de fato salvar-se.

Há dez anos, pensava saber alguma coisa sobre a vida e ofereci-me para ajudar os outros a aprender. Converti-me em discípulo e fui ensinado por essas criaturas incríveis e excepcionais. Se quiser aprender a viver, pendure um cartaz em sua sala de visitas dizendo: "Dou cursos sobre como viver, das 8 horas às 10 horas da noite, toda quarta-feira". Você pode até cobrar. Quando as pessoas chegarem, você tem uma tarefa. Não diga uma palavra; só ouça. Em três meses elas vão lhe agradecer por sua ajuda e sabedoria. Em seis meses, dirão que você é um gênio por ter mudado a vida delas. Foi o que aconteceu comigo. Adquiri um bocado de fama por transmitir o que os outros me ensinaram.

5

Tudo depende da maneira como olhamos as coisas,
não do que elas são em si.
CARL JUNG

É possível tirar tudo de um homem, menos uma coisa: a última das liberdades humanas — escolher a própria atitude diante de qualquer conjunto de circunstâncias, escolher sua forma de ser.
VIKTOR E. FRANKL, *Man's Search for Meaning*

Nunca é tarde demais para ter uma infância feliz.
Frase estampada em uma camiseta

Curando a Criança Interior

No começo do século XX, o interesse da classe médica pelas doenças substituiu seu interesse pelas pessoas que sofriam de doenças. Mas, nos últimos anos, a culminação de muitas décadas de estudos nas principais universidades começou a chamar novamente nossa atenção para os fatores emocionais implícitos no desenvolvimento de uma doença. Esses estudos deram início a um lento processo de converter a evidência "anedótica" — evidência baseada em observação de primeira mão, mas sem confirmações de análises estatísticas rigorosamente controladas — no tipo de dados que a classe médica aceita como científico. O dr. George L. Engel, da Universidade de Rochester, um dos partipantes desses estudos, acreditando também no valor da evidência anedótica, coletou artigos de jornais do mundo todo sobre o fenômeno da morte súbita. Descobriu o seguinte relato sobre um casal, de particular interesse para sua tentativa de compreender o que nos torna vulneráveis à doença e à morte em determinadas fases de nossa vida:

Diz respeito a um casal, Charlie e Josephine, companheiros inseparáveis durante trinta anos. Num ato de violência sem o menor sentido, Charlie, bem na frente de Josephine, levou um tiro e morreu numa escaramuça com a polícia. Primeiro Josephine ficou paralisada, depois aproximou-se lentamente daquela forma prostrada, caiu de joelhos e, em silêncio, descansou a cabeça no corpo morto coberto de sangue... Não se levantou mais; em quinze minutos estava morta.

Bem, a parte notável da história é que Charlie e Josephine eram lhamas do zoológico! Escaparam de sua jaula durante uma tempestade de neve e Charlie, um animal genioso, que levou um tiro quando se mostrou indomável. Consegui confirmar com o encarregado do zoológico que, para todos os efeitos, Josephine estava lépida e sadia até o instante do trágico evento...

Cito esse exemplo para mostrar que estamos lidando com um fenômeno biológico geral, não apenas com um processo peculiar a um animal humano ocasionalmente hipersensível.

EMOÇÕES, TRAÇOS DE PERSONALIDADE E DOENÇA

Na década de 1950, médicos de doenças internas, psicólogos e psiquiatras da Universidade de Rochester deram início a estudos sobre o que acabaram batizando de "complexo de desistência". É um estado de espírito, em geral temporário e relacionado a mudanças nas circunstâncias de vida, que se concluiu ser um elemento que afeta a suscetibilidade a muitos tipos de doenças. Na verdade, essa pesquisa mostrou que, entre 70 a 80% dos casos estudados, abrangendo toda a gama de pessoas encontradas num serviço médico geral, a atitude de desistência precedeu o aparecimento da doença.

As características dessa atitude incluem um sentimento de abandono, vivido como desesperança e impotência, auto-imagem depreciada e perda da gratificação proveniente de relações afetivas ou do desempenho de certos papéis. O dr. Engel explica que se supõe que essa falha dos mecanismos mentais normais de enfrentamento da vida ativam "complexos biológicos de emergência regulados pelos nervos", o que diminui a capacidade de o corpo combater a doença.

Os sentimentos de desesperança e impotência podem ser despertados por todos os tipos de eventos, alguns obviamente traumáticos, outros nada óbvios, pelo menos aos olhos de um observador. Tendo sofrido um ataque cardíaco no último dia do período de luto formal pela morte de seu irmão gêmeo, que morrera de um ataque do coração, Engel sabe, por experiência própria, que até o aniversário de eventos traumáticos pode ter efeitos físicos devastadores. Mas, como ele observa, não é tanto o evento em si que importa, mas a forma pela qual o indivíduo reage a ele. Podemos exercer um controle considerável sobre nossos pensamentos e atitudes e escolher como utilizar a adversidade e situações consideradas supérfluas em nossa vida.

Essa é a mensagem que recebemos repetidamente no livro *Man's Search for Meaning*, um relato do psiquiatra Viktor Frankl, da vida nos campos de concentração da Segunda Guerra Mundial. Num certo momento, ele se sentia com o ânimo particularmente abatido. Mas então, em meio aos horrores com que estava convivendo...

Obriguei meus pensamentos a se voltarem para outro assunto. De repente, vi-me de pé sobre o estrado de uma sala de conferências bem iluminada, quente e acolhedora. À minha frente, um público atento estava sentado em confortáveis poltronas estofadas. Eu estava proferindo uma palestra sobre a psicologia do campo de concentração! Tudo quanto me oprimia naquele momento tornou-se algo objetivamente observado e descrito do ponto de vista distanciado da ciência... Tanto eu quanto meus problemas tornaram-se objeto de um interessante estudo psicocientífico vindo por mim mesmo.

E assim, sobreviveu mais um dia. *Optou* por adotar uma atitude diferente, algo que todos podemos fazer. No entanto, muitas vezes sentimos que não se trata de uma opção, pois nossa personalidade foi moldada por experiências negativas no começo da vida, tornando-nos incapazes de exercer "a última liberdade humana". Essas primeiras experiências podem ter conseqüências tanto para nossa saúde mental quanto física, porque a pessoa que chegamos a ser psicologicamente tem influência sobre o que acontece conosco fisiologicamente.

INFLUÊNCIAS DE NOSSOS PRIMEIROS ANOS

A maior doença da humanidade é a falta de amor pelas crianças, que as deixa à mercê dos maus-tratos psicológicos e às vezes até físicos, predispondo essas crianças a uma atitude de desesperança/impotência e, mais tarde, à doença. Não podemos continuar acusando os venenos físicos ou os defeitos genéticos por todas as enfermidades. Temos de entender que existem venenos sociais e psicossociais em nosso próprio lar, que nos predispõem à doença ao criar em nós certas atitudes e sentimentos.

Caroline Bedell Thomas, especialista em doenças internas da Escola de Medicina Johns Hopkins começou sua pesquisa sobre a relação entre traços de personalidade e doenças na década de 1940, preparando perfis psicológicos e históricos médicos familiares de mais de mil e trezentos estudantes de medicina formados na Johns Hopkins entre 1948 e 1964. Nas décadas seguintes, continuou acompanhando sua vida médica até meados dos anos 70, quando começou a compilar os resultados.

Para surpresa sua, o estudo confirmou que havia correlações psicológicas não apenas de problemas cardíacos, suicídio e doenças mentais, que ela esperava, mas câncer também, que não esperava. Na verdade, sua hipótese pressupunha o contrário — sua pesquisa devia provar que o câncer, ao contrário dos problemas cardíacos, hipertensão, doenças mentais e suicídio, não tinham antecedentes psicológicos. Mas, entre os pacientes de câncer, como entre os suicidas e os mentalmente perturbados, havia grande probabilidade de relações infelizes com os pais durante a infância, razão pela qual reprimiriam suas emoções nos anos seguintes. Recentemente, num artigo escrito mais de quarenta anos depois de começar o que é conhecido como "O Estudo dos Antecedentes", Thomas resumiu e confirmou essas primeiras descobertas sobre padrões de comportamento e vida, e sua predisposição à doença. Ela está esperando pelo dia em que sua pesquisa possa ser confirmada em nível molecular:

> Há quarenta anos, a expressão "biologia molecular não fora ainda oficializada, nem imaginávamos a existência dos mecanismos que ligavam as características psicológicas no período de formação com as doenças. Mas, hoje em dia, com o desabrochar da neurociência, não é exageradamente otimista prever que os caminhos que levam dos hábitos à tensão nervosa, atitudes familiares e relações interpessoais possam ser conhecidos num futuro próximo, e talvez até a estrutura molecular de alguns de seus componentes seja identificada.

Um novo estudo, que parece confirmar as conclusões de Thomas sobre o câncer, compara a história médica de quase mil crianças dinamarquesas adotadas, nascidas entre 1924 e 1926, à de seus pais biológicos e adotivos. O estudo indica que havia um componente genético predispondo à morte prematura por doenças cardíacas e infecções. O câncer foi uma exceção significativa, como revela o fato de não haver correlação entre crianças adotadas e seus pais biológicos com respeito à morte prematura (antes dos cinqüenta anos) de câncer; inversamente, *havia* uma nítida correlação entre o surgimento do câncer nos filhos com a morte de seus pais adotivos causadas por essa moléstia antes dos cinqüenta anos (mas essa correlação não se aplicava quando um dos pais morre depois de sessenta ou setenta anos).

Claro que é possível especular que essa correlação resultou mais dos fatores cancerígenos do lar adotivo que de influências psicológicas mas, em minha opinião, isso é o mesmo que dizer que o carcinógeno está na cozinha (refiro-me a um estudo feito na Escola de Saúde Pública da Universidade de Oregon, mostrando que as donas de casa tinham uma incidência de câncer 57% maior do que a população feminina como um todo, e 154% maior que a proporção de mulheres que trabalham fora. Os pesquisadores procuraram um carcinógeno na cozinha, mas não havia nenhum. A possibilidade da sensação de aprisionamento das donas de casa contribuir para um índice de câncer mais elevado não foi considerada — embora devesse ter sido, pois as empregadas domésticas têm índices de câncer menores que as donas de casa).

Vemos muitas e muitas vezes a classe médica insistir numa visão mecanicista do mundo que ignora as realidades emocionais da vida das pessoas. Eu acho que temos de prestar atenção aos sentimentos de desesperança e impotência engendrados no ambiente doméstico. Temos de começar a pensar além da questão dos venenos químicos e considerar a possibilidade de venenos psicológicos. Como uma criança se sente e se relaciona com o mundo quando um dos pais morre quando ela é bem pequena? Será que isso cria vulnerabilidade à doença e morte prematura da criança?

As conclusões de Thomas sobre a educação familiar, os traços de personalidade da juventude e o impacto desses fatores na saúde física mais tarde foram confirmadas em 1988 por um estudo de acompanhamento do mesmo grupo de sujeitos pelos psicológos Pirkko L. Graves e John W. Shaffer, também da Johns Hopkins. Descobriu-se que os traços psicológicos e atitudes formados nos primeiros anos de vida continuam tendo uma influência significativa sobre a saúde física do sujeito, à medida que envelhece. Por exemplo: o estudo mostrou que os "Solitários", um grupo definido por um exterior afável e sem emoção e solidão interior, tinham dezesseis vezes mais probabilidades de desenvolver câncer do que o grupo descrito como "Expressivo/Emocional", consistindo em gente propensa à depressão, a transtornos emocionais e ansiedade — em outras palavras, gente que sente intensamente suas emoções e as expressa.

Se você quiser mudar seu estilo emocional, talvez deva seguir o conselho dado por um participante de um de meus *workshops*. Especialista em computadores, disse que aprendeu com a programação que, se você puser lixo lá dentro, vai sair lixo; mas, se puser o lixo para fora, o amor entra. Um homem com câncer de pulmão deu um conselho parecido: em vez de sorrir quando está sofrendo intensamente, disse ele, você precisa pôr o que está lá dentro para fora. Sim! Ponha a dor e o lixo para fora, e deixe entrar os sorrisos e o amor. É a melhor descrição que já vi do tipo de terapia que fazemos em nossos grupos de pacientes excepcionais. Quando você põe seus sentimentos para fora, algo pode refazer-se lá dentro. E você com certeza vai recuperar sua vida, se não curar a doença.

Mas, para algumas pessoas, essa pode ser uma lição extremamente difícil, pois se contrapõe aos hábitos emocionais de toda uma vida. A falta de emotividade é adquirida muito cedo, como reação a pais que não atendem à maneira como a criança expressa suas necessidades. Quando as emoções são ignoradas ou intensamente rejeitadas ou punidas — pela mãe cujas necessidades pessoais são ameaçadas pelos cuidados indispensáveis a seu filho (lembre-se, bebês exigem *muitos* cuidados), por exemplo, a criança pode simplesmente fechar-se no nível emocional e tornar-se retraída, acusando a si mesma pela falta de atenção. A personalidade estóica e desprendida que resulta daí é o fator psicológico mais comum no desenvolvimento do câncer.

A falta de amor dos primeiros anos pode ter efeitos fisiológicos dramáticos não apenas mais tarde, mas na infância também. Lembro-me de uma conferência, na qual o dr. Ashley Montague levantou-se diante de um público constituído por médicos e enfermeiras e fez uma pergunta que ninguém na sala conseguiu responder: como vocês demonstram a falta de amor numa chapa de raios X? Montague, um antropólogo que escreveu livros sobre o tema do amor, do toque e do quanto são curativos, explicou que, quando as crianças não são amadas, não crescem. A evidência disso são as linhas densas que podem ser vistas nos raios X de seus ossos, indicando períodos em que faltou amor e o crescimento não ocorreu.

O que hoje é conhecido como síndrome da "falta de desenvolvimento", vista em crianças que não receberam atenção e amor suficientes, pode resultar em bebês muito pequenos e de pouco peso, mostrando o tipo de retraimento que ocorre na depressão crônica. Em última instância, essas crianças privadas de amor podem morrer. Assim como a falta de amor e de atenção física podem ser lesivas, está provado que o inverso é salutar, ajudando a explicar, por exemplo, por que as crianças amamentadas no peito ganham peso mais consistentemente do que as que tomam mamadeira e por que têm menos câncer mais tarde. Mais uma vez, os cientistas correm a examinar o leite. Eu acho que a forma de dar o leite é que é significativa. O toque é fisiológico e o amor é científico — eles mudam nosso ambiente interno.

Mas, para aqueles de nós que não fomos suficientemente amados, pode haver seqüelas psicológicas ou físicas — ou ambas. Uma infância solitária e infeliz e os tipos de personalidade deprimidas e reprimidas daí resultantes, segundo a descrição de Caroline Bedell Thomas, já observadas pelos psicólogos Lawrence LeShan e R. E. Worthington em seus estudos sobre pacientes de câncer na década de 1950. Outras evidências de componentes psicológicos de doenças são os estudos de previsão onde foi possível identificar, com base em desenhos feitos pelos indivíduos, em interpretação de testes Rorschach e outros tipos de testes psicológicos, que indivíduos de determinado grupo eram portadores de câncer. Caroline Thomas fez parte do trabalho inicial sobre o uso de indicadores psicológicos (desenhos e testes Rorschach) para prever não apenas a incidência, mas o tipo de doença.

O interessante é que aquilo que os psicólogos descobriram com os resultados de seus testes, muitos profissionais da saúde sabem intuitivamente, se não "cientificamente". Recebi a carta de uma enfermeira da sala de cirurgia, por exemplo, afirmando que, com base numa conversa de alguns minutos com um paciente, antes de uma cirurgia abdominal exploratória, ela sempre sabia que instrumentos acrescentar à mesa — os instrumentos necessários ao câncer ou os necessários às pedras. "Os pacientes são diferentes. Ainda não sei em quê".

Claus Bahnson foi um dos psicológos a fazer previsões e ele também traçou o perfil dos pacientes de câncer, que mostrava uma sensação de alienação decorrente de experiências da primeira infância. Em sua pesquisa de 1975 sobre a literatura relevante, Bahnson nota que os estudos psicológicos de câncer concentram-se em dois temas principais: uma configuração de personalidade "caracterizada por rejeição e repressão, além de um grande controle internalizado e obediência às normas sociais"; e sentimentos de perda e depressão que antecediam a doença.

Acho que a primeira parte dessa descrição é o que vejo em meus pacientes o tempo todo. São pessoas que sempre nos dizem que estão "Muito bem", seja como for que se sintam. Quando lhes perguntamos: "O que há de errado?" elas respondem: "Nada". Como já expliquei antes, a mensagem que você transmite ao seu corpo quando reprime suas necessidades, agindo como se tudo estivesse ótimo e recusando ajuda, é uma mensagem com significado de "morte"; o resultado é que seu corpo o ajuda a fazer o que pensa que você quer, e lhe permite ficar cada vez mais doente e morrer logo. Acho que precisamos instituir um sistema de escala de valores para quem tem dificuldade de expressar seus sentimentos. Se alguém se dirigir a você e perguntar: "Como vai?", você pode responder: "Por volta de seis, numa escala de dez". Não parece tão mal e você não preocupa os outros. Um hospital chegou a pregar cartazes com os dizeres: "Se você estiver se sentindo com menos de oito, conte-nos, que lhe daremos um abraço". Você pode pedir aos amigos e familiares para fazerem o mesmo.

Uma mulher escreveu-me dizendo ter encontrado uma forma própria de lidar com o câncer — segredo. Então me contou o segredo de ter feito uma cirurgia de câncer seis anos antes. Quando se encontrou com uma amiga na época em que ainda sofria dores por causa da cirurgia, somente alguns membros de sua família sabiam o que ela tinha, pois ela nunca deixara escapar sequer que havia algo errado. Embora essa abordagem possa ter funcionado bem para ela, parece-me um terrível desperdício de energia que poderia ter sido melhor aplicada para que ela se restabelecesse não só da doença, mas do seu ser como um todo. Contudo, ela acabou utilizando sua energia para manter um segredo que a impedia de pedir e de receber ajuda dos amigos e da família. Fazer-se passar por alguém que você não é, e depois ter de viver de acordo com essa impostura, talvez seja poético, mas também é um castigo penoso.

O ideal seria que as pessoas fossem capazes de usar o conhecimento de sua própria mortalidade para romper os grilhões da auto-repressão e punição, para se tornarem autênticas, para se afirmarem — mas, infelizmente, nem todos entendem que podem romper esses grilhões antigos. Conheci uma mulher em meu consultório que estava incrivelmente envolvida no processo de esconder sua doença. Acabara de participar de um encontro com os colegas da faculdade e estava muito orgulhosa por não ter contado a ninguém que estava com um câncer disseminado. O marido e os filhos não tinham permissão para falar do assunto e até sua morte devia ser esquecida — nada de obituário. Perguntei-lhe se planejara ser cimentada embaixo da janela da sala de visitas para que ninguém descobrisse que havia morrido.

Essa foi uma mulher que recebeu mensagens muito negativas de seus pais. A herança que lhe deixaram foi uma terrível falta de auto-estima — que, temo eu, venha a ser a herança deixada a seus filhos também, pois as crianças aprendem de exemplos. Por favor, não deixe essa herança para os seus. Aceite sua mortalidade e viva sua vida, peça a ajuda de que precisar e aceite-a. Isso é uma dádiva para os que o rodeiam. Você se torna um mestre e um terapeuta. Mas, em geral, o que acontece aos doentes é exatamente o contrário: sentem-se tão culpados dos problemas que criam aos seus entes queridos que não pedem absolutamente nada para si.

Eu estava de plantão no hospital durante o Natal quando descobri que uma de minhas pacientes ficara completamente só naquela data, enquanto a família saía para um jantar especial. Se aquela tivesse sido sua última noite na terra, mesmo assim não teria dito uma palavra sobre o assunto. Quando vejo meus pacientes se reprimindo desse jeito, sou obrigado a me perguntar o que aconteceu com eles durante a infância para quererem se punir assim. Que culpa lhes foi instilada para que desejem ser crucificados por meio da repressão e do ódio por si mesmos? Fico preocupado por saber que a repressão emocional impede o sistema curativo de responder como uma entidade unificada a ameaças de dentro ou de fora.

COMO DESENVOLVER UMA PERSONALIDADE DE SOBREVIVENTE

Os pesquisadores da nova disciplina da psiconeuroimunologia (PNI), uma síntese moderna de quatro disciplinas antes separadas, psicologia, neurofisiologia, endocrinologia e imunologia, estão à procura dos elos entre as reações emocionais aprendidas e as doenças. Foi o dr. George F. Solomon, um dos primeiros a pesquisar esse campo, que sugeriu o termo "psicoimunologia" em 1964, quando estudava o impacto do estresse sobre o sistema imunológico. O dr. Solomon e sua colaboradora, a dra. Lydia Temoshok, do Departamento de Psiquiatria da Universidade da Califórnia, definiram o que ele chama de tipo de personalidade "com tendência à supressão imunológica" em pacientes aidéticos, que têm muito em comum com o modo de enfrentar a vida do "Tipo C" que a dra. Temoshok observou em seu trabalho com os pacientes de câncer. "Obediência, conformismo, abnegação, repressão da hostilidade ou da raiva e falta de expressão de emoções" parecem estar relacionados a um prognóstico desfavorável nos pacientes de câncer e, possivelmente, também à suscetibilidade a essa doença, observam eles, e acham que um tipo de personalidade igualmente reprimido pode ser particularmente vulnerável à AIDS.

No momento, Temoshok e Solomon estão estudando os sobreviventes de longo prazo da AIDS. Com base em pesquisas feitas por eles mesmos e por outros (entre os quais Sandra Levy, Keith Pettingale, Janice Kiecolt-Glaser, George Engel e David McClelland, todos eles citados neste livro), procuraram identificar, com o método da tentativa e erro, uma série de traços de personalidade que aumentam sensivelmente o período de sobrevivência: sensação de propósito e sentido da vida, senso de responsabilidade pessoal pela própria saúde, capacidade de expressar as próprias necessidades e emoções, e senso de humor.

Mas, no último artigo que li do dr. Solomon, ele fala de uma única pergunta simples que os pacientes de AIDS podem fazer a si mesmos para avaliar suas chances de sobrevivência a longo prazo: Você faria a um amigo um favor *que não tem realmente vontade de fazer*? Segundo Solomon, se a resposta for não, ela tem uma importância positiva maior na previsão de sobrevivência a longo prazo do que qualquer lista complicada de características de personalidade que eles conseguiram elaborar. Em minhas conferências, peço a meus ouvintes que imaginem estar com AIDS ou câncer e terem somente seis meses de vida. Um amigo lhes telefona para pedir um favor num dia em que planejaram uma atividade maravilhosa. Diriam sim ou não ao amigo? Descubro que menos da metade e às vezes somente 10 ou 20% respondem que diriam não; mas, nos *workshops* de pacientes, há muito mais possibilidades de se dizer não, para mim um indício de que as pessoas dispostas a ir a esse tipo de reunião já aprenderam um bocado a respeito de sobrevivência.

A psicoterapia é uma das técnicas que podem ajudar pessoas dispostas a efetuar mudanças que melhorem sua saúde e suas chances de sobrevivência. Começando em meados de 1983, Solomon fez psicoterapia com um paciente CPRA (com um Complexo Patológico Relacionado à AIDS) para verificar se a intervenção psicológica destinada a reduzir a depressão, e a possibilitar-lhe sentir e expressar melhor as emoções, melhoraria sua função imunológica. Embora os indicadores do estado imunológico (que estavam sendo medidos) *não* tenham melhorado à medida que o paciente ficava menos deprimido e mais seguro, seus sintomas — suores noturnos, febre, herpes genital grave — amenizaram. Nove meses depois de começar a psicoterapia, ele conseguiu voltar a trabalhar por tempo integral. Mas o número de células T, auxiliares do sistema imunológico, continuou diminuindo, embora, para surpresa de seu médico, ele continuasse se sentindo bem e a AIDS não tivesse progredido.

Quando ele de repente ficou muito doente e foi diagnosticado um linfoma no final de 1985, parecia que tinha apenas alguns dias ou semanas de vida. Mas ele respondeu à quimioterapia e, em 1987, quando Solomon relatou esse caso, estava passando relativamente bem, trabalhando em projetos inacabados, recebendo amigos e familiares (que lhe davam muito apoio), viajando, usando terapias alternativas e continuando a ter esperanças. Solomon termina seu relato afirmando que foi "a atitude, a determinação, 'o espírito de luta' e o apoio social" de que esse homem dispunha que lhe possibilitaram sair-se tão bem durante tanto tempo diante de uma doença tão terrível.

Cartas e reuniões com outros sobreviventes de longo prazo e com os que reverteram seus exames de sangue indicam a existência de muitas outras histórias como essa. Esses relatos são importantes porque falam de características psicológicas que podem ser úteis na luta contra a doença. Mais importante ainda, lembram-nos de que podemos adquirir essas características, mesmo com uma idade em que a maioria de nós pensa que seu caráter, para o bem e para o mal, está indelevelmente gravado. Se a mudança fosse impossível, não haveria motivo algum para se falar de certas atitudes que são mais favoráveis à vida e à saúde do que outras, porque você não poderia fazer uso dessas informações. Porém a "última liberdade humana" está em seu poder — só precisa querer exercê-la.

Gostaria de apresentar aqui algumas citações da conferência "AIDS — Um Desafio às Probabilidades — Um Caso de Otimismo", realizada em fevereiro de 1989 e organizada pelo dr. Donald Pachuta, de Baltimore: "Ficar doente é duro: significa negar quem somos durante anos. Ter saúde é mais natural". 'Minha doença era tudo que não era eu." "A AIDS não foi a doença, foi a cura." Leia o livro *Beyond AIDS: A Journey into Healing*, de George Melton e Wil Garcia.

ATITUDES — SALUTARES E IMPRÓPRIAS

Obter a paz de espírito é a meta pela qual lutar se você quiser mudar. Se, como diz Candace Pert, seu corpo é a manifestação externa de sua mente, paz de espírito é o que você vai querer que ele expresse. Isso não significa reprimir seus sentimentos. Como já dissemos, as pessoas acham que a raiva, por exemplo, é uma emoção "ruim" e, por isso, não se permitem senti-la nem quando lhe dizem que têm uma doença fatal. Mas não é errado sentir raiva — nem de Deus. Como disse um membro de nosso grupo: "Dei um tiro em Deus há muito tempo". Raiva, ansiedade, depressão, medo e muitos outros sentimentos só não são saudáveis quando ficam enterrados lá dentro da pessoa, sem expressão e sem enfrentamento.

Quando você se dá valor, expressa todos os seus sentimentos e depois se libera deles. Dizer aos outros quem você é e que lugar ocupam em sua vida significa que menos conflitos vão ocorrer. Um dos resultados disso é que suas relações e sua vida profissional melhoram. Quando você não se sente à vontade para expressar raiva, faça como sugeriu um de meus alunos, e considere-a uma indignação justificada, que até Jesus teve.

Em *Surviving and Thriving with AIDS: Hints for the Newly Diagnosed*, da Coalizão dos Nova-iorquinos com AIDS (que pode ser obtido no escritório da PWA Coalition, 31 West 26th Street, New York, NY 10010), encontrei uma lista bastante razoável de todas as coisas boas e más que você pode fazer consigo mesmo no plano emocional, quer tenha AIDS ou não. Embora o autor tenha batizado suas regras de "Guia Totalmente Subjetivo e Não-Científico de Steven James para a Doença e a Saúde", há um bocado de evidência científica servindo-lhe de base e muitas mais aparecendo todos os dias. Como este livro será lido por pessoas com os mais variados graus de saúde, temos de tudo um pouco — uma lista para ajudá-lo a ficar doente, uma para ajudá-lo a piorar e uma para ajudá-lo a sarar — ou continuar sadio.

Como ficar doente

1. Não dê atenção a seu corpo. Coma muita porcaria, beba bastante, tome drogas, faça muito sexo sem segurança com um monte de parceiros diferentes — e, acima de tudo, *sinta-se culpado com isso*. Se estiver superestressado e exausto, ignore o fato e continue se esfalfando.
2. Cultive a sensação de que sua vida não tem sentido nem valor.
3. Faça coisas de que não gosta e evite fazer o que realmente deseja. Siga as opiniões e conselhos dos outros, ao mesmo tempo em que se sente infeliz e "paralisado".
4. Seja rancoroso e supercrítico, principalmente em relação a si mesmo.
5. Encha a cabeça de quadros pavorosos e depois fique obcecado com eles. Preocupe-se a maior parte do tempo, se não conseguir preocupar-se o tempo todo.
6. Evite relações profundas, duradouras e íntimas.
7. Culpe os outros de todos os seus problemas.
8. Não expresse seus sentimentos e opiniões aberta e honestamente. Os outros não vão gostar. Se possível, evite até mesmo tomar conhecimento deles.

9 Fuja de qualquer coisa que se pareça com senso de humor. A vida não é brincadeira!
10 Evite qualquer mudança que possa lhe trazer mais satisfação e alegria.

Como piorar (se já estiver doente)

1 Pense em todas as coisas horríveis que podem acontecer com você. Insista nas imagens negativas e assustadoras.
2 Fique deprimido, cultive a autopiedade, a inveja e a raiva. Acuse todos e tudo por sua doença.
3 Leia artigos, livros e jornais, veja programas de televisão e dê ouvidos às pessoas que reforçam a opinião de que NÃO HÁ ESPERANÇA. Você não tem força para mudar seu destino.
4 Fique longe das pessoas. Considere-se um pária. Tranque-se no quarto e pense na morte.
5 Odeie a si mesmo por ter destruído sua vida. Acuse-se impiedosa e incessantemente.
6 Consulte um monte de médicos diferentes. Corra de um para outro, passe a metade do tempo em salas de espera, adquira um monte de opiniões conflitantes e outro monte de drogas experimentais, e comece um tratamento depois do outro sem se fixar em nenhum.
7 Largue seu emprego, pare de trabalhar em qualquer projeto, desista de todas as atividades que lhe dão motivações e alegria. Veja sua vida como basicamente sem sentido, e já no fim.
8 Queixe-se de seus sintomas, e caso se relacione com outras pessoas, faça-o exclusivamente com as infelizes e amarguradas. Reforcem-se mutuamente os sentimentos de desesperança.
9 Não cuide de si. Para quê? Procure conseguir que os outros cuidem de você e depois fique ressentido por não fazerem um bom trabalho.
10 Pense no quanto a vida é terrível e como seria bom você já ter morrido. Mas não deixe de ficar absolutamente aterrorizado diante da morte, só para aumentar o sofrimento.

Como sarar (ou melhorar, se não estiver muito bem)

1 Faça coisas que lhe dêem sensação de realização, alegria e propósito, que confirmem seu valor. Veja sua vida como criação sua e lute para fazer dela uma experiência positiva.

2 Dê atenção constante e amorosa a si mesmo, sintonizando-se com suas necessidades em todos os níveis. Cuide de si mesmo, alimentando-se, apoiando-se e encorajando-se.
3 Libere todas as emoções negativas — ressentimento, inveja, medo, tristeza, raiva. Expresse seus sentimentos de maneira apropriada; não se apegue a eles. Perdoe-se.
4 Tenha em mente imagens e metas positivas, quadros do que você realmente quer da vida. Quando surgirem imagens assustadoras, redirecione seus pensamentos para imagens que evoquem sensação de paz e alegria.
5 Ame a si mesmo e ame todos os outros. Faça do amor o sentido e a expressão fundamental de sua vida.
6 Crie relações divertidas, amorosas e honestas, que dêem espaço para a expressão e satisfação da necessidade de intimidade e segurança. Procure curar as feridas abertas por relacionamentos do passado, como aquelas causadas por antigos amantes, pai e mãe.
7 Faça uma contribuição positiva à sua comunidade, por meio de algum tipo de trabalho ou serviço que você valorize e que lhe dê prazer.
8 Faça um pacto com a saúde e o bem-estar, e cultive a crença na possibilidade de saúde total. Crie seu próprio tratamento a partir do apoio e dos conselhos dos especialistas, mas sem se tornar escravo deles.
9 Aceite a si e a tudo que faz parte de sua vida como uma oportunidade de crescimento e aprendizado. Sinta-se grato. Quando fizer uma grande bobagem, perdoe-se, aprenda o que puder com a experiência e depois vá em frente.
10 Cultive o senso de humor.

Por favor, preste uma atenção especial aos dez últimos itens.

ESCOLHENDO AS REAÇÕES CERTAS

Os cientistas podem confirmar o valor da lista de Steven James. Um dos traços de personalidade relevante para muitas de suas regras — que a psicóloga Suzanne Kobase chamou de "força" — é, na verdade, um conjunto de vários traços complementares, que começou a passar pelo crivo da ciência nos anos 70 e 80.

Kobasa e Salvatore Maddi participavam de um grupo de cientistas comportamentais da Universidade de Chicago que estudou duzentos executivos do escalão médio e superior da companhia Illinois Bell Telephone. Todos os empregados estavam sob grande pressão por causa das mudanças administrativas durante a fusão com a AT&T. Metade tinha sofrido uma série de moléstias, metade estava saudável. Por que, se o estresse influencia a saúde, metade desse grupo não fora afetada fisicamente por ele? A resposta, segundo a equipe de pesquisa de Kobasa, compõe-se de três elementos: controle, envolvimento e desafio. Os executivos e outros empregados da companhia telefônica que continuaram saudáveis diante de circunstâncias estressantes sentiam ter *controle* sobre sua vida (em contraposição aos impotentes/desesperançados), *envolvidos* com uma vida que achavam significativa, tanto em casa quanto no trabalho, e *desafiados* por eventos que os outros podiam considerar ameaçadores. São qualidades que constituem a personalidade forte e que se encontram no paciente excepcional.

Elas se parecem também com as características que ajudaram as pessoas a sobreviver nos campos de concentração. Segundo Viktor Frankl, depois da "seleção" inicial (que permitiu àqueles considerados capazes de trabalhar evitarem os crematórios), os sobreviventes foram as pessoas que de algum modo conseguiram descobrir um sentido em seu sofrimento, que viram nele uma oportunidade de cumprir seu destino com coragem e dignidade, que não desistiram simplesmente e morreram. "Sofrer tornou-se um trabalho ao qual não queríamos voltar as costas. Percebemos suas oportunidades ocultas de realização". Dessa forma, assumiram controle sobre sua vida interior.

Como explicamos os eventos de nossa vida para nós mesmos — o que o psicólogo Martin Seligman, da Universidade da Pensylvania chama de "estilo explanatório" — é o que importa. Hans Selye, o endocrinologista responsável por grande parte de nossas opiniões atuais sobre estresse e doença, dá um exemplo do que acontece quando você encontra um bêbado falando impropérios na rua. Se você acha que não vale a pena responder-lhe e vai tratar de sua vida, o encontro não produz conseqüências fisiológicas. Se, por outro lado, você acha que sua honra foi conspurcada por algo que o sujeito falou e responde com violência física ou verbal, "você produz uma descarga de adrenalina que aumenta a pressão sanguínea e acelera o ritmo dos batimentos cardíacos, enquanto todo o sistema nervoso fica alarmado e tenso na expectativa da luta. Se você por acaso for um candidato a problemas coronários, o resultado pode ser um ataque cardíaco fatal". Um caso evidente de "escolha da reação errada".

Vamos escolher as reações certas. Quando você pensa no assunto, é impressionante o poder que deixamos os eventos terem sobre nós. Um pequeno exemplo é o fenômeno da meia sem par. Costumamos achar que a máquina de lavar comeu o outro pé e talvez cheguemos a xingá-la, não é verdade? Bem, não foi assim que uma participante de nosso grupo ECaP viu a questão. Depois de lavar a roupa, ela contou deliciada ao marido que agora tinha várias meias "extras". Assumimos o controle de nossos pensamentos!

Uma adolescente chamada Susan mudou-se de casa, e sua mãe insistiu para que ela procurasse um trabalho voluntário durante o verão. Ela foi até a casa de repouso local, onde lhe pediram que lesse para o sr. Johnson. Susan foi ao quarto dele e apresentou-se, perguntando-lhe como estava passando. "Até agora, tudo bem", respondeu ele. "Como assim?" perguntou ela. "Sou como aquele sujeito que cai de uma janela do último andar de um edifício de trinta andares. Ao passar por cada andar, as pessoas põem a cabeça para fora e perguntam: 'Como está?' e você responde: 'Até agora, tudo bem' ".

Tudo está bem desde que você consiga atravessar um monte de coisas. Aquilo ajudou Susan quando ela chegou à porta de sua nova escola naquele outono. Embora os pessimistas tenham uma visão mais acurada do mundo, os otimistas vivem muito mais e muito melhor. Desse modo, no fim, ambos podem dizer que viveram sua verdade — porque de fato criaram essa verdade.

Conheço muita gente que opta pelo lado agradável da vida quando precisa reagir a eventos desfavoráveis. Havia um homem da equipe de manutenção de um hospital local que chamou minha atenção porque parecia estar sempre sorrindo e distribuindo amor. Eu pensava: "eis aqui uma exceção à regra, vida mansa, sem problemas, é por isso que ele é assim". Aí fui convidado a fazer uma palestra a um grupo de pais que haviam perdido filhos. Quando nos apresentamos, aquele homem contou que seu filho de dois anos acabara de morrer de leucemia, e percebi que homem maravilhoso e forte ele era. Fizera uma opção sobre sua forma de viver.

A pesquisa de Seligman investiga as experiências de desenvolvimento que nos permitem escolher as "explicações" que nos dão a sensação de controle sobre os fatos ou, inversamente, fazem-nos sentir impotentes. Há mais de quarenta anos Seligman estuda o desenvolvimento da sensação de impotência. Por exemplo: nos estudos com animais, onde os cães não tinham controle algum sobre os choques que lhes eram dados, tinham sido incapazes de agir numa nova situação onde o controle *era* possível. "Aprenderam" a sentir-se impotentes e não sabiam mais exercer controle algum, embora os cães que não tinham sido condicionados à impotência tenham aprendido logo a evitar os mesmos choques.

Da mesma forma, as pessoas também podem aprender a ficar impotentes se tiverem repetidas experiências de serem incapazes de mudar as circunstâncias externas com seus esforços, principalmente quando essa sensação de impotência é adquirida muito cedo com os pais, que lhes davam muito pouca autonomia, não tendo eles próprios nenhum senso de autonomia. O resultado é a filosofia do "não adianta tentar", uma espécie de fatalismo que será aplicado a todos os eventos com que se depararem no decorrer de sua vida. Um oncologista conhecido meu está tão convicto da importância das primeiras experiências da vida, que participa de meus *workshops* para aprender como criar os filhos. Sugeriu-me que escrevesse um livro sobre esse tema.

Quando as pessoas se sentem pessimistas em relação à sua vida e às possibilidades de mudá-la, essa atitude pode afetar tudo, do sucesso profissional à saúde. Seligman e seus colaboradores da Universidade da Pensylvania fizeram uma avaliação do "estilo explanatório" de 172 universitários e, baseados nela, conseguiram prever quais estudantes ficariam doentes com mais freqüência, quer dali a um mês, quer dali a um ano. Descobriram também que o "estilo explanatório" tinha mais utilidade do que a atividade celular de eliminação natural do sistema imunológico na previsão dos índices de sobrevivência de treze pessoas com melanomas malignos.

A expressão "estilo explanatório", cunhada por Seligman, tem um significado muito próximo ao da "adaptação à vida" do psiquiatra George Vaillant — como as pessoas vencem os fatores estressantes com que se deparam em sua existência. Falando de um desses fatores estressantes secundários, Vaillant descreve qual seria sua própria reação se estivesse surfando um vagalhão na praia, em contraste ao prazer que observava em outros tendo a mesma experiência:

> Pensei no desgaste fisiológico que se seguiria se eu tivesse de fazer *surf*. Sem dúvida, a experiência consumiria cálcio de minhas articulações, corroeria o revestimento de meu estômago, depositaria colesterol no interior de minhas artérias, comprometeria meu sistema imunológico com uma descarga de corticosteróides e, ao menos metaforicamente, me custaria anos de vida. Mas via os surfistas excitados ganharem velocidade, deslizarem velozmente pela crista da onda e ficarem suspensos um instante acenando com os braços. Via que, para eles, a experiência era de prazer, de liberação e até de relaxamento. Através de que alquimia seu sistema nervoso central mitigava uma experiência que deveria ser prejudicial à sua saúde? A diferença entre eles e eu, se tivesse me aventurado a segui-los, não seria de tensão externa e desamparo auto-imposto. A diferença seria nas formas de nossas mentes distorcerem a experiência.

Ao observar as pessoas pegando ondas, Vaillant refletia (em 1979) sobre os resultados de um estudo de quarenta anos a respeito da relação entre saúde mental e física. O estudo começara com mais de duzentos saudáveis alunos de Harvard no começo da década de 1940, cujas vidas tiveram um acompanhamento anual ou bianual por meio de questionários e de entrevistas ocasionais. Quando os resultados foram compilados e aqueles alunos já tinham entrado na meia-idade, o estudo indicou que "a saúde mental positiva retarda significativamente o declínio irreversível da idade no plano da saúde física". Dos cinqüenta e nove homens nas melhores condições de saúde mental, segundo as estimativas feitas de seus vinte aos quarenta anos, somente dois tinham adoecido gravemente ou morrido com a idade de cinqüenta e três. Mas os quarenta e oito homens em pior estado de saúde mental tiveram um quadro de saúde física muito diferente: dezoito tinham adoecido gravemente ou morrido com essa idade.

Em 1987, Vaillant, Seligman e o psicólogo Christopher Peterson publicaram um estudo, atualizando os resultados referentes a noventa e nove desses homens. "O estilo explanatório dos homens com vinte e cinco anos de idade era uma previsão de sua saúde aos sessenta e cinco", disse Seligman, confirmando os resultados que Vaillant começara a observar dez anos antes. "Por volta dos quarenta e cinco, a saúde dos pessimistas começou a deteriorar mais depressa", segundo Seligman, que está convencido de que é possível realizar mudanças no estilo explanatório por meio de terapia cognitiva.

Um exemplo de mudança cognitiva que você pode realizar é interpretar os efeitos colaterais de seus remédios não apenas como mais uma preocupação, mas como evidência de algo positivo acontecendo. Talvez seu cabelo caia durante o banho por causa da quimioterapia. Você pode vê-lo (e a si mesmo) "indo pelo ralo", com todo o simbolismo implícito, ou pode vê-lo como sinal de que as drogas estão funcionando, permitindo-lhe descobrir e revelar seu verdadeiro eu.

A DOENÇA COMO FRACASSO

O que o estudo de Harvard e uma quantidade cada vez maior de pesquisas semelhantes sugerem é que nossas atitudes mentais afetam primeiro nossa suscetibilidade à doença, depois nossa capacidade de superá-la. Será que isso significa que as pessoas doentes devem suportar a carga não apenas de sua moléstia mas, antes de tudo, da responsabilidade de terem ficado doentes? São "culpadas" por reprimir suas emoções, por alimentar ressentimentos que se voltam contra elas por não terem um canal de expressão, por se sentirem impotentes e desesperançadas, por não possuírem espírito de luta suficiente ou bastante "mordedeus" (para usar a expressão de McClelland)?

Ver a doença como sinal de inadequação pessoal ou culpa é cruel e falso. A carta de uma mulher que recebeu um diagnóstico de câncer há dois anos descreve muito bem o dilema. Depois de contar o quanto lutara para resolver sua vida e curar a doença com cirurgia, meditação, visualização, quimioterapia, amor, psicoterapia, espiritualidade e altruísmo, teve uma experiência horrível com a quimioterapia e "recuperou-se com extrema lentidão da cirurgia, [que] realmente entra em choque com meu sistema de crenças":

Devo acrescentar que algumas das coisas que as pessoas me disseram nos últimos dois anos foram realmente cruéis, ainda que tivessem a intenção de me ajudar. Um amigo insinuou que eu devia ter passado meu tempo de terapia fugindo, porque se tivesse trabalhado realmente não teria adoecido. Muita gente lembrou-me de que criamos nossa própria realidade e, por isso, eu devia procurar descobrir por que criei meu câncer. E, neste verão, o dirigente de um *workshop* disse que "não era suficiente cortar um pedaço de meu seio e colocar um monte de química no corpo". Enquanto não conseguisse dizer: "Eu criei meu próprio câncer" e estar convencida disso, continuaria tendo reincidências.

As dádivas de Deus às vezes nos chegam de formas estranhas. Minhas experiências ensinaram-me a ter clareza absoluta de que não tenho controle sobre os resultados. Sou responsável por minhas atitudes, pelo que faço com minha vida e pela maneira de tratar meu corpo. Mas não tenho controle sobre o resultado de minha doença. Passou-se muito tempo até eu chegar a entender isso e me livrar da sensação de fracasso. Continuava refletindo, pensando que devia estar fazendo algo errado, ou que não estava me esforçando o bastante ou que estava me sabotando de algum modo. Pois, afinal de contas, se eu estivesse fazendo tudo certo, não estaria doente, não teria dores, não sangraria etc.

Rodeei muito para chegar ao que queria dizer-lhe... Por favor, por favor, tome cuidado para não estabelecer um novo modelo de fracasso. Muito do que você diz desperta esperanças de uma forma melhor de se viver. Mas é muito importante *o esforço que se despende para atingir metas possíveis. Posso esperar um milagre, mas não posso fazê-lo* e não sou uma fracassada ou uma pessoa má se o milagre não acontecer. *Posso* procurar a paz de espírito e tenho muito a fazer para consegui-la. *Posso* optar por viver cada momento plenamente. *Posso* optar por amar e ser amorosa. Mas, ao menos de acordo com minha experiência, quando opto por não ter efeitos colaterais da quimioterapia, não sangrar, não sentir dores, diminuir meu tumor, eliminar o câncer do meu corpo, não ter reincidência — são resultados que não sei como conseguir.

Você se lembrou de observar que a taxa de mortalidade (para o estado conhecido como vida) é de 100%. Por favor, incentive-nos a ter esperança e esforçar-nos pelo melhor resultado possível e depois ame-nos e aceite-nos, aconteça o que acontecer. Quando os resultados não são bem o que esperamos, amar a nós mesmos é ainda mais importante. O Universo/Deus proverá tudo quanto preciso — não tudo quanto desejo. Por isso, diga-me que quando não consigo o que quero, não significa que sou uma fracassada — que não estou necessariamente fazendo algo errado. Como paciente, precisava ouvir isso. E precisava que alguns amigos meus também ouvissem.

Não há necessidade de ensinar nada a essa criatura, porque ela descobriu tudo sozinha e disse com muita eloqüência o que precisa ser dito. Espero que essa mensagem chegue a seu destino, não apenas aos pacientes e seus entes queridos, mas aos médicos também. Espero que todos os terapeutas, médicos, familiares e amigos nunca façam as pessoas se sentirem fracassadas ou que ainda estão doentes porque não mudaram o bastante, não realizaram o suficiente ou não passaram por todas as transformações existenciais necessárias. É por isso que me dedico a ensinar as pessoas a viver, não a morrer, pois morrer é algo de que sempre são capazes. Se você vê tudo isso como trabalho, está no caminho errado e preparando-se para fracassar.

A questão, como bem sabe a senhora que escreveu a carta, é que você tem de saber pelo que lutar e o que deixar nas mãos de Deus. Seus direitos e individualidade são coisas pelas quais você tem a obrigação de zelar, provando que não vai ser capacho, insistindo para que seu médico o trate com respeito, não permitindo que suas perguntas fiquem sem respostas, usando suas próprias roupas no hospital, participando de decisões que precisam ser tomadas a respeito de seu tratamento. Mas há outras ocasiões em que você deve ter fé e confiança, em que deve deixar que Deus cuide de tudo para que você fique em paz.

Nessas ocasiões, você precisa assumir uma atitude de "Bem, veremos..." e entender que alguns problemas podem acabar como pneus furados espirituais. Um de nossos amigos estava no hospital queixando-se de que sua tomografia marcada para as 8 horas da manhã fora adiada. Perguntei-lhe: "Você não soube que o cabo do elevador se quebrou às oito e se espatifou no poço? Ainda bem que você não estava lá dentro". "Mas isso aconteceu mesmo?", retorquiu ele. Eu respondi: "Nãoooooo. Mas, se fizer a tomografia às onze, quem sabe não acaba conhecendo alguém na sala de espera que jamais teria encontrado às oito e que vai ser um bálsamo para você? Aí vai ficar satisfeito por ter ido para lá às onze, e não às oito". Pare e deixe o barco correr. Coloque seus problemas nas mãos de Deus, quando não houver mais nada que possa fazer a respeito deles. Essa combinação de espírito de luta e fé espiritual é o melhor mecanismo de sobrevivência que conheço.

Um médico que me ouvira falar sobre o espírito de luta perguntou: "Qual é seu principal objetivo, aumentar o tempo de vida ou conquistar paz de espírito? Se o paciente irritado e hostil viver mais, será que ajudá-lo a obter paz de espírito não reduzirá sua expectativa de vida?" Talvez a melhor resposta a essa pergunta esteja na Oração da Serenidade, escrita por Reinhold Niebur, o teólogo do século XX, e que foi adotada, na versão resumida que cito aqui, pelos Alcóolicos Anônimos. "Que Deus me dê coragem para mudar as coisas que posso mudar, serenidade para aceitar as coisas que não posso mudar e sabedoria para perceber a diferença entre elas".

Conforme minha correspondente explicou antes, o resultado da doença pode estar além dos limites de seu poder, e temos de descobrir, como ela, onde eles se situam. Mas isso não significa abdicar de toda e qualquer responsabilidade. Responsabilidade e culpa não são a mesma coisa. Doença e fracasso também não. Tudo quanto peço às pessoas que me procuram em busca de conselhos ou de cuidados médicos é que sejam "pacientes responsáveis", que participem de seu tratamento. Pedir que não morram é pedir o impossível. Todos morremos; morrer não é fracassar. O único fracasso que existe é não viver plenamente. Lembre-se, existem probabilidades e possibilidades, estatísticas e indivíduos.

A DOENÇA COMO PUNIÇÃO

Outro de nossos conceitos equivocados sobre a doença é que se trata de uma punição de nossos pecados. Em geral, essa culpa não tem base alguma na realidade, tendo-nos sido instilada por pais, professores e outras figuras de autoridade na nossa vida. Por causa da culpa, desejamos crucificações que supomos merecer. Minha esperança é que, quando vemos a doença dessa forma, possamos utilizá-la para nos abrir para a possibilidade de ressurreição.

Freud descreveu essa função da doença ao falar dos sintomas que expressam e satisfazem um desejo tríplice. O primeiro deles diz respeito às necessidades de prazer do organismo (motivo pelo qual peço a meus pacientes que indaguem quais de suas necessidades estão sendo atendidas pela doença); o segundo, às intenções agressivas em relação aos outros (como usar nossas doenças para manipular as pessoas à nossa volta) e o terceiro com medidas autopunitivas como forma de expiação. Em *The Vital Balance*, Karl Menninger conta que, no início, tinha dúvidas sobre essa teoria — quem, afinal de contas, "chegaria a desejar um desconforto mínimo, quanto mais uma doença grave?" Mas sua prática mostrou-lhe a sabedoria da teoria freudiana, diz ele. Menninger ilustra o tema do desejo de expiação com o exemplo de um homem que matara o filho e depois tivera um colapso nervoso. Mais tarde, quando perdeu um braço num acidente, recuperou a saúde emocional, pois sentia ter expiado a culpa pelo que fizera ao filho. A perda do braço significava que já havia sofrido o bastante.

Essa forma de interpretar a doença é outra coisa que gostaria de ensinar na escola de medicina, pois todo médico vai encontrar pessoas doentes por razões que não são físicas. Existem pessoas que podem ficar cegas para poupar-se de algo que não desejam ver, podem perder o uso dos membros porque não querem sair do lugar, podem ficar impotentes porque não sabem mais o que fazer para obter a ajuda necessária. Nós, médicos, precisamos ser instruídos no sentido de procurar os motivos que se ocultam por trás da cegueira, mesmo quando sua natureza é mais psicológica do que fisiológica.

Na Bíblia há um cavalheiro que Woody Allen considera um filho único muito bem-ajustado. Para os que não o reconhecem a partir dessa descrição, seu nome era Jesus. Jesus curava, mas era um péssimo médico; diante de um paralítico, exclamou: "Seus pecados estão perdoados", e não "Levante-se e ande". Qualquer médico competente teria tentado pôr o homem de pé com cirurgias e parafusos ou, pelo menos, mandado-o a um ortopedista. Quando as pessoas perguntaram a Jesus por que escolhera essa outra abordagem, ele respondeu: "Qual é a mais fácil, e qual você preferiria?" Jesus conhecia a importância de uma vida recuperada, e sabia que uma cura é, muitas vezes, o seu subproduto. Ele salvava e curava por meio do perdão e da fé.

Por falar na necessidade de perdão, não estou de modo algum tachando-os de pecadores, nem penso ser isso o que Jesus pensava. Antes de Jesus devolver a visão ao cego, perguntaram-lhe: "Quem pecou, este homem ou seus pais?", e ele respondeu: "Nenhum deles". A cura do cego não estava relacionada com nenhum pecado, mas com a manifestação da capacidade divina de curar, que existe em todos nós. Mas muitos supõem ter atraído a doença para si através do pecado, e Jesus sabia disso, assim como sabia que o aleijado precisava ser perdoado.

Muitas vezes, é disso que nossos pacientes também precisam — não que os perdoemos, mas que perdoem a si próprios. Se conseguirem, não precisarão ficar doentes de alma ou de corpo. Se não conseguirem ter suficiente amor por si mesmos para se conceder essa graça, então a doença pode ser a expiação que finalmente os libera da culpa e, depois disso, podem se permitir a cura.

Certo dia, recebi no consultório um psicoterapeuta que simplesmente não conseguia aceitar o que eu dizia sobre as pessoas necessitarem de múltiplas crucifixões e de usarem suas doenças como punição. Como costuma acontecer, Deus o ajudou mandando-lhe uma paciente para explicar essa teoria. Ela atribuía sua extraordinária longevidade à liberação da culpa que conseguira por meio da doença:

> A culpa era tão avassaladora que eu não poderia continuar vivendo se não tivesse um meio de sofrer. Sentia que era uma pessoa má e que não merecia continuar vivendo sem algum tipo de sofrimento em minha vida. Não havia perdão. Eu simplesmente não consegui superar aquilo enquanto não tive câncer. Mas, depois que tive câncer, eu disse a mim mesma, tudo bem, você já sofreu bastante. Agora já pode fazer algo positivo por si mesma.

Agora sua ressurreição pode acontecer. O papel da pessoa que cura é guiar os outros para o perdão, para que não sintam mais que têm algo a expiar, para fazê-los entender que não são pecadores e abrir-lhes o caminho da salvação e do amor por si mesmos.

AUTO-ESTIMA

Já ouvi tantas dessas histórias de autopunição que estou considerando a possibilidade de me candidatar a presidente da República. Gostaria de ser presidente para promulgar duas leis vitais: uma é a lei que obriga todas as pessoas a amarem a si mesmas, e minha administração a faria cumprir com patrulheiros do amor vestidos com uniformes vermelho e amarelo, percorrendo as ruas de todas as cidades e perguntando a cada cidadão: "Você ama a si mesmo?" Todos que dissessem não receberiam pesadas multas. Ficaria caro demais não amar a si mesmo.

A outra questão importante de meu programa administrativo seria criar um sistema de verdadeira segurança social. Você receberia um número que o colocaria num grupo que se reuniria durante duas horas por semana. Ali você receberia o amor e a disciplina que sua família não lhe dá. É isso que nossos grupos de pacientes excepcionais fazem agora e o que grupos como os Filhos Adultos de Alcóolatras também fazem. Mas não existem grupos de gente física e mentalmente sã — por exemplo, gente que ama a vida e quer viver até os cem anos. Até agora, quando você quer participar de um grupo, tem de ter câncer, AIDS, esclerodermа ou outra doença qualquer, ou ser viciado em drogas, alcóolatra, divorciado, ter excesso de peso ou encaixar-se em alguma outra categoria reconhecidamente problemática. Mas, recentemente, alguém me deu um panfleto de divulgação de algo chamado Grupo de Amor Radical Por Si Mesmo. Talvez seja o ponto de partida de um novo movimento. Talvez não precisemos ser feridos antes de começar a viver.

Espero que a participação no grupo ajude naquilo que considero o maior problema de meu trabalho — conseguir que as pessoas queiram viver e realizar as mudanças necessárias em sua vida. É muito legal falar do sistema de cura e da forma de ativá-lo, mas quando você percebe as condições em que se encontra a sociedade, começa a entender que essa informação logo não vai fazer muita diferença. O importante é criar uma sociedade em que o amor por si mesmo e o amor pelos outros estejam presentes. Há pouco tempo, li um artigo de Ushanda io Elima sobre os pigmeus efé, que vivem assim. Segundo Jean-Pierre Hallet, que cresceu entre os efés, eles são muito expressivos quando se trata dos sentimentos que consagram uns aos outros:

> Existe muito contato físico e afeição entre todos os pigmeus. Os bebês e crianças pequenas são tomados no colo e carregados. As crianças mais velhas e os adultos tocam-se freqüentemente. Ficam muito de mãos dadas ou sentam-se com um braço em volta do amigo, ou colocam a cabeça no colo de alguém. Qualquer pessoa que precise ser tranqüilizada pode tocar alguém por um momento ou ser abraçada. Também trocam muitas carícias.

O resultado dessa forma de criação é uma sociedade na qual "os pigmeus concentram sua atenção na melhoria de suas relações pessoais que se baseiam na confiança". Não há crimes, nem infidelidades, nenhum estigma contra a sexualidade e grande respeito não apenas uns pelos outros, especialmente entre os mais velhos, mas pela floresta onde vivem. Se amássemos uma geração de crianças do mundo inteiro como os pigmeus amam as suas, o planeta se transformaria e nossos problemas desapareceriam.

Se você tem dúvidas quanto aos males causados pela falta de amor por si mesmo, basta olhar à sua volta. Observe quantos cometem suicídio, às claras ou não, com acidentes e doenças não tratadas. Somos tão autodestrutivos que é preciso haver leis — do tipo "por favor, ame a si mesmo" — até para nos levar a usar cintos de segurança ou capacetes. Nós nos envenenamos e nos entorpecemos com cigarros, tranqüilizantes, drogas, álcool e alimentação imprópria e nos envolvemos em relações pessoais que nunca vão dar certo, numa tentativa desesperada de nos convencer de nosso próprio valor. Nenhuma relação amorosa do mundo pode levar-nos a perceber nosso valor se nós mesmos já não soubermos qual é.

Sem amor por si mesmo é difícil lutar pela sobrevivência. É ótimo dar conselhos sobre a forma de viver, àqueles que são receptivos às nossas palavras. Mas, aos que não querem viver, não há nada que possa ser feito. Para que viver mais quando não se gosta da vida? Acho que a mensagem precisa ser: "Eu amo você e espero que, um dia desses, você também se ame". Criticar não ajuda, só destrói uma relação e cria sentimentos de fracasso.

Se você não recebeu amor nos seus primeiros anos de vida, talvez seja incrivelmente difícil encontrar amor dentro de si. Porém, não pense que é impossível. Você é capaz de mudar e descobrir seu verdadeiro eu. É para isso que servem os grupos e a psicoterapia. Ou um pouco do que Martin Seligman chamaria de "reeducação cognitiva" pode ser útil. Era disso que precisava uma mulher com esclerose múltipla, que me escreveu pela primeira vez muitos anos atrás. Ela reconhecia que muitos de seus problemas, tanto físicos quanto emocionais, relacionavam-se à falta de amor por si mesma, mas parece que não conseguia livrar-se dos sentimentos negativos. Diz ela em uma de suas cartas:

> Como amar a mim mesma se sofro uma decepção atrás da outra? Se eu fosse outra pessoa tentando me amar, procuraria um jardim mais florido, e me afastaria do contínuo "hoje estou bem, amanhã estarei doente" que me caracteriza. Como amar alguém tão imprevisível? Você põe seu carro à venda quando deixa de confiar nele. Você se divorcia de sua mulher quando esta começa a desapontá-lo. Estou trancada aqui dentro com esse eu beligerante que já teria mandado embora, vendido ou do qual teria me divorciado há muito tempo se pudesse. Espera-se que eu ame isso?

Em resposta, falei-lhe de Evy McDonald sentada em frente de seu espelho e procurei fazê-la ver que as limitações de nosso corpo nunca precisam limitar nossa capacidade de sermos amados ou de amar a nós mesmos. Mas a mudança não acontece da noite para o dia. É trabalho duro. Numa carta escrita quase um ano depois da citada anteriormente, essa mulher comparava o processo de aprender a amar a si mesma com o de adquirir qualquer outra capacidade, um assunto que ela conhece bem depois de trabalhar muitos anos como professora. Observando seu progresso no que ela chama de "Amar e Aceitar 101", ela explica o que ainda a segura. "Tenho capacidade cognitiva. Estou motivada. Estou ouvindo. Mas estou tendo alguns problemas para terminar minhas provas."

Bem, como professor desse curso que ela está fazendo, tenho certeza de que um dia desses essa esforçada criatura vai tirar seu diploma, como espera, *"Magna cum amor!"* Amor por si mesmo é algo que pode ser adquirido, mesmo tarde na vida, seja qual for a sua situação. Se você ler *The Velveteen Rabbit*, vai descobrir o que é ser real, e entender que não importa se "a maior parte de seu pêlo cair e você perder os olhos, ficar com as articulações desconjuntadas e muito encardido", porque "quando você é REAL, não pode ser feio, exceto para gente que não entende".

Lembro-me de visitar uma mulher em sua casa certa noite. Devido ao câncer extenso na cabeça e no pescoço, à radioterapia e à cirurgia, sua cabeça estava muito deformada e aumentada pela retenção de fluidos e tinha de ficar virada para o lado para que um dos olhos se mantivesse aberto. Sua língua estava inchada e protuberante e, por isso, não conseguia falar. Quando entrei em seu quarto, não tinha certeza, apesar de todos os meus anos de prática cirúrgica, se conseguiria ficar ali durante cinco minutos, por causa de sua aparência e do cheiro. Ela não conseguia falar, mas escreveu algumas palavras num bloco que me passou; escrevi a resposta e devolvi-lhe o bloco. Ela então escreveu: "Você pode falar". Abri um grande sorriso e apaixonei-me por ela no mesmo instante. Ela se tornara real e bonita. Uma hora depois, tomei-a em meus braços e lhe dei um grande beijo.

Uma de minhas pacientes — e amigas — mais excepcionais, é uma mulher chamada Susan Duffy, que teve escleroderma. Através da correspondência que mantivemos durante vários anos, fiquei conhecendo muito bem sua história familiar de alcoolismo, suicídio e maus-tratos, sabendo o quanto se tem de ser corajoso para optar pela vida, desafiando uma formação como essa. Há algum tempo, escreveu-me:

> Venho de gerações de padrões repetitivos de suicídio, morte prematura, todas as formas de doenças terminais — é só mencionar uma delas, que um membro de minha família já teve. Minha mãe e meu pai cometeram suicídio, com intervalo de cinco anos entre um e outro. A mensagem mais gritante que ouvi foi "MORRA, FILHA, MORRA..." Todos precisamos de algo dos pais, posi-

tivo ou negativo. Às vezes sinto que estou apegada à minha doença para ficar perto de meus pais. De certa forma, é isso que me faz sentir parte deles. Todos desejamos alguma forma de identidade.

Consegui romper o molde ou padrão e saí dele, mas foi uma batalha e tanto. Tive de lutar contra a inclinação natural de seguir o caminho de meus ancestrais.

Com o passar dos anos, Susan venceu a luta contra seu passado, sua doença e sua crença. Suas cartas constituem registro notável de um crescimento espiritual obtido a duras penas:

Vejo minha experiência de vida assim: vivo numa prisão. Não tive controle sobre as circunstâncias nas quais nasci. Não tive controle sobre os pais que me criaram. Não tive poder sobre as circunstâncias às quais fui exposta. Quando minha prisão estava tão escura que eu não conseguia enxergar, e o sofrimento tão grande que eu não queria ver — ouvi uma batida na porta e tive a coragem de ir ver quem era. Ao abrir a porta, entrou o AMOR. Quando o AMOR entrou, consegui me perdoar. E depois tive capacidade de aceitar. Quando o AMOR entrou em minha prisão, tocou todas as coisas negativas que lá estavam, tendo em vista minhas experiências anteriores — e transformou-as em algo significativo...

Ainda me surpreendo tropeçando em alguns objetos, mas quando caio, sinto a mão do AMOR me levantar. Quando me machuco e choro, sinto seu contato suave em meu coração. Quando me debato, sinto sua mão carinhosa me guiando e iluminando meu caminho. Quando luto para entender, ouço seu sussurro delicado: "Vai dar tudo certo". E, quando eu morrer, o AMOR me tirará carinhosamente para fora de minha prisão e me levará para casa, onde não há prisões.

Não há nada fácil nesse processo. Ela se refez emocional e espiritualmente, não tanto a despeito do sofrimento pelo qual passou, mas por causa dele. Como relata Susan em outra de suas cartas:

Foi na escuridão que soube o que era a luz. Foi no sofrimento que soube o que era o amor. Foi na morte que soube o que era a vida. Foi na solidão que soube o que era rezar. E foi no amor de Deus que soube qual o sentido de minha vida.

Tudo isso pode parecer belo, divino e espiritual, mas o preço que muitas vezes tive de pagar para ver essa luz foi alto demais! Mas de novo ocorre-me que, por trás de qualquer tipo de perda, há algo de uma dimensão maior a ganhar.

O amor por si mesma que Susan tanto lutou para conseguir, junto aos grupos de pacientes excepcionais e outros de que participou, surge com muito maior facilidade quando é uma conseqüência natural do amor que recebemos de nosso primeiro e mais íntimo ambiente, a família. Mas, como Susan, muitos de nós não recebemos o amor de que precisamos dos pais que, por sua vez, não o receberam dos seus. Se acompanharmos esse fio, chegaremos a Adão e Eva, e todos nós podemos acusá-los por não terem feito as coisas direito. Como cada geração tende a transmitir à seguinte seu legado de falta de amor, temo que muitas gerações se passem antes de conseguirmos chegar aos patrulheiros do amor e ao sistema de segurança social que estou propondo, a menos que optemos por interromper esse ciclo aqui e agora e amar a nós mesmos, a nossos filhos e uns aos outros. Vamos começar o processo de transformação, deixando a doença redirecionar nossa vida. Depois de reconhecer, segundo as palavras de Elisabeth Kübler-Ross, que não estou legal, que você não está legal, mas que isso é legal, podemos tomar a decisão de parar de transmitir nosso sofrimento às próximas gerações e começar a amar.

SUPERANDO O PASSADO

O fato de pensarmos que nossos pais não nos amaram o bastante ou do jeito certo cria uma resistência enorme nas pessoas. É melhor acreditar que a culpa é nossa, porque aí pelo menos alimentamos a ilusão de podermos conquistar o amor deles se cortarmos o cabelo, tomarmos um banho, conseguirmos virar doutor, casarmos com a pessoa certa, ganharmos mais dinheiro, telefonarmos para casa com mais freqüência etc. — você pode preencher a linha pontilhada de acordo com sua situação. A questão é que a maioria de nós é produto de um amor condicional (e alguns de nós, produto de amor nenhum, e até de maus-tratos). Se você pertence a uma família que o amou incondicionalmente, está em minoria, motivo pelo qual tão poucos de nós acreditamos que podemos ser amados.

Nos *workshops*, pergunto às pessoas que acham que ninguém pode amá-las se pensam ter nascido assim, e ainda não descobri um só indivíduo que não tenha se sentido amável ao nascer. Depois faço um comentário: "Então alguém fez vocês se sentirem indignos de serem amados; são as mensagens recebidas de figuras de autoridade que os fizeram assim. Quando o amor é condicional, consideramo-nos imperfeitos e indignos do amor".

Contaram-me a história de um jovem que queria ser violinista, mas foi pressionado a se tornar advogado para que seus pais se orgulhassem dele. Quando adulto, desenvolveu um tumor no cérebro e disseram-lhe que tinha um ano de vida. Àquela altura, ele pensou: "Então vou tocar violino durante um ano". Um ano depois, ele tinha um emprego de violinista numa orquestra e nenhum tumor no cérebro. Conheço muitas histórias assim e desejo que o mesmo aconteça com todos vocês. É por isso que lhes peço para darem a si mesmos o amor incondicional que seus pais talvez não tenham conseguido dar. Perdoe-os, aceite-se e viva sua vida. Eis aqui um teste simples: se, na hora de sua morte, a vida de uma outra pessoa passar diante dos seus olhos, você fez a coisa errada.

Reli há pouco tempo um romance de Tolstói, *A Morte de Ivan Illich*, e deparei-me com essa frase: "Ivan Illich levou uma vida muito fácil e cômoda e, por isso mesmo, terrível". Mais tarde, em seu leito de morte, pergunta a si próprio se houve em sua vida inteira algo de real ou verdadeiro. Como deve ser doloroso para alguém às portas da morte ter de se perguntar se chegou realmente a viver.

Eu sei o que existe dentro de nós, no inconsciente. Sei do que o inconsciente é capaz, quando o desobstruímos. O que está em seu caminho? Tanto os sentimentos de culpa quanto de fracasso são despertados por figuras de autoridade que o levaram a tê-los, e de cujo julgamento parece que você jamais conseguiu escapar.

Os pais são hipnóticos, assim como os professores e os médicos, mas é raríssimo serem terapêuticos. As crianças precisam de amor incondicional e disciplina, em vez de castigo. Envie-lhes mensagens como: "A vida é cheia de problemas e obstáculos. Aconteça o que acontecer, você vai superá-los e viver até os cem anos". Ou: "Ontem já passou, amanhã ainda não chegou; portanto, não há com o que se preocupar". Também gosto do conselho sobre criação de filhos dado por Elida Evans, um dos primeiros terapeutas junguianos que, há mais de sessenta anos, percebeu a existência da personalidade cancerígena. Os pais, "acima de tudo, devem ensinar os filhos a ser perseverantes e, quando os filhos não conseguirem o que desejam, devem ensiná-los a arranjar um substituto e aproveitar ao máximo suas possibilidades. Certo grau de interesse, oportunidade e beleza sempre são possíveis, e não tenho certeza de que esse grau tenha limitações na vida de qualquer pessoa".

Talvez o melhor de todos os conselhos seja o da psicanalista suíça Alice Miller, que escreveu quatro livros sobre pais e filhos: *The Drama of the Giffed child*, *For Your Own Good: Hidden Cruelty in Child-Rearing and the Roots of Violence*, *Thou Shalt Not Be Aware: Society's Betrayal of the Child* e *Pictures of a Childhood*. Ela disse a um entrevistador que gostaria que pudéssemos amar nossos filhos por eles mesmos — "não como criaturas para manipular ou transformar". No entanto, muitas vezes fazemos o oposto e procuramos moldar nossos filhos de acordo com algo que eles não querem ser, tornando nosso amor condicional à sua obediência. A renúncia e a repressão conseqüentes podem ser fatores desencadeantes de doenças. Mas é claro que não penso que toda pessoa doente teve pais pouco carinhosos, negligentes ou cruéis.

Recebo cartas de pessoas com raiva de mim por acharem que as estou acusando pelas doenças de seus filhos. "Por que meu filho de três anos 'precisa' dessa doença?", perguntam-me. "O que fizemos de errado?" Quando a mãe de uma criança com câncer me telefona e diz que a estou fazendo sentir-se culpada, acredito que seu sentimento de culpa seja decorrência de algo em sua formação, da forma pela qual foi criada pelos pais. Não sou eu quem inventa a culpa, embora ela se projete através de mim.

Não quero gerar culpa em ninguém e, se é essa a mensagem que está sendo recebida, gostaria de esclarecê-la. Sim, acredito de fato que podem estar acontecendo coisas na família de uma criança que contribuem para a doença. Digo isso não para atribuir culpa a alguém, mas para dar força às pessoas, para facilitar a descoberta de formas positivas de enfrentar a doença quando há problemas familiares, em relação aos quais é possível tomar algumas providências. Eu gostaria que respondessem com amor, não com culpa; gostaria de acionar os mecanismos de reparo, não de precipitar um colapso.

É claro que, como médico, também reconheço que há muito mais numa doença do que apenas o que os pais fizeram aos filhos. A genética e o meio ambiente podem exercer grande influência sobre uma moléstia. Você pode olhar para sua família e não conseguir ver nenhum problema psicológico sério que poderia estar afetando a saúde da criança. Ótimo. Agora vamos considerar a questão de outro ângulo, e começar a procurar não o que fizemos de errado no passado, mas o que podemos fazer para melhorar as coisas daqui para a frente.

Talvez, em lugar de insistir para que você deixe a doença redirecionar sua vida, seria melhor dizer que a doença *sempre* transforma a vida de uma pessoa. Deixe-a transformar a sua de maneira positiva. Existem maravilhosas histórias de amor e cura que se realizaram e afetaram cidades inteiras com a doença de uma criança, como você vai ver ao chegar ao último capítulo e conhecer Kelly Carmody.

Sei que existem crianças — e adultos — que foram amados pelos pais e, mesmo assim, ficam doentes. Repito: todos morremos, de um jeito ou de outro. Também sei que, às vezes, uma criança tem percepções distorcidas dos verdadeiros sentimentos dos pais. Os pais sobrecarregados de trabalho e exaustos podem ser vistos como pouco amorosos, mas podem estar simplesmente esgotados, como tive ocasião de observar em minha própria vida familiar. Uma noite, meu filho Keith acompanhou-me a uma reunião onde acenderíamos velas (pelos pais de crianças com câncer), na qual fui convidado a fazer uma palestra. Sempre dou a meus filhos a oportunidade de falar, se quiserem. Ele resolveu contar o que era ser criado por um pai que trabalhava longas horas e cuja estada em casa era muitas vezes interrompida por chamadas de emergência, e por uma mãe que trabalhava igualmente duro cuidando de cinco crianças nascidas no espaço de sete anos (tendo Keith um irmão gêmeo). Ele não me poupou em seu depoimento, deixando claro que gostaria de ter muito mais de mim do que eu podia dar naquela época, tanto em termos de energia quanto de tempo. Depois que ele falou, nós nos abraçamos.

Uma mulher presente à reunião escreveu-me depois um bilhete, cumprimentando-me pela coragem de deixar essa informação ser divulgada e agradecendo-me por ajudar todos eles a ouvirem seus filhos. Gostaria que soubesse que tenho empatia pelos sentimentos de ansiedade e insegurança que todos os pais têm sobre a questão de estarem criando bem os filhos. Sei o quanto é difícil conviver com essas dúvidas e o que é cometer erros e ver os filhos sofrendo com eles.

Quando tenho problemas com minha família, nem sempre lido bem com eles. Ainda estou aprendendo e crescendo. Certa vez, recebi uma carta que batizei de "Querido Hitler". Para o caso de você não saber do que se trata, é uma carta que lhe diz todas as coisas pelas quais precisa ser perdoado e, no fim, perdoando você por elas. O problema é que é uma coisa dolorosa e não ajuda de fato ficar sabendo de todas as coisas erradas que você já fez. Como ninguém o educa para ser pai, a lista acaba sendo bem grande. Quem você é como pai ou mãe é algo que está relacionado com o que seus pais foram, com o que os pais de seus pais foram etc. Se acompanharmos o fio dessa meada, voltamos de novo a Adão e Eva. Não estaríamos com todos esses problemas se eles tivessem feito as coisas direito. Perdão é um ponto-chave aqui, não continuar culpando geração após geração. Os pais precisam ser perdoados por seus erros, e perdoar a si mesmos. Eu teria passado bem sem a lista, mas precisava realmente de perdão. Agora nossas relações já evoluíram e mudaram e não precisamos mais escrever essas cartas. Nossos filhos são nossos mestres, como os seus podem ser se você lhes der ouvidos.

Meu coração está aberto a todos os pais imperfeitos, que é o que todos somos. Mas, em última análise, é a criança dentro de cada um de nós que tem mais direitos sobre meus sentimentos, a criança que vem ao mundo "em nuvens de glória", como disse Worsdworth. Se todos respeitarmos essa criança (ao mesmo tempo em que perdoamos nossos pais), estaremos prestes a ter o amor que devemos ter por nós mesmos. Somente amando nossa criança interior é que podemos ter certeza de que o amor será o legado que deixaremos a nossos filhos. Caso contrário, transmitiremos a dor que ainda sentimos, as necessidades que nunca foram atendidas, assim como nossos pais nos transmitiram as suas e os pais deles a eles, *ad infinitum*. Quero interromper esse ciclo.

Mas, a partir do horror a si mesmos sentido por diversos pacientes meus, tenho de concluir que muitos continuam vítimas da ambivalência, quando não da hostilidade declarada que tantos pais sentem pelos filhos. Como diz Alice Miller, há uma tendência de ver a criança como um pequeno selvagem que precisa ser domado e civilizado, muitas vezes à força, ''para seu próprio bem''. A imagem de Jean Houston é a de uma criança que nasce como um Stradivarius, mas é transformada num violino barato de plástico. Tendo sido nossa ''criança interior'' estrangulada por nossos pais (psicológica ou fisicamente, ou ambos), não gostamos de vê-la renascer em nossos filhos. Assim o ciclo de auto-alienação e horror a si mesmo continua, e é por isso que nossos grupos de pacientes excepcionais precisa dedicar tanto tempo à questão da auto-estima.

Mas nunca é tarde demais para encontrar o amor por si próprio que não sentimos quando crianças. Este é o significado das últimas palavras de *For Your Own Good*: ''Pois a alma humana é praticamente indestrutível e sua capacidade de reerguer-se das cinzas continua existindo, até o último alento''.

6

O mundo fere todas as pessoas, mas depois muitas se tornam fortes nos lugares feridos...
ERNEST HEMINGWAY, *Adeus às armas*

Comparados ao que devíamos ser, só estamos meio acordados. Nossos fogos estão fracos, nossos planos interceptados, e utilizamos apenas uma parte diminuta de nossos recursos mentais e físicos.
WILLIAM JAMES

Descobrindo seu verdadeiro eu

Este capítulo apresenta tudo o que aprendemos desde *Amor, Medicina e Milagres* sobre os pacientes excepcionais e como tornar-se um deles. No entanto, a palavra "excepcional" gera temor às pessoas que não se amam e que consideram esse atributo algo a que não podem aspirar. Tornar-se seu verdadeiro eu pode soar mais acessível e significa a mesma coisa. A verdade é que todos vocês são amáveis e excepcionais. Eu represento uma autoridade e estou lhes garantindo isso.

Você começou a vida como um ovo fertilizado, e em algum lugar dentro desse ovo havia uma série de instruções, uma planta de engenharia, um caminho traçado para guiá-lo e mostrar-lhe como realizar todo o seu potencial e unicidade antes de soltar-se da Árvore da Vida. Biologicamente, é seu destino tornar-se semelhante a todos os outros seres dessa terra, com sua composição básica, enquanto seu DNA faz de você uma criatura tão singular quanto suas impressões digitais. É por isso que todo desenho para o qual olho, todo sonho ou história de vida que escuto, toda doença que trato são diferentes, ao mesmo tempo que compartilham certos aspectos coletivos comuns a toda a humanidade. Deus nos ofertou certos talentos, mas cabe a nós decidir usá-los de forma tal que até Ele nos mire um dia com admiração e diga: "Hummmm, nunca pensei nisso antes".

Sempre há espaço para expressar nossa singularidade e amor e transformar o mundo com eles, seja qual for nossa posição. Li nos jornais sobre um condutor do metrô de Nova York que lia poemas e mandava mensagens de amor e coragem através de seu microfone, em vez do habitual "Mantenha distância quando as portas se fecharem". Um motorista de ônibus de Santa Mônica olhou pelo espelho retrovisor e viu dois homens sacarem as armas. Parou o ônibus, foi até eles e exclamou: "Eu os amo'' e cantou a música *You Are My Sunshine*. Os dois guardaram as armas e, desde então, andam no seu ônibus como vigilantes. Essas pessoas são originais. Você também é — basta aprender a expressar sua originalidade. Compartilhe sua vida com os que se encontram na mesma jornada, e você transformará o mundo. Se não lhe agrada a idéia de ser motorista de ônibus ou condutor de metrô, pode tentar um emprego de ascensorista — e verá que todos temos a oportunidade de amar e curar os outros. É até mais fácil quando você tem um público cativo.

Descobrir seu modo de ser excepcional e o caminho específico que deve seguir é sua missão nessa terra, quer esteja doente ou não. Essa busca só adquire uma especial urgência quando você percebe que é mortal. Em *Hands of Light*, a terapeuta Barbara Ann Brennan diz que, do ponto de vista do curador, saúde ''significa não apenas a saúde do corpo físico, mas também equilíbrio e harmonia em todas as partes da vida. O processo de recuperação é de fato um processo de recordação, de recordar quem você é''. Lembrar-se de quem você é significa redescobrir seu caminho. Este capítulo trata de pessoas que fizeram isso — pessoas excepcionais.

Ao ler sobre elas, você vai perceber que, quer tenham câncer, lúpus, esclerose múltipla ou AIDS, todas são pessoas que ousaram desafiar as desvantagens estatísticas e contar outra versão da mesma história. Se suas histórias não tivessem nada em comum, talvez pudéssemos dizer que é gente de sorte ou que houve erro de diagnóstico, remissão espontânea, vírus fracos de AIDS, cânceres bem-comportados e todos os outros eufemismos usados pelos médicos quando não entendem uma coisa e simplesmente se recusam a considerá-la, por serem contrárias a seu sistema de idéias. Mas essas pessoas têm realmente coisas em comum. Todas têm os mesmos atributos básicos: paz de espírito, capacidade de amor incondicional, coragem de ser elas mesmas, sensação de ter controle sobre sua própria vida, independência, aceitação da responsabilidade pela tomada de decisões que afetam sua existência e a capacidade de expressar sentimentos.

Poucos de nós realizamos o potencial de nossa própria unicidade. Na verdade, para muitas pessoas sobre as quais você vai ler agora, foi necessário uma doença para colocá-las no caminho da auto-realização. Seus corpos tiveram de ficar enfermos para que elas tomassem consciência de haverem deixado de viver sua próxima vida. Desviaram-se do caminho e alguma coisa pecisou despertá-las. Isso nos traz de volta às idéias de Russell Lockhart, o psicoterapeuta junguiano que substituiria a palavra ''individuação'' por ''auto-realização'' ou ''recordação de quem você é'':

Talvez o câncer (eu acrescentaria — ou qualquer doença) seja um experimento na criação de uma personalidade maior, empurrando-a para a fronteira de sua existência a fim de que desvende ali o significado e o propósito de seu destino até então negados. Jung afirmou: "Foi somente depois de adoecer que compreendi a importância de cumprir meus desígnios". E foi só então que realizou seu trabalho mais criativo, conforme ele mesmo admitiu.

... A doença pode ser um caminho para a individuação, contendo em si a massa confusa ainda não transformada. A doença empurra a consciência para recessos cada vez mais profundos do eu.

Como uma mulher comentou recentemente em um de meus *workshops*, algumas das oportunidades mais estimulantes de nossa vida surgem astutamente disfarçadas em dificuldades insolúveis. Meu amigo Joe Kogel, que teve um melanoma maligno e usou essa experiência para ajudar a refazer sua vida e curar-se, chama a isso de "Efeito Kogel" — querendo dizer que as piores coisas de sua vida têm dentro de si as sementes das melhores. Joe lembra-nos de que o ideograma chinês para crise inclui os signos de perigo e oportunidade.

A DOENÇA COMO DÁDIVA

Estamos habituados à idéia da doença como castigo ou como fracasso — mas como dádiva? Pense naquilo que chamo de pneus furados espirituais e talvez comece a entender o que quero dizer. Algo que aconteceu há pouco tempo com um amigo trouxe-me mais uma vez à mente que nada é bom ou ruim por si só.

Ele é fazendeiro. Adora o jeito antigo de fazer as coisas e, por isso, não utiliza equipamentos mecânicos e ara seus campos com a ajuda de um cavalo. Certo dia, enquanto arava, o cavalo caiu morto. O pessoal da vizinhaça exclamou: "Deus do céu, que coisa horrível". Ele só respondeu: "Veremos". Admirando sua atitude tão serena, resolvemos fazer uma vaquinha e comprar-lhe outro cavalo. Aí a reação dos outros foi: "Que homem de sorte!". Ao que ele respondeu: "Veremos". Alguns dias depois, o cavalo, estranhando a fazenda, pulou uma cerca e fugiu. Todo mundo bradou: "Coitado!". E ele só disse: "Veremos". Uma semana mais tarde, o cavalo retornou com uma dúzia de cavalos selvagens. Os vizinhos comentaram: "Que homem de sorte!" E ele: "Veremos". No dia seguinte, seu filho foi cavalgar porque agora tinham mais de um cavalo, mas o menino caiu e quebrou a perna. Todos se apiedaram: "Coitado do menino!", mas meu amigo replicou: "Veremos". No dia seguinte, o exército chegou à cidade recrutando todos os jovens para o serviço militar, mas deixaram o filho de meu amigo em casa por causa da perna quebrada. Todos exclamaram: "Que menino de sorte!" e meu amigo retrucou: "Veremos".

Nós também temos de aprender a ficar com um pé atrás e começar a dizer: "Veremos". Em vez de julgar os eventos de nossa vida como bons, maus, certos ou errados, devemos reconhecer que nada é bom ou ruim por si só, e que tudo pode converter-se num potencial que nos permita voltar à programação do universo. Isso não significa que somos obrigados a gostar do que acontece, porém que devemos estar atentos aos benefícios que até eventos adversos podem nos proporcionar. Uma doença pode servir para redirecionar uma vida — ou, como costumo dizer, pode ser a chave que permitirá ao aparelho danificado ficar novamente em condições de uso. O que me lembra de uma frase dita por um participante de um grupo de pacientes excepcionais: "Estou aqui porque minha chave de 'Veremos' ajudou-me a varar a noite, e a que deixa o aparelho pronto para ser usado de novo está esperando para ser acionada". Se não se recordar de muitas coisas deste livro, recorde-se dessas palavras.

Quando você começa a viver com uma atitude de "Veremos", começa também a entender por que a doença pode ser considerada uma dádiva. Vai descobrir por que as pessoas a quem se pediu para descreverem sua doença chamam-na de sinal de beleza, convite para despertar, desafio, recomeço. O sinal de beleza foi um melanoma maligno, o convite para despertar, um câncer de mama, o desafio e o recomeço podem ser qualquer coisa que esteja entre a esclerose lateral amiotrófica e o lúpus.

Bem, quando me dirijo a um público de quinhentos aidéticos e digo-lhes que receberam uma dádiva, eles não me atiram sapatos nem se levantam e saem correndo gritando "O que você está dizendo?" porque compreendem. Sabem que a doença pode ajudá-los a refazer sua vida, dar um novo significado às relações com seus amantes, familiares e amigos. Em alguns casos, possibilitou que jovens severamente doentes encontrassem o amor num lar que os rejeitara por serem homossexuais. Foi criada uma comunidade onde as pessoas se amam e se apóiam. E por isso reconhecem: "Minha doença é uma dádiva". Isso não significa que não desejam sarar, mas que não renunciariam ao que conseguiram em função de sua doença.

Será que é preciso ter coragem para abrir-se a esse tipo de recuperação? Claro. Será que tenho o direito de lhes dizer que sua doença é uma dádiva? Não, não tenho. A dádiva só é sua quando você optar por recebê-la — como vi milhares de doentes fazerem. Ouça as pessoas que viveram a experiência e perceberam que são a fonte de seu restabelecimento.

No meio de um tratamento de químio e radioterapia, uma mulher conseguiu tempo para escrever-me: "Considero meu câncer uma grande bênção porque, através dele, aprendi muitíssimo sobre a maneira de conduzir minha vida, compartilhar e expressar minhas emoções, livrar-me para sempre daquilo que não prestava e sentir mais alegria''.

Sentimentos quase idênticos foram expressos por um homem num grupo aidético:

> Se eu vencer essa doença, a AIDS será a melhor coisa que já me aconteceu, porque foi um pontapé gigantesco, cósmico, no meu traseiro. Fez com que me perguntasse: ''Quem é você? Que tipo de vida está levando? Sente-se feliz assim? Às vezes, quando expresso essas idéias, pareço reduzir a AIDS a um seminário ou coisa do gênero. Mas, seja qual for a impressão dada, é como me sinto.

Um rapaz de vinte anos que, com a ajuda de seus médicos, está se curando de um câncer no cérebro, diz:

> Aprendi a viver. Adoro viver. Adoro minha família, meus amigos, meu trabalho, tudo. E todos. Todos os dias acordo e me sinto vivo! Em paz... Por favor, desculpe-me essa explosão. Às vezes fico empolgado.
>
> Estou enfrentando o câncer há mais de um ano agora. Sinto-me quase feliz por tê-lo contraído. Mudou toda a minha visão de mundo. *Vivo* dia a dia. Aproveito ao máximo cada momento.

Stephen Levine, escritor e conselheiro que trabalhou com centenas de pessoas doentes e agonizantes, certa vez conheceu alguém que lhe disse que o câncer é o presente para quem já tem tudo. Era uma bela mulher de cinqüenta e cinco anos que sofrera uma mastectomia dupla e fora a um *workshop* explicar o que queria dizer com aquilo:

> Há três anos, fui agraciada com o câncer. Procurei um mestre a vida inteira e somente depois de ter câncer é que comecei a prestar atenção ao tesouro que é cada respiração, o impulso de cada pensamento, até perceber que o momento presente é tudo. Os meus outros mestres deram-me idéias. Este levou-me a experimentar diretamente a vida. Quando adoeci, coube a mim renascer antes de morrer.

Pode ser difícil acreditar em sentimentos como esses se você não passou por uma doença grave — e mesmo quando já passou. Uma jovem estudante de medicina com quem trabalhei sofreu um acidente de carro que a deixou paraplégica. Ela me disse numa carta que agora sabe que a paraplegia foi uma dádiva para ela — mas ''Não acredito que estou realmente escrevendo isso''. No entanto, é essa mensagem que ouço o tempo todo. Por quê? Porque a grande lição que as pessoas aprendem com doenças que põem sua vida em risco é a diferença entre o que é e o que não é importante.

O amor ocupa um lugar de destaque na lista de coisas importantes. Em face da doença, às vezes equivale a recuperar um casamento desgastado, ou sair de uma relação sem futuro e partir para coisas novas. Uma mulher que teve câncer escreveu-me uma carta descrevendo como chegara à decisão de se divorciar, logo após receber o diagnóstico: "Senti, na época em que descobri estar com câncer no seio, que não poderia viver nem mais um momento sem o amor pelo qual ansiara a minha vida inteira. Senti que o amor era mais importante que minha próxima respiração". Depois da cirurgia, conforme registrou num diário que me enviou, comprometeu-se com a vida e o amor:

> Vou recuperar minha atitude positiva em relação à vida, desfrutar cada dia como se fosse o último e ter um belo caso de amor. Preciso amar e vou amar... Da maneira mais estranha possível, essa experiência tirou-me do desespero e isolamento... Só espero ter força e determinação para entrar confiante no caminho que uma nova esperança iluminou... O amor humano é a coisa mais importante da vida.

Um ano depois, ela tinha um novo marido e um cavalo — este último, "um presente que esperei em cada Natal de minha vida, desde criança. Ganhei-o finalmente! Uma pessoa nunca deve renunciar à esperança... Descobri uma diferença em mim: não estou disposta a abrir mão daquilo que desejo... Percebo o valor de viver e incorporo essa percepção à minha vida cotidiana... Quero viver!"

Essa carta lembrou-me de uma participante de um de meus *workshops* contando que, quando seu médico lhe disse que estava com câncer e teria de fazer uma mastectomia, ela também resolveu divorciar-se — ficaria sem um seio e sem um chato a aborrecê-la! Isso é muito mais terapêutico do que decidir que vai fazer seu casamento funcionar mesmo que ele a mate.

Por outro lado, a doença pode ser um catalisador que permite a alguns casais descobrirem a vida e o amor de que precisam em seu próprio casamento. Marido e mulher vieram a meu consultório e, quando lhes pedi para descreverem a doença dele, sua mulher disse que a via como um botão em flor, uma oportunidade de crescimento, e o marido disse que estava sendo devorado vivo. Bem, quando para um é um botão em flor e para o outro é a destruição, você já sabe que se trata de pessoas que precisam comunicar-se melhor — e o milagre foi que, a partir de então, durante o tempo que passaram juntos, conseguiram.

Ele fora um homem que nunca expressara suas necessidades, guardando tudo lá dentro, onde, segundo suas palavras, estavam a devorá-lo. Mas, depois daquela conversa em meu consultório, as coisas ficaram diferentes. Como explicou sua mulher, ao contar sua história muitos anos depois num *workshop*, esse homem até então quieto e inseguro começou a falar em alto e bom som sobre suas necessidades, enquanto se dirigiam ao estacionamento — e não parou mais. Primeiro disse-lhe exatamente onde queria que viesse com o carro para pegá-lo, depois explicou-lhe o percurso que desejava que ela fizesse para irem para casa, a que velocidade devia andar e como tirá-lo do carro com o mínimo desconforto possível para ele.

Naquele dia, passaram a noite toda acordados conversando sobre sua vida juntos, repassando um monte de coisas horríveis, segundo suas palavras, e também um monte de coisas maravilhosas. Na noite seguinte, ele insistiu que ela dormisse na estreita cama de hospital com ele, mesmo depois de seus médicos recomendarem que ele precisava descansar e devia dormir sozinho. Depois pediu-lhe que trouxesse seus amigos íntimos para que ele escolhesse um deles para montar o que ele chamava de seus halos — lindos anéis concêntricos de mogno que esculpira e dourara anos antes, como parte de seu trabalho de artista. Pouco depois, ele morreu entre esses anéis dourados, com o sol jorrando pela janela e sua mulher a seu lado, sussurrando-lhe que ele estaria com os anjos. Os dias que passaram juntos depois de finalmente aprenderem a ouvir um ao outro foram uma dádiva para ambos, uma dádiva que talvez jamais tivessem tido sem a doença.

O final de uma obra publicada há muitos anos em *New England Journal of Medicine* é típico do que denomino "últimos parágrafos" — o lugar onde você vê a síntese do que uma pessoa aprendeu e realizou por meio da experiência de sua enfermidade. Esses últimos parágrafos assemelham-se tanto, que isso para mim significa que o processo de refazer a própria vida é o mesmo para todos nós, pois somos todos membros da mesma espécie. O cirurgião Robert M. Mack, em seu resumo do que ter câncer significara para ele, diz:

> Sinto-me imensamente grato pelo simples fato de estar vivo. Estou muito feliz por ter tido a permissão de aprender a viver com o câncer, em vez de simplesmente morrer dele. Acima de tudo, estou feliz por avaliar minha vida não em termos do que foi um dia ou do que gostaria que tivesse sido, mas pela maravilha que é agora. Estou feliz por reconhecer que todo dia é um milagre esplêndido e inesquecível, uma dádiva preciosa para eu saborear e desfrutar tão plenamente quanto puder e, quando meus dias não forem mais acalentadores e bons, espero poder simplesmente partir e permitir-me descansar em paz.

Uma mulher com remissão auto-induzida de câncer do ovário fala da alegria que ela também descobriu nas atividades mais simples do cotidiano:

> Que experiência ter câncer! Minha vida inteira será diferente enquanto eu existir e, sim, sou uma daquelas pessoas que quer viver até os cem anos. Uma enfermeira excepcional do hospital disse-me para "viver cada dia ao máximo". Você sabe o que acabou sendo esse máximo depois que me recuperei de duas cirurgias no decorrer de cinco semanas? Era pendurar a roupa lavada ao sol com um gato esfregando-se em minhas pernas.

Por fim, temos o depoimento de uma mulher que já havia se "autocurado". Quando a conheci, cerca de oito anos atrás, ela era portadora de um câncer extenso de mama e usava muletas; agora está dando cursos e dirigindo *workshops*: "Imagino que vou morrer de câncer um dia desses. Não sei de que vou morrer, se é de câncer, de um ataque cardíaco ou de um acidente de carro. Na verdade, não penso mais nisso, estou ocupada demais vivendo minha vida".

A DOENÇA COMO AGENTE DE TRANSFORMAÇÃO

Através da doença, algumas pessoas descobrem forças que nunca sonharam ter. Uma mulher sofreu passivamente durante dezenove anos de uma doença músculo-esqueletal, até seus médicos lhe informarem que teria de tomar analgésicos fortíssimos nos dois anos seguintes, depois dos quais considerariam a possibilidade de fazer ou não enxertos nos quadris. Ela tinha consciência de que não poderia aceitar esse destino e quando, por acaso, viu-me na televisão naquele mesmo dia, concluiu que não era obrigada a aceitá-lo. Quando o programa terminou, ela foi de muletas até uma livraria comprar o meu livro; depois criou seu próprio programa de recuperação baseado no trabalho de Norman Cousins, Joan Borysenko, dr. Steven Locke, dr. Herbert Benson e no meu — embora até segurar um livro provocasse tanta dor que ela só podia ler durante dez minutos e depois deitar-se por uma hora.

> Não estou mais tomando remédio algum, faço caminhadas de cinco quilômetros por dia, trabalho fora quatro vezes por semana e minha família e eu recuperamos nossa vida — toda uma vida nova juntos. Na semana passada, estive na China e subi direto até o alto da Grande Muralha. Dentro de mim há serenidade, alegria e grande confiança no que o espírito humano pode realizar.
>
> Sei que tudo isso é apenas um processo — não há cura, é um presente condicional — um presente com o qual espero trabalhar e crescer pelo resto de minha vida — de minha nova vida... Às vezes, sinto o quanto é mais fácil ficar deitada e tomar um comprimido do que estar aqui fora na luta — mas a recompensa é muito, muito grande, assim como a felicidade que me aguarda.

Lembro-me mais uma vez das palavras do Salmo 26: "Examina-me, Senhor, e submete-me à prova". A doença é, com toda a certeza, uma das formas da vida submeter-nos à prova e dar-nos a chance de sermos heróis. Embora poucos de nós venhamos a ganhar medalhas de ouro nos Jogos Olímpicos ou consigamos matar dragões, a doença pode ser a centelha de vida ou dádiva que permite a muitos de nós realizar nossos mitos pessoais e nos tornarmos heróis.

A doença pode ser o catalisador da transformação para pessoas que passaram a vida inteira negando suas necessidades. Uma mulher que sofreu maus-tratos quando criança e depois como esposa fala de todas as coisas que pode obter agora que aceitou sua mortalidade.

> Ouvi minha sentença de morte há dois anos e meio, quando tinha sessenta e dois... Desde então, minha vida melhorou cem por cento e a estou desfrutando mais do que nunca. Tenho viajado muito, visitei mais de trinta museus, saio para dançar, nadar, namorar etc. durante os fins-de-semana e, o mais importante, tenho um namorado maravilhoso que me leva a jantar fora e ao cinema, e com quem mantenho um ótimo relacionamento sexual.
>
> Faço planos para o futuro. Coisas admiráveis estão para acontecer em minha família — casamentos, nascimentos etc. — e espero estar presente em todas elas. Sou membro ativo de um grupo de apoio a pacientes de câncer e tenho conseguido ajudar muita gente. É provável que continue trabalhando, mas não quero perder um minuto de meu precioso tempo. Sempre quis ser professora e, por isso, agora dou aulas particulares gratuitas numa faculdade e também no programa de alfabetização de adultos da biblioteca... Incidentalmente, minha tomografia recente mostrou uma ligeira redução no tamanho do câncer... Meu médico comentou: "Essas coisas às vezes acontecem; não sabemos por quê". E eu respondi: "Eu sei por quê. Fiz com que acontecesse".

As pessoas também descobrem Deus, um Deus que é parte integrante de sua nova identidade enquanto seres espirituais. Essa foi a experiência de uma mulher que se recuperou de um câncer de mama há mais de dez anos. Ela sentiu tão profundamente a importância das questões espirituais em sua recuperação e estava tão determinada a ajudar a classe médica a entender esse aspecto, que acabou escrevendo uma tese de mestrado explorando a psicologia de seis mulheres que passaram pela experiência da mastectomia.

O traço comum a todas essas mulheres foi que a recuperação, que a classe médica vê como um retorno à situação pré-enfermidade, foi de fato a transformação em algo novo. Segundo minha experiência, a doença muitas vezes faculta à pessoa uma realidade espiritual antes ignorada.

A consciência de nossa mortalidade e de nossa razão de ser colocase bem diante de nossos olhos. O que é real? Como fazer algo real antes de morrer?

Naquele momento, a longa viagem da cabeça ao coração completase, e uma luz inteligente e amorosa ilumina nosso caminho e mostra a direção. Entramos em contato com algo que vai além de todas as nossas experiências anteriores e percebemos uma ordem no universo que inclui a escuridão e a doença. No entanto, tudo é espiritual, faz parte da vida e nos leva a um renascimento e ao despertar para uma nova realidade. Quando a pessoa desperta outra vez para esse potencial existente em todos nós, os recursos que vêm com ele são incríveis. Sabemos que temos condições de sobreviver a eventos extremamente dolorosos porque temos uma fonte constante de renovação.

O câncer, a morte ou a perda não são a questão principal, e sim amar, refazer nossa vida; finalmente vemos que, no sofrimento, está a oportunidade de amar e de se cuidar cada vez melhor. Como diz madre Teresa, a maior doença da humanidade é a ausência de amor. Só existe um tratamento para ela, que é deixar entrar a luz amorosa e refazer-se com ela.

Em seguida, mais uma carta de Susan, aquela mulher vinda de uma família com histórico de alcoolismo e suicídio, que sofreu durante anos de escleroderma.

> Tenho me desenvolvido tanto no plano espiritual que valeu a pena continuar aqui neste mundo. Se isso não tivesse acontecido, já teria ido embora há muito tempo, pensando: "para que todo esse sofrimento?". É o que suponho ser a vida em muitos, muitos planos. Para mim, é como estar sentada num monte de lixo, mas, "ah!, que luz estou vendo!"... Uma coisa que adoro no desenvolvimento do espírito é que ele é eterno e nunca paramos de fato de nos expandir.

COMO SE RECUPERAR: PERSISTA, ASSEGURE-SE, PEÇA AJUDA

Um monte de gente me telefona e diz: "Descobri que estou com câncer. Quero começar a participar de um grupo de apoio a pacientes". E então se põem a salvar todos os outros que têm câncer, com um zelo de missionários. O que sempre ordeno a essas pessoas é: "Pare. Você vai se acabar, salvando os outros. Vá até o espelho. Olhe e salve a pessoa que vê lá. Ela é a sua cliente". Faço isso porque as pessoas que têm câncer, ou outras doenças, tendem a ser aquelas que sempre pensam primeiro nos outros. Precisam ser amadas.

Mas a co-dependência é uma doença e um vício. Essas pessoas não vão ficar bem enquanto não introduzirem mudanças em sua vida e aprenderem a salvar a si mesmas antes de salvar o mundo. Às vezes, isso significa aprender a defender a si e a suas necessidades pessoais, dizendo não à família e aos amigos depois de uma vida inteira dizendo sim, o que é particularmente difícil para algumas mulheres. Vejo o quanto o exemplo de Bobbie é importante para as mulheres que participam de nossos *workshops* quando ela me estabelece limites. Muitas mulheres e alguns homens agradeceram-lhe por estar ali, mostrando como duas pessoas podem interagir e continuar se amando. Uma senhora aprendeu a fazer isso com sua própria família depois de adoecer e perceber que não poderia continuar sendo a esposa e mãe "perfeita" que sempre procurara ser:

Fiquei mais firme com minha família. Estou procurando ensinar meus quatro filhos a assumirem responsabilidade e a não dependerem tanto de sua mãe. Estão aprendendo depressa. Meu marido está tendo mais dificuldade para se ajustar, mas agora sei que, se quiser continuar viva e bem de saúde, não posso voltar a ser a "mulherzinha" sempre pronta a agradar e acalmar. Espero que ele aceite as mudanças.

Ouvi o poeta Robert Bly contar uma história de três irmãos que saem para a floresta para rachar lenha. Toda manhã, um fica na cabana enquanto os outros dois vão trabalhar. Certo dia, aparece um anão na cabana e pede ao irmão mais velho, que está sozinho, que lhe dê de comer as sobras de sua refeição. O irmão concorda. O anão começa a comer, mas deixa o alimento cair e pede ao homem que o pegue. Quando este se abaixa, o anão bate-lhe na cabeça com uma clava. Na manhã seguinte, o irmão do meio fica sozinho na cabana e o anão aparece de novo, pede uma parte da refeição, deixa-a cair, pede ao jovem para pegá-la e bate-lhe na cabeça quando ele se abaixa. Na terceira manhã, o irmão mais novo fica lá e o anão aparece, pedindo para comer o que sobrara de sua refeição. "Sim", diz ele, "tenho pão em cima da mesa. Sirva-se". Mas quando o anão o deixa cair e pede ao jovem que o pegue, ele exclama: "Não, se você não consegue segurar seu próprio pão, não vai ter condições de sobreviver. Você o pega". E então o anão lhe agradece e pergunta-lhe se gostaria de saber onde estão a princesa e o tesouro.

Moral da história: por favor, deixe aos outros a responsabilidade por seus problemas. Deixe-os aprender a segurar o próprio pão e cuidar de si mesmos. Assim crescem — e você não leva uma paulada na cabeça. Na verdade, vão agradecer-lhe. Os filhos da senhora que escreveu esta última carta, por exemplo, serão gratos a ela por terem conquistado sua independência e por terem tido um modelo de mãe que aprendeu a expressar e satisfazer suas próprias necessidades, porque esses traços de personalidade passam de geração a geração — assim como os traços opostos.

Pense no exemplo de Ray Berté, que recebeu um diagnóstico de câncer "terminal" em 1977, mas não entendia como é que a doença podia ter começado em sua laringe, se ele nunca tinha fumado. O evento que lhe abriu os olhos para o significado de sua doença foi uma crise terrível com seu filho de quinze anos, Keith. Depois de saber do diagnóstico de doença terminal de Ray, Keith teve hemorragia num vaso sanguíneo no céu da boca. Foi obrigado a fazer oito cirurgias em seis dias antes da hemorragia finalmente parar. Ray conta os eventos que se seguiram:

Então compreendi uma coisa. Depois da cirurgia de Keith, todos disseram que o rapaz era *durão*. Surpreendiam-se com o fato de ele não ter chorado, nem depois de descobrir que eu tinha câncer. De repente, senti um calafrio ao perceber que Keith tinha recebido de mim uma mensagem de machão. Trancou seus sentimentos, e depois eles literalmente lhe irromperam pela boca. Meu filho quase foi destruído.

Depois de entender o que acontecera ao filho, Ray abraçou-o e enviou-lhe uma mensagem de vida, dizendo-lhe que era certo expressar as emoções e pedir ajuda quando necessário. No processo de ajudar Keith, ajudou a si mesmo, pois percebeu que ele também sempre guardara seus sentimentos. Essa fora a lição que ele também aprendera com *seu* pai, que sempre o mandava calar a boca. Na verdade, começou a entender que sua incapacidade de verbalizar os sentimentos significava que eles tinham se estagnado — em sua laringe. Agora seu câncer fazia um sentido incrível para ele.

Ray utilizou sua nova compreensão para fazer mudanças profundas em sua vida. Fora um homem que se orgulhava de controlar os sentimentos e agora enviava a si a mesma mensagem: "viva", que transmitira ao filho, e resolveu não continuar se autodestruindo. "Choro. Confio em meus instintos. Todos devem confiar." Com seu diagnóstico de doença "terminal" deixado para trás há nove anos e com a vida transformada pela experiência, afirma: "Se o câncer voltar, vou lutar outra vez como um demônio. Mas já o venci, pois uma nova pessoa ressurgiu em mim".

Parte do ressurgimento de Ray resultou do fato de pedir ajuda quando precisou. As pessoas querem ajudar, mas muitas vezes não sabem como e podem afastar-se. Não deixe isso acontecer. Diga-lhes o que é que você precisa. Se nunca expressou antes suas necessidades alto e bom som, vai ficar espantado com a receptividade que elas vão ter.

Essa foi com certeza a experiência de uma assistente social que me escreveu uma longa lista das coisas que fizera depois de descobrir que seu marido tinha câncer. Muitos itens de sua lista, longa demais para ser reproduzida por inteiro, mas na qual cada palavra é importante, concentravam-se no fato de ter pedido e recebido a ajuda necessária da família, dos amigos, dos colegas e até do marido — e de si mesma. Pois, como o próprio doente, os que cuidam dele também precisam descobrir como pedir aquilo de que precisam.

- "Reuni a tropa." Contei à minha família, à de Joe e aos amigos.
- Pedi a todos que me contassem histórias de sobreviventes de câncer, ou nos apresentassem a eles, e perguntei-lhes o que supunham tê-los ajudado a sobreviver.
- Comecei a fazer psicoterapia imediatamente.
- Continuei com meus exercícios.

- Fiz muito carinho no meu gato. Abracei amigos, familiares e meu terapeuta. Fazia carinhos a mim mesma. Usava roupas macias e felpudas e tomava banhos de banheira.
- Confiava naquilo de que gostava. Uma coisa que me dava prazer era continuar a me vestir bem e usar maquiagem. Ter boa aparência melhorava meu astral.
- Procurei comer alimentos nutritivos. Às vezes, só tomava líquidos. Às vezes, só o chocolate era saboroso (se quiser comer chocolate sem que lhe faça mal, quebre a barra e vire as pontas quebradas para baixo, a fim de fazer as calorias escorrerem. Depois visualize um aipo enquanto come).
- Decidi imediatamente, acontecesse o que acontecesse, inclusive a morte de Joe, que superaríamos juntos toda essa história, que eu sairia vencedora dessa batalha e que usaria toda a nossa experiência para ajudar os outros.
- Através de meu trabalho, mantive contato com aspectos meus que não estavam ligados ao fato de ser mulher de Joe.
- Procurei informações médicas e pedi aos amigos e familiares que pesquisassem por mim.
- Pedi às pessoas que rezassem.
- Controlava as visitas e telefonemas de Joe.
- Aceitava ajuda.
- Fazia pausas. Joe queria que eu continuasse bem, e tirar um dia de folga era uma afirmação de que tanto Joe como eu podíamos manter nossa independência pessoal. Mesmo quando ele estava muito doente, teve a oportunidade de retribuir, dando-me liberdade.
- Liberei-me do passado. Nossa vida tinha mudado irrevogavelmente com o diagnóstico de Joe. As comparações de nossa vida presente com o sossego do passado transformaram-se em sorvedouros irrelevantes de energia.
- Desisti de tentar controlar minhas emoções.
- Abri mão das tarefas que não eram essenciais.
- Abri mão do tratamento de Joe. Como sua mulher, minha tarefa era amá-lo; recuperar-se era tarefa dele.

Minha experiência foi clara: *as pessoas não devem esperar para expressar seu amor*! Algumas só precisam de orientação quanto à melhor forma de demonstrá-lo. Tudo quanto eu tinha a fazer era mostrar minha situação, e as pessoas aproveitavam a oportunidade de serem humanas e afetuosas.

Pedir ajuda quando você precisa pode ser uma coisa boa não só para você, mas também para os que ajudam. Ouvi falar de um assistente social que estava com câncer e elaborou uma lista de todas as formas práticas de que as pessoas podiam lançar mão para ajudá-lo. Mandou-a para todos os seus amigos, pedindo-lhes que se reunissem e dividissem as tarefas. As pessoas a quem se dirigiu se sentiram tão honradas e aprenderam tanto com a experiência que até hoje se reúnem uma vez por ano para uma conferência e uma festa.

Outra mulher formou uma "rede oficial de cura" constituída por amigos e familiares, assim como por profissionais da área médica e psiquiátrica. Contava com sua rede para tudo: para cuidar de seus filhos, servir-lhe de motorista, levá-la a passear ou fazer massagem, consultas médicas e transporte (eu fiz a cirurgia). Dois anos depois de sua recuperação completa de um câncer avançado de mama, ela entrevistou os membros de sua rede para escrever um artigo que serviria de base para sua candidatura ao título de mestre em aconselhamento. Como se sentiram como participantes da rede? "Honrado", "agradecido", "ótima [porque] significava que você tinha intimidade comigo", "melhor do que ficar apavorado sem fazer nada", "que sorte participar dessa experiência, sentia que ela me alimentava"... "Fiquei felicíssima por ter sido incluída, por ser necessária, por me sentir participando de algo tão importante na vida de outra pessoa".

Você vai descobrir que quando compartilha seu sofrimento fica mais fácil para os outros compartilharem o deles. Uma jovem professora com câncer de mama, e que não dissera uma palavra a respeito do assunto na escola, teve de pedir carona para uma reunião do ECaP quando seu carro encrencou. O diretor dispôs-se a levá-la e ela descobriu que ele tinha sido operado por mim. Na semana seguinte, seu carro ainda estava na oficina e ela pediu carona a um colega e, quando começaram a conversar, descobriu que ele também tivera câncer. Logo estavam fazendo terapia de grupo na escola. Soube que algumas pessoas que deram carona a membros de nossos grupos de pacientes excepcionais continuavam vindo às reuniões muito tempo depois de seus passageiros não terem mais necessidade de participar delas.

Alguns de nós aprendemos cedo a ficar de boca calada. Isso acontece quando os pais não respondem a seus apelos, ou respondem negativamente. Se não aprendermos essa lição quando crianças, talvez tenhamos de aprender logo depois, quando nos pedem para ser "bons soldadinhos" ou "boas meninas". Vejo pessoas desse tipo o tempo todo — elas se desenham dentro de caixas, pois se sentem presas. Quando somos criados desse jeito, é muito difícil abrir-se e dar voz a nossos sentimentos. Uma mulher enviou-me um poema sobre o tema "Chhhh, silêncio" — com o comentário de que levou anos para conseguir fazer o que o poema pedia:

ouça	a quem?
a si mesmo	não consigo escutar minha voz
chhh	
ouça	a quem?
a si mesmo	ninguém vai me amar

chhh	
ouça	a quem?
a si mesmo	
você vai se amar	e os outros?
chhh	
ouça	a quem?
a si mesmo	
não grite	não, não daqui a anos; sou obrigado de novo
vá em frente	tudo vai dar certo
sim	
ouça	a quem?
a si mesmo	

Como diz o poema, você tem de ouvir a si mesmo, escutar o som de suas vozes interiores. Só então é que vai aprender a cantar sua própria música, como diz Larry LeShan — ou soltar seus próprios gritos. Isso não tem nada a ver com egoísmo. É amor por si mesmo e auto-estima, não egoísmo e, afinal, esses fatores lhe possibilitarão dar também mais de si ao mundo, quando descobrir sua forma de amar este mundo.

ADMINISTRANDO SUA SAÚDE

Se ouvir a si mesmo, também vai conseguir tomar decisões sobre os cuidados certos com sua saúde. Mas pode ser difícil se os próprios fatores que contribuíram para sua suscetibilidade à doença o impedirem de combatê-la segundo seus termos. A mulher que se casou de novo e ganhou um cavalo um ano depois de seu diagnóstico de câncer observou, durante sua estada no hospital, a natureza extremamente reprimida e muitas vezes submissa das outras pacientes de câncer de mama. Uma de suas companheiras de quarto acordou da anestesia para descobrir que um de seus seios fora removido, sem que seu médico tivesse deixado claro antes de que havia essa possibilidade. Só ficou sabendo ao recobrar a consciência. "Desde então, ela não consegue chorar; raiva, ira, é tudo quanto sente. É uma pessoa cálida, suave. Tantas delas são tímidas e bondosas. Pergunto-me sobre tudo quanto fica lá dentro, sem expressão — para onde vai? O que faz com o ser humano?"

Muito perspicaz, essa mulher intuiu, só de observar o comportamento de sua companheira de quarto, o que gente como Russell Lockhart e Arnold Mindell dizem a respeito de pessoas com câncer — que as células malignas, por apresentarem um desenvolvimento descontrolado, realizam algo da vida não vivida das personalidades reprimidas e retraídas. É quase como se a falta de estimulação e desenvolvimento externos levassem à sua expressão interna. Toda aquela energia trancada lá dentro parece servir de combustível para o câncer, pois não tem nenhum outro lugar para onde ir.

Participar do tratamento médico pode ser a primeira expressão de seu ser e de sua energia. Você talvez queira trabalhar em conjunto com seu médico e desempenhar um papel ativo e responsável em seu tratamento, procurando obter outras opiniões, fazendo escolhas e tornando-se o especialista que só você pode ser em relação à sua vida e à sua doença. Não deixe seus médicos serem os únicos entendidos no seu caso. Não se trata da vida deles, e os especialistas não sabem tudo. Esse foi o ponto-chave da carta de um homem que se curara de seu linfoma com uma forma extremamente agressiva de quimioterapia, sobre a qual nenhum de seus médicos quis lhe falar:

> Depois de várias consultas médicas, descobri que os "tratamentos tradicionais"... apresentavam a metade do índice de recuperação daquele obtido pelo novo procedimento, testado e recomendado pelo Instituto Nacional do Câncer. Fiquei também sabendo que o motivo pelo qual tantos médicos tinham relutância em usar ou mesmo recomendar os tratamentos mais recentes devia-se em parte ao aumento do risco de efeitos colaterais. A maioria dos médicos, compreensivelmente, prefere ver os resultados de estudos de dez a quinze anos, antes de indicar um tratamento novo e avançado que não oferece a segurança de muitos anos de experiência...

Pode dar um trabalho daqueles investigar todas as opções. Se você não se sente capaz de fazê-lo sozinho, peça ajuda à família e aos amigos. É claro que nem todos vão sentir necessidade de uma pesquisa completa e, em muitos casos, não é. Mas, para alguns, é a melhor forma de manter a sensação de controle. Para o homem que escreveu a carta, um advogado acostumado a "travar batalhas", segundo suas palavras, dispor de absolutamente todas as informações relativas às opções existentes é o mínimo indispensável. Chega a recomendar, como faço a muitos pacientes, que uma pessoa que deseje estudar todas as suas opções comece a pesquisa com um telefonema para a linha direta do Instituto Nacional do Câncer: 1-800-4-CANCER. Também existem linhas diretas para se obter informações sobre terapias não-tradicionais e, se for o caso, você pode informar-se sobre elas também. Não faço as opções de meus pacientes por eles; só posso dar conselhos e opiniões. Se há uma coisa que aprendi com os meus anos de cirurgião é que cada um de nós tem de descobrir seu próprio caminho para a recuperação. Só posso facilitar esse processo e compartilhar com você meus conhecimentos e emoções.

Lembro-me de participar de uma conferência em que alguém se levantou e disse ter ouvido falar de gente que sarou com radioterapia, quimioterapia e uma série de dietas e outros métodos alternativos. Não entendia como era possível que todas essas coisas funcionassem, pois parecem contraditórias entre si. Respondi-lhe que "Quem sara é o corpo, não o remédio". O corpo de cada um utiliza diferentes agentes de recuperação. Você tem de descobrir quais são os certos para o seu caso. É por isso que trabalho tanto com símbolos e desenhos, tentando ajudar meus pacientes a descobrirem seus verdadeiros sentimentos a respeito das diversas terapias existentes.

No plano intuitivo, todos nós sabemos o que é terapêutico para uma pessoa. Nem todos os que enfrentam um linfoma, por exemplo, devem fazer as mesmas opções do homem que escreveu a carta. Mesmo que lhes apresentem as mesmas informações sobre todas as opções, outro indivíduo pode descartar, por parecer arriscada demais, a quimioterapia que lhe parecia promissora. Uma mulher com quem trabalhei desenhou seu médico administrando-lhe a quimioterapia como o diabo dando-lhe um veneno. Se é assim que você se sente em relação a seu tratamento, então precisa mudar de terapia, de médico ou de cabeça (sua cabeça é que mudou ao começar a fazer suas próprias opções, em vez de ser pressionada pela família ou pelo médico).

Costumo indagar às pessoas que estão tentando decidir-se por uma terapia: "Como se sentiria se, depois de fazer a terapia em que está pensando, sua doença voltasse?" Se a resposta for: "Eu ficaria furioso por não ter optado por outra", então essa escolha não lhe serve. Você precisa buscar terapias com as quais possa viver e morrer. Jamais deve se olhar no espelho e bradar: "Seu idiota, por que não se dá uma chance melhor de sarar?"

No entanto, você nunca deve ter a sensação de que o tratamento é pior do que a doença. Está escolhendo formas de sarar, não de se agredir. Para dar um exemplo específico, já vi famílias na quais a mulher de um paciente de câncer estava obrigando todo o mundo a fazer uma dieta macrobiótica. O paciente fez um desenho relativo à situação, mostrando a cozinha de pernas para o ar, com a mulher parecendo deprimida porque levara o dia inteiro preparando a refeição, os filhos com ar infeliz por não quererem comê-la e ele próprio gritando: "Por que tenho de comer essa porcaria?" Ele teria preferido quimioterapia. No entanto, em outras famílias, a cozinha macrobiótica fez todos se sentirem melhor em relação a si mesmos, por estarem participando de um processo de recuperação.

Embora eu saiba que algumas dietas sejam mais saudáveis do que outras, também acho que você deve fazer o que considera certo para o seu caso. Um homem com câncer que participou de um de meus *workshops* discordou quando afirmei que os vegetarianos apresentam menor índice de tumores malignos. Contou sua história numa carta:

Parece que simplesmente não consigo me conformar com o fato de ter sido vegetariano e higienista natural durante dezoito anos, ter levado uma vida tão pura (alimentos crus, exercícios, meditação) e agora isso vai acontecer comigo. Na Torá existe uma frase que diz: "O homem planeja e Deus ri". Certa vez, estive num programa de rádio com Nathan Pritikin. Debatemos quais as vantagens que determinadas dietas ou estilos de vida levavam sobre outros. Ou seja, os dele ou os meus. Não foi propriamente um debate, mas uma tremenda gritaria... Ele bradava que não deveríamos comer nozes e eu replicava: "As nozes são uma boa fonte de proteína". Ele insistia que devíamos comer apenas a clara do ovo e eu, que devíamos comer apenas a gema, etc., etc. Ele morreu de leucemia, eu contraí câncer. Dois idiotas discutindo sobre o número de anjos que caberiam na cabeça de um alfinete.

Quando ele se levantou durante o *workshop* e perguntou qual é a vantagem de ser vegetariano se mesmo assim você pode contrair câncer, eu disse que ele estava comendo verduras pelos motivos errados. Talvez os vegetais tivessem impedido que ele tivesse câncer dez anos antes — não sei. O que sei é que atletas e vegetarianos também morrem. Se você só come verduras e levanta-se às cinco da manhã para correr porque se sente melhor quando faz isso, é bárbaro. Mas se você só está tentando não morrer, vai ficar com uma raiva danada ao descobrir que vai morrer de qualquer jeito. É aí que você gostaria de ter dormido até tarde e tomado um belo sorvete. A questão é descobrir uma vida que lhe agrade, e curti-la. Pode ser mais longa ou mais curta que a de outra pessoa, mas, se não for uma vida de que você goste, pode ter certeza de que vai *parecer* mais longa. É melhor achar que nossa vida "acabou muito depressa". O importante, como diz Joseph Campbell, é ir atrás de sua felicidade.

A respeito de beber e até de fumar, eu diria o mesmo que digo sobre dietas e exercícios. Ultimamente foram publicados artigos atestando que mulheres que bebem são mais sucetíveis a câncer de mama. Mas temos de examinar o estilo de vida dessas mulheres — sua vida emocional, alimentação e primeiros anos de vida — não apenas o hábito de beber. Temos que considerar também o hábito de beber dentro de um contexto social. Em muitas culturas, em que as pessoas vivem cem anos, há um consumo significativo de álcool. O álcool faz parte de sua sociedade, parte de sua alegria de viver, mas não abusam dele.

Está provado que os homens casados podem fumar três maços de cigarro por dia, em comparação com os solteiros que fumam só um, sem terem uma proporção maior de câncer, o que mostra haver necessidade de muito veneno para matar um amante. Na verdade, as estatísticas provam que os solteiros ganham menos, vão para a cadeia com mais freqüência, adoecem mais, suicidam-se mais e morrem mais cedo. Mas, quando um homem feliz no casamento fez essas observações, um solteirão inveterado chegou à única conclusão possível para ele: se quisesse ter uma morte lenta e dolorosa, ele se casaria.

Como diz Jung, o sapato que serve num homem machuca o outro. Só você pode escolher um modo de vida — ou, em caso de doença, a terapia certa para você. Portanto, faça as opções que lhe parecem corretas. Você é o especialista do seu caso.

Mas, ao mesmo tempo, precisa manter a mente e os ouvidos alertas, porque pode haver sinais e opções cruzando seu caminho com mensagens preciosas para você. Uma mulher que desafiou seus médicos e venceu-os em muitas questões estava igualmente determinada a não fazer quimioterapia. Lera que a irmã de Jimmy Carter, Ruth Stapleton, ia tentar recuperar-se de seu tumor pancreático pela fé e, por isso, ela concluiu que a fé em Deus também seria o remédio para sua doença. Entretanto, no dia seguinte, viu nos obituários dos jornais que Ruth Stapleton morrera. Aquela mensagem foi o bastante para ela: quando o médico da família pediu-lhe que se apoiasse em sua fé, mas também se submetesse à quimioterapia, ela aceitou seus argumentos. Ele poderia ter-lhe dito que é justamente na Bíblia que se lê: o remédio é uma dádiva.

Mas, às vezes, pode não se parecer muito com uma dádiva — quando são poucas as chances de sucesso e o tempo de vida ganho não compensa a modesta qualidade de vida por causa dos efeitos colaterais. Como disse uma mulher numa carta, ao explicar por que resolveu não fazer quimioterapia nem radioterapia para seu câncer metastatizado de pulmão: "A decisão foi tão simples! Os seis ou oito meses de vida seriam com certeza de qualidade melhor do que os doze a dezoito, sabe-Deus-como-estaria meu corpo e talvez impedindo-me de realizar e expressar tudo o que eu desejava. Tinha muito o que fazer e não dispunha de tempo suficiente, por isso, tinha de ficar com a batuta na mão tanto quanto possível".

Ela estava decidida, desde o começo, sobre isso e tudo o mais. "Acho que aceitei as coisas bem rápido. Mas todo problema com que me deparo sempre ativa meu processo de raciocínio sobre o que fazer agora e para onde ir depois." Passaram-se mais de cinco anos desde o diagnóstico de "estágio terminal" e de sua recusa de intervenção médica, e ela estava florescente, sem nenhum sinal do câncer.

Como explicar sua recuperação? Ela conta o que fez e o que lhe aconteceu ao longo do processo, mas não enfatiza nenhum grande número de fatores que poderia ter feito a diferença. Entretanto, o mais importante deles foi que ela sabia o que queria e estava disposta a aceitar as conseqüências, inclusive as reações dos que a cercavam. Sua mãe achava que ela devia submeter-se ao tratamento recomendado pelos médicos. Ela lembrou-lhe delicadamente que fora criada para tomar suas próprias decisões. Os conhecidos ficaram horrorizados e expressaram sua desaprovação pelo que ela estava "fazendo ao marido". O marido não concordava com sua escolha, mas ficou do seu lado, defendendo seu ponto de vista contra os outros, dizendo: "Só posso lhes dizer o que Jean responderia se vocês falassem com ela".

Em termos médicos, ela se "reconstituiu" nutricionalmente. Talvez mais importante ainda que os suplementos alimentares e as multivitaminas tenham sido as mudanças que ela fez em sua vida emocional. Cultivou a intimidade com o marido, filhos e filha. Em conseqüência, "Estes foram os anos mais interessantes de minha vida". Abriu-se para as pessoas, tanto para dar quanto para receber e conquistou novos amigos, ao mesmo tempo em que realçou as relações com os antigos. Deu valor às coisas que os amigos fizeram por ela e perdoou os que não souberam como ajudar — os "queridos covardes", como os chamava. "Eles também gostam profundamente de mim, mas não sabem como expressar-se, e temem fazer algo errado. Conheço essas pessoas há muito tempo e por isso pronunciei primeiro a palavra temida, dando-lhes licença, de certo modo." Participou de um grupo de apoio a pacientes de câncer no hospital local e teria gostado de continuar freqüentando e dar apoio aos outros, mas afastou-se, por achar que sua abordagem pouco ortodoxa ofendera alguns participantes.

Distribuiu a maior parte de suas preciosidades domésticas entre os filhos, em vez de levá-las para a nova casa para onde ela e o marido tinham se mudado recentemente, não por um sentimento de desesperança em relação ao futuro, mas porque "Eu tinha finalmente tomado consciência de que os objetos não eram realmente importantes". Quase foi convertida por um cristão evangélico, mas acabou concluindo que preferia as idéias que ela mesma desenvolvera com o passar dos anos e voltou a elas "depois de completar todo o círculo".

Conta ainda que se libertou do hábito de fumar que tinha há quarenta e cinco anos no dia do diagnóstico, e que uma enfermeira amiga dela achava que essa atitude causara um tal choque em seu organismo que "ele se recuperou". E talvez seu corpo esteja criando seu próprio tratamento hipertérmico, especula ela, pois "de repente, o corpo inteiro fica extremamente quente, sem nenhuma razão justificável". E há o fato de que ela "é entendida em formas de evitar o estresse e a fadiga. Gastamos tempo demais nos preocupando com coisas que não podemos mudar".

Essa mulher é um catálogo ambulante de atitudes saudáveis: sabia perfeitamente o que queria em termos de cuidados médicos, é amada e amável, tem paz de espírito, controle sobre sua própria vida, confiança em suas decisões, disposição para enfrentar as conseqüências, uma filosofia pessoal sólida, a crença de que tanto a vida quanto a morte têm significado. Via sua doença não como uma sentença de morte, mas como uma porta para a vida. No momento, está ocupada demais vivendo, não dá tempo de morrer. Termina sua carta dizendo: "Estou tão de bem comigo mesma e orgulhosa da maneira pela qual 'administrei' até agora a minha situação... Obrigada por dizer que é realmente possível manter a dignidade intacta quando sabemos para onde ir. Não estou sequer perto de ser obrigada a fazer a escolha, mas saber que é inteiramente possível é uma idéia deliciosa e vou fazer o melhor que puder quando chegar a hora".

Nessa carta encontramos quase tudo o que meu amigo quiropata Jeff Rockwell e sua mulher chamam de "sintomas de paz interior". Segundo a lista que publicou em sua "Coluna Vertebral", são os seguintes:

1. Tendência a pensar e agir espontaneamente, em vez de se basear em temores decorrentes de experiências passadas.
2. Uma capacidade inconfundível de usufruir cada momento.
3. Perda de interesse em julgar a si mesmo.
4. Perda de interesse em julgar os outros.
5. Perda de interesse no conflito.
6. Perda de interesse na interpretação dos atos alheios.
7. Perda da capacidade de preocupar-se (este sintoma é seríssimo).
8. Episódios freqüentes e avassaladores de apreço.
9. Sensação de felicidade pela ligação com os outros e com a natureza.
10. Freqüentes anseios de sorrir com o coração.
11. Suscetibilidade crescente ao amor pelos outros, assim como um desejo incontrolável de ampliá-lo.
12. Tendência cada vez maior a deixar as coisas acontecerem, em vez de fazê-las acontecer.

Rockwell adverte: "Se você tem todos ou a maioria dos sintomas mencionados acima, é bom saber que seu estado de PAZ pode estar tão avançado que não há mais como tratá-lo".

SEGUINDO SEU PRÓPRIO CAMINHO

Uma característica das pessoas que alcançaram a paz de espírito é sua independência. Confiam em seus instintos. Ninguém lhes diz o que devem fazer quando suas vozes interiores já se pronunciaram.

Brendan O'Regan, cujo estudo sobre remissões espontâneas foi citado no capítulo 1, fala de uma aluna do curso de doutorado que estava fazendo um estudo sobre o assunto e colocou um anúncio num jornal de Idaho, perguntando se alguém, num raio de 150 quilômetros, tinha tido uma remissão. Vinte e cinco pessoas responderam, um número bem grande para uma área de população tão escassa. Quando começou a entrevistar essas pessoas, percebeu que muitas delas eram mulheres de fazendeiros, cujo elo em comum era a grande confiança em suas próprias convicções. Quando perguntou a uma de suas entrevistadas como se sentiu quando o médico lhe disse que tinha uma doença terminal, a mulher respondeu simplesmente: "Achei que era a opinião dele". "Gostaria de falar mais sobre isso?", perguntou-lhe O'Regan. "Bem", respondeu ela: "estamos acostumados a ouvir coisas de todos esses especialistas do governo federal que vêm e examinam o solo. Eles dizem para plantar milho aqui mas, quando você planta, não nasce nada. Eles dizem para não plantar ali porque não vai crescer e você planta e tudo cresce que é uma beleza. Aí você entende que os especialistas não sabem tudo. Quando o médico me disse que eu ia morrer dali a seis meses, eu disse: 'Mas o que é que ele sabe? É apenas um especialista!"

É interessante que, nos Estados Unidos, os estados com o maior número de pessoas com mais de oitenta e cinco anos são Maine, Dakota do Norte e Minnesota (entre essas pessoas, quase 70% são mulheres). O que gostaria de enfatizar é que esses são estados onde as condições de vida não são das mais fáceis, e eu acho que seus habitantes tiveram de aprender desde cedo a ser sobreviventes. São independentes, dispostos a enfrentar "o batente" e acostumados a cuidar da própria vida. Também acredito que os habitantes de comunidades rurais mais tranqüilas e menores, características destes estados, tendem a viver de uma maneira que seus sentimentos ficam mais à tona, ao passo que os habitantes de grandes cidades, como Nova York, por exemplo, acham necessário construir um muro em torno de seus sentimentos para se proteger e poder sobreviver à pressão e ao barulho. O resultado é que as pessoas com estilo de vida mais sossegado mantêm maior contato com suas emoções do que aquelas que as enterraram bem no fundo da alma.

Lembro-me da primeira vez que fui fazer uma conferência em New Hampshire, outro estado parecido com esses que acabei de mencionar. Embora a comunidade que eu estava visitando fosse pequena, a igreja local estava lotada com centenas de pessoas. Quando perguntei de onde tinham vindo, e por que, descobri que muitos tinham vindo de comunidades que ficavam a várias horas de distância. Um homem expressou-se: "Tenho de viajar duas horas só para fazer compras no armazém e por que não viria aqui aprender a ter responsabilidade por minha saúde e participar de minha vida?"

Essas pessoas sabem que não vão morrer por causa da opinião de um especialista. Infelizmente, muitos pacientes não sabem disso e se propõem a morrer exatamente na hora marcada — ou antes — depois que o médico lhes apresenta as estatísticas.

Há um excelente artigo sobre a questão das estatísticas escrito pelo teórico evolucionista Stephen Jay Gould que, em 1982, recebeu o diagnóstico de uma forma rara de câncer conhecida como mesotelioma abdominal. Ele começa com uma piada de Mark Twain a respeito dos três tipos de desonestidade, cada um pior que o outro: "mentiras, mentiras deslavadas e estatísticas". Aplica-a a seu próprio diagnóstico, que continha uma estatística anexa com um índice médio de sobrevivência de oito meses. Mas, como biólogo evolucionista, Gould sabia que "as médias são abstrações... a variável propriamente dita é a realidade. Tenho de me colocar entre as variáveis". Assim, não apenas ignorou os especialistas, mas venceu-os em seu próprio campo, fazendo uma análise estatística muito mais sofisticada (e otimista) de suas chances com base em sua idade, estágio da doença, ótimo tratamento médico que estava recebendo e seu próprio estado de espírito. Mas, no fim, descarta-se também de sua própria estatística, observando que ela só se aplica quando as condições se mantêm estáticas e que, devido à natureza experimental de seu tratamento, as condições aplicáveis a ele não são estáticas. Portanto, conclui na linguagem dos próprios estatísticos: "se a sorte me ajudar, estarei na linha de frente de uma nova distribuição com média elevada e uma reta final que chega à morte por causas naturais em idade avançada". Eu pessoalmente conheço vários sobreviventes ao mesotelioma que, segundo as estatísticas, já deviam ter morrido. Isso para não falar das estatísticas de expectativa de vida!

Dulcy Seiffer é outra dessas pacientes excepcionais de cabeça independente que as rejeitou. Quando os médicos lhe disseram que só tinha 40% de chances de sobreviver mais de dois anos a seu câncer de ovário, não lhes deu ouvidos — embora isso não a impedisse de espalhar as más notícias por toda a parte. Então, por uma dessas "coincidências" que mudam a vida das pessoas, uma enfermeira colocou-a junto com outra mulher no mesmo quarto de hospital porque ambas eram sócias de motéis, e a companheira de quarto falou a Dulcy sobre o ECaP. Escrever para o ECaP foi para ela o começo de uma viagem de recuperação que exigiria quantidades imensas de determinação e otimismo diante de muitos obstáculos, entre os quais, evidententemente, o prognóstico sombrio.

O primeiro problema prático que Dulcy teve de enfrentar foi como fazer os tratamentos quimioterápicos de que precisava e ainda conseguir voltar para o seu amado lar em Santa Cruz, onde ela e o marido tinham uma casa. O hospital local não estava equipado para atender um caso complicado, de modo que Dulcy encarregou-se de tudo. Entrevistou enfermeiras até encontrar uma disposta a ser treinada por telefone por uma enfermeira oncológica de Boston, onde fizera sua cirurgia exploratória. Depois ela e o marido tomaram as providências necessárias para que toda a parafernália e os medicamentos de que ela precisava fossem enviados de Porto Rico a cada três semanas.

Utilizando as fitas do ECaP como inspiração, Dulcy gravou dez fitas de visualização para si: "inventei métodos de elevar o número de minhas células sanguíneas vermelhas e brancas e gravei programas de exercícios para os dias em que estivesse mal e para os dias em que estivesse bem. Ser artista ajuda a ter soluções criativas''. Na época em que me escreveu sua primeira carta, menos de um ano depois de seu diagnóstico, achava que seus tumores já tinham desaparecido, porque ''quando faço a parte 'curativa' da meditação meu exército de tigres, constituído de células brancas, esquadrinha todo o meu corpo, mas não consegue mais localizar nenhum tumor''. Quando ela fez outra cirurgia exploratória algumas semanas depois, sua intuição foi confirmada — nenhum sinal de qualquer tumor, ''depois de apenas oito tratamentos quimioterápicos e um bocado de meditação e trabalho holístico''.

Dulcy também consultou um psiquiatra que utilizou hipnose para ajudá-la a enfrentar o medo. ''Ele me dizia: 'Você vai ficar boa. Logo vai descobrir que não tem mais câncer'. Eu saía de seu consultório tendo certeza de que venceria.'' Amor dado e recebido também ajudou. ''A coisa mais difícil de todas foi amar. Não sou uma pessoa suave, amorosa, carinhosa... Mas depois de descobrir que tinha amor por mim mesma suficiente para eu querer me cuidar e dar ouvidos a todas as minhas necessidades, descobri que as outras pessoas também me davam mais amor e apoio do que eu jamais poderia sonhar.'' Dulcy aproveitou uma remissão de quase três anos, antes do aparecimento de uma reincidência, que ela classificou como um ano infernal, época em que disse ter permitido que o estresse profissional e familiar a derrubassem. Mas Dulcy é uma lutadora e usou a reincidência como catalisador para conseguir lidar mais efetivamente com seus problemas familiares por meio de psicoterapia e participação num grupo. Também continua fazendo meditações e usando aqueles períodos de insônia, do qual a maioria de nós se queixa, como uma oportunidade de ouvir uma inspirada ''Fita Noturna'' que preparou para si mesma.

É preciso um bocado de coragem para dizer não aos especialistas e suas estatísticas, mas encontro pessoas como Dulcy a toda hora. Certo dia, numa conferência que estava proferindo, um senhor dirigiu-se a mim e estendeu-me seu cartão de visita. Era executivo de uma editora, mas parecia tão doente que nem pensei que seu cartão pudesse ter qualquer utilidade para mim. Eu me surpreenderia se ele sobrevivesse mais do que cinco ou seis semanas.

Cinco anos depois, eu estava numa pequena comunidade rural dando uma conferência, e adivinhe quem se dirige a mim, mas dessa vez parecendo absolutamente saudável? Acertou. Ele mesmo. Estava acompanhado por seis conterrâneos e contou-me que os trouxera porque o que eu dissera quando ele me conheceu cinco anos antes significara muito para ele. Depois de me ouvir falar, ele abandonou seu grupo de apoio, que só o deprimia com os quadros sombrios que os participantes pintavam de suas próprias vidas. Em seguida, como parte do programa de visualização que começara, batizou a máquina de raios X e começou a conversar com ela, pedindo-lhe que o curasse. Seu médico pensou que ele estivesse louco, e sua mulher ficou tão irritada que teve de procurar um psiquiatra. Mas aqui estava ele, anos mais tarde, inspirando a todos nós.

Uma mulher escreveu-me: "Meu oncologista acabou de me revelar que tenho um ano de vida. Depois de lhe dar o bilhete azul, a primeira coisa que informei ao meu novo oncologista foi: 'Acabei de dispensar meu último médico. Por favor, guarde suas opiniões para si mesmo, porque eu vou vencer essa parada' ". E venceu mesmo — no processo de redirecionar sua vida, pois ela não deu o bilhete azul apenas ao oncologista, mas ao marido também.

É provável que as pessoas que enfrentam a batalha mais encarniçada contra a condenação e as previsões sombrias dos especialistas sejam os aidéticos. Michael Callen, o organizador de um manual chamado *Surviving and Thriving with AIDS: Hints for the Newly Diagnosed* (de onde tiramos as regras de Steven James citadas acima), escreveu um artigo sobre sua experiência pessoal. Começa contando que uma criança de seis anos, filho de um amigo seu e que não o via há vários meses, perguntou-lhe se ainda não tinha morrido. A idéia de que a AIDS é invariavelmente fatal é tão predominante, observa Callen, que até as crianças de seis anos já a absorveram.

Nosso cirurgião-geral também é da mesma opinião. Disse a ele, como estou dizendo a você, que não é assim, necessariamente — matamos as pessoas ao afirmar que uma doença é 100% fatal. Então não há esperança. Pedi-lhe que viesse a um de nossos *workshops* e verificasse por si mesmo, pois um número crescente de sobreviventes de longo prazo estão começando a colocar em questão essa opinião do "especialista". O mesmo se dá com alguns profissionais da saúde que trabalham com aidéticos e têm uma visão muito mais promissora do que aquela apresentada pela mídia. Callen cita o médico nova-iorquino Nathaniel Pier, que tem bastante experiência com AIDS: "Há uma distorção muito grande na literatura médica em relação ao que se registra, e ela fornece uma visão deformada do que está acontecendo com a AIDS. Não se voltam às pessoas que estão passando bem, pessoas que sobrevivem há muito tempo, pessoas que têm boa qualidade de vida, porque essas pessoas não vão aos centros médicos e, por isso, não existem matérias escritas sobre elas".

Quando publicam artigos como aquele divulgado pelo *New York Times* com o título "O Mistério da AIDS — Por Que Alguns Homens Contaminados Continuam Saudáveis?", nunca se faz qualquer menção a possíveis fatores psicossociais. Esse artigo em particular inclui a cobertura de fatores como "virulência" (talvez o vírus da AIDS desses homens seja "brando"), genética (talvez algumas pessoas simplesmente nasçam sem vulnerabilidade ao vírus) e imunidade (talvez haja "algo inusitado" no sistema imunológico de alguns portadores de longo prazo do vírus da AIDS, que lhes permita continuar passando bem). O fato de o dr. George Solomon e da dra. Lydia Temoshok estarem desenvolvendo um estudo psicológico com sobreviventes de longo prazo, e a idéia de que talvez existam recursos aos quais os pacientes de AIDS *possam* recorrer, em contraposição a fatores como genética e imunidade natural, com os quais não se pode fazer coisa alguma — essas considerações não são mencionadas.

Mas, no estudo em andamento, há um grande número de fatores potencialmente valiosos que poderiam inspirar os aidéticos a fazer novas tentativas, para o seu próprio bem. Esses fatores incluem:

1. Aceitação da realidade do diagnóstico junto com a recusa de entender a situação como uma sentença de morte, pelo menos não como morte iminente.
2. Um programa personalizado de enfrentamento ativo que se acredita ter efeitos benéficos sobre a saúde.
3. Alteração do modo de vida para acomodar a doença de forma adequada.
4. Considerar o médico que faz o tratamento um colaborador, e não permitir-se uma interação de forma passiva-submissa ou desafiadora.
5. Senso de responsabilidade pessoal pela própria saúde e a clara noção de que pode influenciá-la.
6. Um pacto com a vida em termos de "negócios pendentes".
7. Senso do significado e propósito da vida.
8. Descoberta de um novo significado em função da própria doença.
9. Vitória numa experiência anterior com doença que apresentava risco de vida ou com algum acontecimento grave.
10. Trabalho corporal visando à boa forma física.
11. Conseguir informações úteis e manter contato de ajuda mútua com outra pessoa nas mesmas condições.
12. Envolver-se de forma altruísta com outros pacientes.
13. Os sobreviventes de longo prazo são firmes, e sabem dizer não.
14. Os sobreviventes de longo prazo sabem abrir mão de um envolvimento e cuidar de si mesmos.
15. Os sobreviventes de longo prazo são sensíveis ao seu corpo e às suas necessidades.
16. Os sobreviventes de longo prazo sabem comunicar-se abertamente, inclusive expressando suas preocupações com a doença.

Os psiquiatras e psiconeuroimunologistas não são os únicos a ser ignorados em artigos sobre aidéticos que sobrevivem há muito tempo: depoimentos pessoais de sobreviventes como Michael Callen nunca são citados. Os fatores que contribuíram para a sobrevivência de Callen são muito parecidos aos de Solomon:

Se eu tivesse de descrever com uma palavra a característica comum dos aidéticos entrevistados, esta seria coragem. Esses indivíduos são todos lutadores: de opiniões firmes, incrivelmente bem-informados sobre a AIDS, obstinados e apaixonadamente comprometidos com a vida, trabalham duro para continuar vivos. E todos estão envolvidos na política da AIDS — alguns identificando-se publicamente, outros aconselhando ou atendendo a chamadas em linhas diretas. A política pode ser um antídoto contra a obsessão consigo mesmo que acompanha a AIDS. Perceber que existe gente numa situação pior, a quem você pode ajudar, proporciona um alívio fantástico — e talvez seja até terapêutico.

TER UM OBJETIVO

Quer seja político ou pessoal, o senso de propósito pode fazer maravilhas por sua saúde. Lembro-me de uma história contada por Elisabeth Kübler-Ross sobre uma mulher em estado crítico, que estava hospitalizada e implorava aos médicos que a ajudassem a sobreviver o tempo necessário para participar do casamento de seu filho. Se ela pudesse ir ao casamento, dizia, não se importaria de morrer em seguida. E, assim, fizeram-lhe transfusões de sangue e deram-lhe soro para colocá-la de pé. No dia do casamento, todos os tubos e agulhas intravenosas foram retirados. Ela se vestiu e se maquiou, ficou linda e foi ao casamento. Quando voltou ao hospital, todos esperavam que ela fosse para seu quarto, deitasse na cama e morresse. Em vez disso, voltou lá e exclamou: "Não se esqueçam, tenho mais um filho".

Há uma expressão deliciosa que ouvi de um homem de cuja esposa eu estava cuidando — "pessoa que vai e volta". "Não se preocupe", disse-me certo dia. "Minha mulher é daquelas que vão e voltam; tenho certeza de que vai sair dessa." Quando lhe perguntei o que queria dizer com aquela expressão, ele explicou: "Quando eu estava nas forças armadas e ficamos presos numa trincheira individual sem suprimentos ou munição, só mandávamos pedir ajuda aos soldados que sabíamos que voltariam. A gente sempre podia ter certeza de que fariam o necessário e por isso dizíamos que eram dos que vão e voltam".

Um objetivo, como a esperança, é fisiológico. Ajuda os que vão e voltam. A psicóloga Jeanne Segal disse que um aluno que trabalhava com ela num programa para pacientes de câncer fez uma pesquisa para saber se havia uma correlação estatística entre a prestação de serviços voluntários e a sobrevivência. A resposta, diz Segal, foi um retumbante sim! Essa pesquisa confirmou no plano físico o que ela observara no plano psicológico, quando trabalhava numa entidade de assistência familiar. Seus clientes pareciam insensíveis ao tipo de aconselhamento que ela lhes oferecia, até que descobriu um consultório da United Way no andar de baixo e que precisava de voluntários. Quando não conseguia fazer progressos com seus pacientes, mandava-os ao andar de baixo para se apresentarem como voluntários — "adivinhe o que acontecia? Eles melhoravam mais depressa! Até indivíduos limítrofes apresentavam melhoras evidentes. Seu contato com a realidade, sua auto-estima e o sentido da vida aumentavam, quando lhes fazia bem servir aos demais". Os voluntários vivem mais tempo e com menos enfermidades.

É raríssimo os médicos se conscientizarem da necessidade que os pacientes têm de um objetivo e de um sentido de vida e, por isso, muitas vezes não sabem explicar as fantásticas melhoras no estado de saúde de seus pacientes. No entanto, sei que sempre existe uma história por trás da mudança, algum tipo de transformação existencial. Há pouco tempo recebi uma carta de um oncologista, que me relatou o caso de uma paciente com severo tumor de mama, de quem nós dois havíamos cuidado, e que voltara ao seu consultório cinco meses depois de tê-la mandado a uma casa de repouso, onde pudesse receber cuidados de enfermagem, e que ele "nunca a vira tão bem!" O oncologista não fez nenhum outro comentário. Pedi ao estudante de medicina que trabalhava comigo que ligasse para a paciente e descobrisse sua história, porque eu tinha certeza de que algo acontecera. A mulher contou ao estudante que quando foi para a casa de repouso encontrou condições tão intoleráveis e deprimentes que liderou uma revolução com os outros "internos" exigindo um tratamento melhor. Investiu um bom tempo em conversas com a equipe responsável pelo carinho e amor que os pacientes precisavam, e acabou transformando o lugar. Depois sentiu-se tão bem que foi para casa e comprou um carro novo!

Para algumas pessoas, o desafio de sua doença é parte daquilo que proporciona sentido à sua vida, à medida que descobrem novas formas de se recuperar e amar. Uma mulher notável escreveu-me sobre sua luta para se reabilitar depois de um acidente de carro que a deixou parcialmente paraplégica. "Não Desistir" era seu credo: "Uma coisa que descobri sobre essa área é que há incógnitas demais. Impossibilidades transformam-se constantemente em possibilidades. Sempre achei que o corpo e a inteligência podem fazer muito mais para promover nossa recuperação do que lhes permitimos ou incentivamos. Chegar a essa fonte é a chave". Apesar de seus médicos declararem que tudo quanto ela podia fazer era "ter esperança de curar-se", ela continua determinada a desempenhar um papel mais ativo em sua recuperação. Na verdade, escreveu-me pedindo sugestões de visualizações que pudessem reverter a paralisia de sua medula espinhal. Repetindo, "F" não representa fracasso, mas *feedback* e força. Ela está diante de um desafio, não de uma oportunidade de fracassar.

Às vezes, o que dá às pessoas o senso de propósito é o desafio de realizar coisas de que gostam, apesar dos obstáculos da doença. Penso em John Calderhead, um jovem com quem me correspondo, que teve uma perna amputada em maio de 1983 por causa de um sarcoma. Ele esquiava desde os sete anos de idade e agora está de volta às rampas outra vez, participando competitivamente de eventos para inválidos. "Se eu esquiava antes da operação, por que não esquiaria depois?", perguntou ao repórter de um jornal. Eis aqui um homem que não aceita limitações.

Para outro homem, foi seu amor pelo Talmud. Li no *New York Times* que o rabino Aaron Soloveitchik sofrera um derrame há muito tempo, quando tinha sessenta e seis anos. Apesar de mal conseguir andar, ele sai de sua casa em Chicago toda semana para dar um curso destinado a rabinos em Nova York, a fim de transmitir seus conhecimentos a respeito dos antigos textos judaicos. "Você imagina o que é amarrar meus sapatos? É tão difícil quanto separar as águas do mar Vermelho... As dores acompanham-me constantemente. Mas, quando dou um *shiur* (aula), quase não as sinto", diz ele.

Parece que algumas pessoas têm quantidades inesgotáveis de coragem e alegria. Poderíamos dizer que seu objetivo é ensinar-nos a viver. Recebi uma carta maravilhosa de uma mulher que queria contar-me a história de seu sogro:

> O sr. Wood contraiu os três piores tipos de pólio há trinta anos. Na época, deram-lhe no máximo dez anos de vida e ele estava, como está ainda, paralítico do pescoço para baixo. Ele respira com um pulmão artificial à noite, e sua mulher tomou providências para todos os cuidados necessários serem ministrados em casa. Durante esses trinta anos, criaram sete filhos, tendo o caçula nascido logo depois que ele ficou paralítico. Ele viu todos os filhos se formarem na faculdade. Até o ano passado, era um artista produtivo que pintava segurando o pincel com a boca e vendeu muitos quadros e uma quantidade enorme de papéis de carta. Há quadros seus na capital do nosso estado.
>
> O sr. Wood sempre manteve o interesse pela vida e adora conversas animadas com as pessoas que freqüentam sua casa. Não se considera menos afortunado que os demais, mostrando, pelo contrário, grande compaixão por outras pessoas. Sempre tem algo interessante para dizer e tem um jeito especial de fazer os outros falarem.
>
> Alguns anos atrás, comprou um conversível vermelho do ano e, durante os meses mais quentes, passa o máximo de tempo possível viajando pelo interior e visitando a família. Sua mulher vai junto e eles contratam um motorista/mecânico para dirigir, e é claro que têm de levar toda a sua aparelhagem e o respirador.
>
> Esse homem é determinado. Sua vida tem sentido e ele é uma pessoa "excepcional" ou, como o senhor diria, é um "paciente excepcional".

Mas ser excepcional nem sempre significa realizar façanhas. Sua atitude a respeito da vida e do amor é o que o torna excepcional, não o fato de esquiar com uma perna só, pintar quadros com a boca ou curar-se por meio de visualizações e meditação.

Certo dia, veio a meu consultório uma mulher com esclerose múltipla. Sua façanha foi conseguir reaprender a andar, pois tinha um bebê em casa e queria aprender a andar antes dele. Que beleza e que coragem! Já conheci tantas pessoas incrivelmente inspiradoras e maravilhosas, todas pessoas que descobriram sua forma particular de serem excepcionais, de ficar fortes nos lugares em que foram duramente atingidas. As variedades do comportamento excepcional são infinitas. Encontre a sua.

Como diz Max Navarre, um dos colaboradores de *Surviving and Thriving with AIDS:*

> Se você nunca se amou, se nunca se amou de verdade, de maneira delicada e incondicional, está na hora de fazer isso. Ame-se, perdoe-se e, ao mesmo tempo, lembre-se de que não há nada para perdoar. Ame os outros e deixe que o amem. Você nunca vai se entediar. O amor incondicional pode fazer coisas extraordinárias e é de fato uma rede de segurança. E podemos fazer coisas extraordinárias quando nos sentimos em segurança. Milagres acontecem todos os dias.

Um desses milagres é o amor de que fala Max Navarre. Já participei de muitos programas de televisão em que pessoas se levantavam e me diziam, irritadas, que um membro de sua família lutou bravamente pela vida e morreu assim mesmo, apesar de fazer tudo o que se espera ser feito por um paciente excepcional. Entendo essa dor. Sei que essas pessoas desejam seus entes queridos de volta e que os que morreram também teriam preferido continuar vivos e bem de saúde. Ser um paciente excepcional não significa que você vai viver para sempre. Nenhum de nós é eterno.

Quando você opta por ser excepcional e enfrentar os desafios da vida, isso quer dizer que, depois de você partir, seus entes queridos continuarão convivendo na plenitude, não no vazio. Sim, vai haver pesar e luto, mas não vazio. Já fiz discursos em cerimônias realizadas por familiares em memória de pessoas assim. Esses familiares são monumentos vivos de seus entes queridos, pois contribuem com alguma coisa para a comunidade, uma forma de dividir o que aprenderam sobre a vida com a pessoa que morreu. É comovente presenciar fatos assim, pois significa que a vida e a mensagem daquela pessoa se perpetuam.

Estamos falando é de enfrentar os desafios da vida, não de nos tornarmos eternos. Mais uma vez, é Evy McDonald quem sintetiza com perfeição as mudanças que resgatam uma vida e, às vezes, curam as doenças como um subproduto. Evy diz que, nos meses seguintes à sua "sentença de morte", efetuou as seguintes mudanças em sua experiência interior da realidade:

1. De odiar meu corpo a amá-lo exatamente como é, "um monte de geléia numa cadeira de rodas".
2. Do ressentimento contra os pais ao perdão a eles e a mim mesma.
3. De só querer receber, acreditando que a vida me devia algo, a doar gratuitamente meus talentos e minha energia para a vida.
4. De "prestar" serviços esperando reconhecimento ou outras compensações, a praticar a arte de "servir".
5. De sentir e atormentar-me com emoções reprimidas e não-admitidas, a ter emoções saudáveis e conscientemente escolhidas.
6. De ter medo de relações íntimas e sexuais, a acolher a intimidade e a sexualidade como uma expressão vital, sagrada e extática do meu ser.

Quando encara a vida dessa maneira, você dá um presente a todos os que entram em contato com sua pessoa e descobre sua imortalidade no amor que deixa para trás. Mas, onde não existiu vida nem amor, fica apenas um terrível vazio depois da morte. Os pacientes excepcionais não deixam um vazio; deixam o exemplo de sua vida e do amor que inspiraram nas pessoas à sua volta.

RECEITA DE MUDANÇA: UM PROGRAMA TERAPÊUTICO EM CINCO ETAPAS

Quero ofertar-lhe uma lista das coisas que gostaria que fizesse todos os dias para ajudá-lo a se transformar num ser humano excepcional. Dessa forma você refaz sua vida, assim como a vida dos outros, e talvez se cure de todas as suas aflições:

1. Mantenha um diário para registrar seus sentimentos e sonhos. Em experimentos com universitários e executivos, as pessoas a quem se pediu para manterem diários revelaram um sistema imunológico mais ativo e maior resistência a resfriados e outras doenças durante as épocas de provas e de tensão no trabalho. Mesmo depois de terem interrompido seu diário, o sistema imunológico continuou mais ativo por mais de seis meses. Incluir desenhos periódicos também pode ajudar.
2. Participe de um grupo terapêutico duas horas por semana, no qual você possa receber amor, enfrentar desafios e aprender disciplina. Não precisa ser um grupo de vítimas. Se for um grupo em que todos se queixam toda semana, não volte. Se não conseguir encontrar um grupo específico para suas necessidades, vá a uma reunião dos Filhos Adultos de Alcoólatras ou qualquer outro que quiser. Os problemas não precisam ser iguais aos seus, a atitude é que é importante.
3. Medite, visualize, reze ou escute música calma, interrompendo seu dia de quatro a seis vezes com intervalos terapêuticos que lhe permitam redirecionar seus pensamentos, liberar tensões e dar a seu corpo mensagens de "vi-

va''. Esses procedimentos são para relaxá-lo, não para fazê-lo sentir que tem mais trabalho a fazer ou que não está indo bem. Escolha aquilo que melhor se adapte ao seu caso.

4. Viva uma hora de cada vez, baseado em seus sentimentos. Se estiver perto da morte, dez minutos pode ser o período que necessite para se concentrar. O que estou querendo dizer não é que você viva como se fosse morrer daqui a uma hora ou daqui a dez minutos, mas que se pergunte, no começo desse período, como está se sentindo. Se não gostar do que sente, procure resolver essas emoções ou liberar-se delas dentro desse limite de tempo. Isso serve para lembrá-lo de que você é responsável por seus sentimentos. Quando o tempo lhe for importante, você vai fazer questão de não desperdiçá-lo com emoções de que não gosta.
5. Duas vezes por dia, durante quinze minutos, sente-se ou fique de pé sem roupa na frente do espelho. Trabalhe com os sentimentos que vêm à tona — com a negatividade, para a maioria de nós — e depois aprenda a amar o que vê no espelho como fez Evy McDonald, passando da imagem de si mesma como ''um monte de geléia numa cadeira de rodas'' para a valorização de parte por parte de seu corpo, a começar pelo sorriso, passando por sua bela cabeleira e depois por todas as partes do corpo até reconstituir-se inteiramente e poder dizer, com toda a honestidade, que acha o todo uma beleza.

Agora que você está a par da lista, vai entender por que tanta gente prefere submeter-se a operações. Só um ser humano realmente excepcional opta por um trabalhão desses. Mas, depois de realizar todas essas coisas, vai descobrir que começou a viver cada vez mais o momento presente, e a vida se torna uma série de momentos sob seu controle. Aí a alegria entra em sua vida e você alcança o céu sem ter morrido.

7

Os médicos não sabem tudo. Entendem a matéria, não o espírito.
E você e eu vivemos no espírito.
WILLIAM SAROYAN, *The Human Comedy*

A verdadeira cura: vida, amor e imortalidade

Arthur Hertzler, que praticava medicina na virada do século, escreveu *The Horse and Buggy Doctor*, um livro que revelou para mim o verdadeiro sentido da cura. O primeiro capítulo começa assim: "'Proteja-nos, ó Deus, da difteria!' Essas palavras de abertura proferidas por meu pai nas orações matutinas foram meu primeiro contato com a tragédia das doenças". Nas páginas seguintes, as vívidas lembranças do autor a respeito da pavorosa epidemia de difteria de sua infância evocam todo o horror de uma peste para a qual a medicina da época ainda não encontrara um remédio; charretes puxadas a cavalo com os corpos dos mortos apinhavam-se nas estradas do interior; oito dos nove filhos de uma família mortos num período de dez dias; todos aterrorizados.

Ainda temos medo da difteria? Não. Temos medo da AIDS? Sim. Daqui a cinqüenta anos, será que as pessoas vão ter medo da AIDS? Não. Haverá uma outra doença com cinco letras maiúsculas? Sim.

É importante entendermos que nunca curaremos tudo. Nunca teremos casa para todos os desabrigados, nem comida para todos os famintos, nem remédio para todas as doenças. Mas, como médicos, familiares e amigos, podemos cuidar de todos. E, com esses cuidados, há uma verdadeira cura: a cura do espírito e o resgate da própria vida.

CUIDADOS X CURA

Em seu livro *Out of Solitude*, o padre católico Henri Nouwen nos diz o que é cuidar. Começa explicando que cuidar não é uma atitude do forte em relação ao fraco; cuidar é algo que se dá entre iguais. A palavra *care* (cuidar, gostar de, importar-se) é de raiz gótica, significando pesar, sofrimento, choro. A pessoa que realmente se importa com outra fica junto daquela que está sofrendo. Às vezes, é tudo quanto pode fazer, algo difícil de aceitar, principalmente para nós, médicos, educados como fomos para consertar, para sermos mecânicos, não para curar ou cuidar. Mas, diz Nouwen, é disso que mais se necessita:

... quando honestamente nos perguntamos que pessoas de nossa vida mais significam para nós, descobrimos muitas vezes que são aquelas que, em vez de dar muitos conselhos, soluções ou realizar curas, optaram por compartilhar nosso sofrimento e tratar nossas feridas com mãos delicadas e carinhosas. O amigo que consegue ficar conosco em silêncio num momento de desespero e confusão, que consegue ficar ao nosso lado numa hora de luto e pesar, que consegue "não saber", "não curar", "não remediar" e enfrenta conosco a realidade de nossa impotência, esse é o amigo que cuida, que se importa, que ama...

E esse é o médico que salva, mesmo quando não consegue curar. O que os doentes e os agonizantes mais precisam dos que os rodeiam é o reconhecimento de sua humanidade. O médico da prisão sobre o qual falei menciona uma passagem do livro de Solzhenitsyn, *Um Dia na Vida de Ivan Denisovich*, em que Ivan, o prisioneiro, contempla seu guarda e se pergunta: "Como um homem afetuoso poderia entender um homem frio?" O médico também se pergunta — como ele, um homem sem AIDS, poderia entender os sentimentos de um homem com AIDS? Como lhe disse numa carta: "Você pode compreender o sofrimento. Você é um membro da espécie". Se não tem nada a oferecer em termos médicos, ainda pode dar um abraço ou um aperto de mão como forma de reconhecer o sofrimento de outro ser humano.

Não estou sugerindo que esse tipo de cuidado seja fácil, principalmente quando estamos cuidando de alguém que está às portas da morte. "Ficar ao lado" da pessoa é enfrentar nossa própria mortalidade. Isso requer muita coragem. Não é de surpreender que os médicos e enfermeiras que todos os dias precisam estar com agonizantes procurem se distanciar e proteger. Mas os resultados desse distanciamento podem ser terrivelmente cruéis. Uma aluna de enfermagem que estava morrendo escreveu a respeito do sofrimento que teve de suportar porque a equipe médica evitava passar um tempo extra com ela:

Eu sei, você se sente inseguro, não sabe o que dizer, não sabe o que fazer. Mas, acredite-me, se você se importasse realmente, não poderia fazer nada de errado. Podemos perguntar por que e como, mas não esperamos de fato uma resposta. Não fuja... espere... tudo quanto quero saber é se vai haver alguém para segurar minha mão quando eu precisar. Estou com medo... Tenho um monte de coisas sobre as quais gostaria de conversar. Não iria tomar muito do seu tempo...

Se pelo menos conseguíssemos ser honestos, admitirmos ambos nossos medos, tocarmos um ao outro. Se você se importasse realmente, será que perderia muito de seu precioso profissionalismo se apenas chorasse junto comigo? Só isso, pessoa com pessoa? Aí talvez não fosse tão difícil morrer... num hospital... com amigos por perto.

Embora ela esteja falando principalmente das enfermeiras, em geral são elas que estão dispostas a ficar aquele minuto a mais, a afagar a cabeça, segurar a mão, enquanto os médicos vão embora, para os casos que podem "consertar", pois tendem a se sentir impotentes com os agonizantes. Já vi históricos médicos que começam com "Pobre coitada, cor branca, em fase terminal" e sei que os médicos que os escrevem não conhecem de fato o indivíduo, estão apenas tentando enfrentar a sua própria aflição de não conseguir curar. Porém, o médico que salva emocional e espiritualmente sabe fazer mais do que livrar-se de um paciente com sua piedade, e retirar-se. Fazer isso é privar o paciente de esperança — e vida. Para ajudar um doente a salvar-se espiritualmente, você deve alimentar suas esperanças enquanto ele quiser continuar lutando. A dimensão de tempo deve ser uma opção dele, não sua. O dr. Karl Menninger, um dos pioneiros deste século na compreensão da unidade inseparável de mente e corpo, escreveu o seguinte numa carta para nossa amiga em comum Ann Landers:

> Há alguns anos, eu estava para reunir em livro *Dez Casos Sem Esperança*. Eram todos pacientes dos quais não se esperava uma recuperação. Mas todos *se recuperaram*. Alguns ficaram "melhores do que nunca", como eu costumava dizer. "Milagre", espantavam-se outros. Claro, não fui eu quem os curou, embora eles (e eu) às vezes achemos que sim.
>
> Bem, nunca escrevi o tal livro e agora não preciso mais escrevê-lo, porque um cara chamado Bernie Siegel escreveu um dos melhores livros médicos que já li. É um livro que diz que a esperança e o amor curam pessoas que a medicina e a cirurgia não conseguiram curar. Nenhuma *doença* é incurável, diz ele, mas muita gente é.

Numa carta posterior que me mandou, ele disse que seu livro conteria a mesma mensagem — "que a esperança e o amor são os remédios mais desprezados de todos. A esperança ajuda quando a situação é irremediável". Não cito o dr. Menninger para apresentar uma opinião favorável de minha pessoa, mas para mostrar que essas idéias estão entre nós há muito tempo, mesmo que a maioria dos médicos modernos as tenham esquecido — se é que algum dia tiveram conhecimento delas.

A esperança ajuda de muitas maneiras. Mas você deve se lembrar de que a esperança a que me refiro é a do paciente, não a do médico. Como médico "em exercício", você tem de aprender a prestar atenção ao que a esperança significa para cada paciente individual. Fui lembrado disso recentemente quando uma paciente que eu estava visitando estendeu-me a mão quando me levantei para sair da UTI. Ela estava no respirador e, não podendo falar, escreveu: "Você não vai me deixar, vai?" Eu disse: "Tenho de sair agora porque estão me esperando na sala de cirurgia". Ela escreveu de novo, dessa vez com letras maiores: "Mas você não vai me deixar, vai?" Aí entendi o que ela estava realmente dizendo. Disse que, evidentemente, nunca a deixaria, sempre estaria ali quando ela precisasse de mim. Era tudo quanto ela queria e é algo que posso lhe dar, mesmo que não possa ajudá-la de nenhuma outra forma.

É obrigação minha derrotar a dor dos vivos, não a morte. Todos os pacientes excepcionais sabem disso. Na aceitação de nossa vulnerabilidade está nossa salvação.

A MORTE COMO SALVAÇÃO

Descobrimos muitas vezes que as crianças são particularmente sensíveis às emoções dos que cuidam delas, com uma sabedoria que ultrapassa de muito seus anos de vida e com uma generosidade de espírito que nos possibilita perdoar-nos a incapacidade de curá-las. A médica Naomi Renem, diretora do Commonweal Cancer Help Program (Programa de Promoção da Saúde dos Pacientes de Câncer), em Bolinas, na Califórnia, conta um incidente ocorrido quando ela administrava a ala pediátrica do Mt. Zion Hospital, em San Francisco. Ela chegou um dia ao trabalho e encontrou diversas enfermeiras e médicos residentes envolvidos numa discussão acaloradíssima, acusando-se mutuamente de terem mentido para um garoto de cinco anos que estava morrendo de leucemia. Parece que alguém dissera ao menininho que poderia ir para casa naquele dia, pois ele pedira à sua enfermeira que aprontasse sua mala. Claro que não havia possibilidade de uma criança tão doente ser liberada, e a enfermeira tentou descobrir quem fora irresponsável a ponto de lhe fazer tal promessa, mas todos que trabalhavam na ala negaram tê-lo feito. Ninguém perguntara ao menino, e a dra. Remen disse que conversaria com ele.

Quando abri a porta de seu quarto, ele estava recostado no travesseiro, olhando para mim muito ruborizado. Fiquei impressionada de novo com o quanto estava emaciado, com o quanto parecia doente. Naquele momento, tudo mudou. O quarto tornou-se silencioso e envolvido por uma espécie de luz amarela — e uma presença enorme. Foi como se tivéssemos saído do tempo. Tornei-me totalmente consciente de estar carregando uma grande culpa em relação a essa criança. Causei-lhe muita dor e, o que era mais importante ainda, durante os muitos, muitos meses que trabalhei com ele, não consegui curá-lo. Mas no momento em que nossos olhos se encontraram, soube também que ele me perdoava. Mais ainda, naquele momento, consegui perdoar a mim mesma. Não apenas por ele, mas por todas as crianças de quem tratara e machucara e não conseguira ajudar nos dez anos de minha carreira. Para mim, foi uma espécie de salvação espiritual.

E então as coisas foram para um outro nível e eu senti que não havia um menininho doente, nem uma médica. Éramos dois seres que desempenharam impecavelmente os seus papéis num drama doloroso — ele, o de garoto doente e eu o de médica, e não havia absolutamente nada a perdoar. Tudo quanto havia era um profundo amor e respeito mútuo. Tudo isso aconteceu subitamente, numa fração de segundo.

Aí ele disse: "Dra. Remen, vou para *casa*". Murmurei algo do gênero: "Fico feliz por você", saí e fechei a porta.

Eu estava muito confusa e abalada com a experiência pois, na época, não dispunha de um contexto para entender o que acontecera. Voltei ao meu consultório, onde a equipe estava à espera. "O que ele disse?", perguntaram-me. Respondi que não lhe perguntara. "Por que não esperamos um pouco e vemos o que acontece?" Algumas horas mais tarde, o menino queixou-se de que estava cansado. Deitou-se, puxou o lençol sobre a cabeça e morreu.

A reação da equipe foi de pesar. Mas todos ficaram aliviados por ele ter morrido antes de descobrir que não poderia ir para casa — antes de descobrir que alguém lhe mentira. Mas, pela minha experiência, acho que ele sabia, de verdade, que *estava* indo para casa, num sentido muito mais profundo do que a equipe estava preparada para entender.

Tive uma experiência semelhante com uma criança. Era um lindo garoto de dois anos que eu operara. Mas agora estava no hospital para morrer; a terapia ativa fora interrompida. Um dia, ele disse à mãe: "Logo vou virar um passarinho e voar para longe. Gostaria que você pudesse vir comigo, mas não pode". E, durante as semanas seguintes, continuou preparando os pais para sua partida.

Pelo fato de ter sido seu cirurgião, continuei a visitá-lo regularmente, embora não houvesse mais nada que eu pudesse fazer por ele como médico. Certa manhã, quando entrei, em vez do pedido habitual de um copo de refrigerante da geladeira ou de alguma outra coisa que pudesse dar-lhe, cumprimentou-me apontando a cadeira ao lado de sua cama, indicando que eu devia sentar-me e ficar ao seu lado. Depois pediu à mãe para colocar uma fita de vídeo dos Muppets, que assistimos juntos por alguns minutos. Em seguida eu lhe disse que tinha de ir embora e ele fez algo que nunca fizera antes: apontou para suas bochechas, querendo que eu o beijasse de ambos os lados. Foi o que fiz. Nunca tinha tido aquele privilégio, e quando saí do quarto sentia-me muito honrado pelo que ele me permitira fazer, tanto mais que não me ocorreu senão mais tarde que ele estivesse dizendo adeus. Quinze minutos depois que o beijei, ele faleceu. Essa foi uma daquelas experiências que me fazem lembrar por que nunca abandono meus pacientes — eles têm muito a dar. O amor que aquela criança deixou atrás de si ainda me alimenta.

Jim McQuade, um estudante de medicina que trabalhou comigo durante um mês, entrevistou vinte e cinco médicos para saber qual a atitude deles perante a morte. Na conclusão do artigo onde descrevia suas constatações, escreveu:

É importante chegar à aceitação da morte, não apenas como realidade absoluta, mas como parte da ordem natural das coisas. Quando o médico chega a essa aceitação, não precisa mais evitar as pessoas por problemas que ele não pode resolver. É quando consegue então manter a ligação com o paciente e compartilhar o elo comum da mortalidade e do amor que os liga até o fim. Como disse George Santayana: "Não existe remédio para o nascimento nem para a morte, a não ser desfrutar o intervalo". Só com a aceitação da mortalidade e do amor é que desfrutamos o intervalo.

McQuade termina citando uma frase de um dos médicos entrevistados, um homem com fama de ser particularmente bom no relacionamento com pacientes agonizantes: "No fim, é o dilema do ser humano o único assunto que interessa, e tive a oportunidade de participar, e de certa forma a oportunidade de *treinar* a morrer. O fato de eu ter podido passar longas horas com um paciente agonizante, enquanto ele se preparava para morrer, foi uma experiência, em si, simplesmente fantástica".

Para esse médico, o tempo que permaneceu junto ao seu paciente agonizante foi um privilégio. No entanto, quando dou palestras para médicos, pergunto muitas vezes quantos deles estiveram realmente presentes à morte de um paciente. Se excluirmos as tentativas de ressuscitá-los e outros procedimentos de emergência, cerca de cem por cento deles *não* tiveram essa experiência. Evitamos estar com nossos pacientes em seus últimos momentos porque julgamos sua morte como um fracasso nosso. Quando deixarmos de nos sentir fracassados, nossa profissão mudará, e nos tornaremos mais genuinamente um grupo que cuida das pessoas. Quando entendermos que nosso papel é cuidar e que cuidar é proporcionar alívio, não impedir a morte, então compreenderemos que é um privilégio compartilhar os últimos momentos de alguém. E quando compreendermos também que as pessoas têm uma capacidade incrível de morrer na hora certa para elas, também conseguiremos ver que a morte pode ser a salvação final. Pois todos morremos como vivemos.

A MORTE COMO DESAFIO E OPORTUNIDADE

Um dia, eu estava de visita a uma mulher em seu quarto de hospital e conversávamos sobre o grande desafio que ela enfrentava na tentativa de assumir o controle de sua doença, de sua vida e até de sua morte, quando me empolguei de tal forma com o assunto que me escutei dizendo: "Você sabe, a gente pode sobreviver até a morte". Houve um momento de silêncio, ela me lançou um olhar estranho e nós dois caímos na gargalhada.

Sei que parece coisa de louco — primeiro falo sobre a doença como uma dádiva e agora a morte é um desafio. Para piorar as coisas, não estou falando apenas da morte como desafio para o médico, mas para a família e para os amigos e, em última instância, para o agonizante. Um membro de meu grupo de pacientes excepcionais disse certo dia: "A morte não é o pior dos resultados". Concordo inteiramente. Segundo as palavras de Woody Allen: "Existem algumas coisas piores do que a morte. Se você já passou uma noite com um vendedor de seguros, sabe exatamente o que quero dizer". Não viver é o pior dos resultados, ao passo que morrer pode ser a salvação, o fim de uma vida rica e plena de alguém que está cansado, com dores e precisando repousar. Mais importante ainda, a consciência de nossa morte é que dá significado, urgência e beleza a todos os dias de nossa vida.

Não vivermos para sempre é a maior de todas as bênçãos. Faz-nos pensar no significado de nossa existência. Também permite às pessoas que nunca tiveram tempo para si mesmas durante a vida usufruir de momentos seus, por fim, antes de morrer. Uma jovem pediu-me para visitar sua mãe e ajudá-la a morrer. A filha disse que a mãe se encontrava num estado lastimável, decidira não fazer mais quimioterapia e estava pronta para morrer, só que parecia não estar conseguindo.

Fui ao quarto de hospital dessa doente conversar com ela, que me confirmou as palavras da filha — estava doente e queria morrer. Justamente naquele momento, o telefone tocou. Ela conversou vários minutos e depois desligou. Disse-me que eram seus netos ligando para avisar que vinham visitá-la e então ela exclamou: "Com licença", pulou da cama, foi até o guarda-roupa, pegou um lindo robe, colocou sua peruca, maquiou-se e preparou-se para receber as visitas. Naquela altura, eu lhe disse: "Entendo por que está difícil para você morrer. Ainda está tentando ser a esposa, mãe e avó perfeita. Não dá para ser tudo isso depois de morta".

Continuei a vê-la, procurando ajudá-la a livrar-se de todos os seus papéis, a distanciar-se e separar-se para poder morrer sem decepcionar ninguém. Duas semanas depois, eu estava sentado ao pé de sua cama quando o telefone tocou. Ela estendeu a mão para atender e eu a interrompi: "Aí está um exemplo perfeito do que estou lhe dizendo. Se está querendo morrer, não precisa atender ao telefone". Ela pegou o aparelho e em vez de dizer, como faz a maioria das pessoas quando o médico está no quarto: "Chamo daqui a pouco, o doutor está aqui", pôs-se a conversar. Depois de uns quinze minutos, passou-me o telefone: "É minha filha. Agora você fala". Conversamos um pouco e desligamos. Voltei-me para ela e adverti-a: "Você está canalizando toda a sua energia para a família, e não para você, e é por isso que está difícil morrer".

O telefone tornou a tocar e eu afirmei que não precisava atender. Ela acenava com a mão para lá e para cá a cada toque do telefone e eu insistia: "Não responda", até que finalmente a mão pousou no receptor. Antes que ela o pegasse eu lhe comuniquei: "Tenho de ir agora porque estão me esperando na sala de cirurgia, mas primeiro quero revelar-lhe uma coisa — discaram um número errado, a mando de Deus, para transmitir-lhe alguma coisa". Enquanto saía, ouvi-a pegar o fone e era engano, como eu intuitivamente havia dito. Ela morreu no dia seguinte. Aquele número errado provavelmente ensinou-lhe mais do que qualquer coisa que eu poderia ter falado. Não tenho a pretensão de ser vidente, mas quando lidamos com pessoas que nos preocupam, às vezes nós "sabemos". Uso esse saber para ajudá-las.

É sempre triste ver criaturas em seu leito de morte que ainda dispendem grande parte de sua energia tentando deixar os demais felizes e passando por cima de suas próprias necessidades. Apesar de estarem morrendo, ainda procuram agradar a todos, ignorando seus próprios sentimentos.

Igualmente triste, mas em outro aspecto, é observar doentes, cujo controle lhes foi tirado à força, em geral pela equipe hospitalar com seus procedimentos de emergência, suas máquinas e seus remédios. Certo dia, enquanto dava meu plantão "clerical", entrei num quarto e perguntei à doente como estava passando e ela respondeu: "Péssima, meu médico acabou de me dizer que estou morrendo". Retruquei: "Se está morrendo, por que não se levanta e vai embora? Eu não gostaria de passar meus últimos momentos na terra aqui deitado, olhando para todos esses tubos e máquinas. Por que não vai para casa e não se senta na varanda que você e seu marido construíram e curtiram durante anos, e morre ali?" Ela me olhou, abriu um sorriso exultante e exclamou: "Sabe, você tem toda a razão". Essas palavras devolveram-lhe todo o poder. Quatro ou cinco dias depois daquilo que seu oncologista lhe dissera, o número de seus glóbulos sanguíneos aumentara e ela conseguiu ter alta do hospital. Pôde ainda desfrutar com alegria muitos meses, e quando estava pronta, voltou ao hospital e morreu em paz. Foi mestra e terapeuta maravilhosa, para sua família e para mim.

O dr. Alvan Feinstein publicou na *JAMA* um artigo sobre as experiências variadíssimas que sua mãe de noventa anos viveu no hospital. Depois de quase morrer e recuperar-se várias vezes, essa mulher, antigamente independente e enérgica foi reduzida a um estado vegetativo que obrigou seu filho a questionar os valores da medicina da forma praticada hoje em dia.

> Como a preservação de sua vida não ajuda ninguém e não é desejada por ela nem por aqueles que mais a amam, por que os médicos não a deixam morrer serenamente e em paz? Por que devem aplicar uma terapia vigorosa que não traz nenhum benefício, exceto sua própria satisfação de impedir a morte, independentemente das conseqüências? Não sei qual é a resposta a essas perguntas. Mas eu, o filho médico dessa mulher, choro por minha mãe e pelo que aconteceu à minha categoria profissional.

Nossa categoria profissional pode ser absurdamente cruel em seu objetivo implacável de impedir que as pessoas morram, sejam quais forem as conseqüências. Temos de entender que a morte não é patológica; é parte natural da vida que nós, médicos, tornamos tão desnaturada quanto possível para negar nossas limitações e mortalidade. Já vi muitas mortes sublimes mas, para cada uma delas, quantas não são como a descrita por este poema de Helen Blitzer?

O limite

Berta, Berta...

meu pai chama.
Minha mãe espera do lado de fora.
Médicos, enfermeiras operam máquinas
para encher seus pulmões de ar,
dar-lhe choques no coração até que pulse ritmado.

Amarrado a tomadas eletrônicas, contorce-se
ainda chama pela mulher.

Banida dos pés de sua cama
dizem à minha mãe
que ela atrapalharia.

Na carne de meu pai,
o metal frio da máquina.
Sua vida
um ponto
em espiral no monitor.
Em meio a cliques e zumbidos agitados

Berta...

Silêncio.

As máquinas são levadas de seu quarto
para uma outra ala.
Minha mãe recebe a notícia.
"Posso vê-lo agora?"
Não, diz a Enfermeira. Temos uma sala de espera especial.

Meu pai esfria.

Os lábios
entreabertos
com o nome de minha mãe.

Que coisa horrível, tanto para o marido quanto para a mulher, ser-lhes negada a oportunidade de estarem juntos no momento da morte como estiveram em vida, e que sua morte tenha sido privada de toda dignidade. Claro que os médicos e as enfermeiras não são os únicos inimigos de uma boa morte. Muita gente morre cheia de rancor, deixando atrás de si um legado de amargura, por sua incapacidade de entender que morrer não é apenas um processo físico, mas também uma transição emocional, psicológica e espiritual. Recebi uma carta descrevendo duas mortes contrastantes na mesma família, uma no contexto dos canais médicos e religiosos tradicionais e a outra uma experiência completamente diferente de um jovem que recebera apoio de um casal que acreditava em abordagens terapêuticas complementares, inclusive naquelas descritas em meu primeiro livro. Foi o casal quem escreveu a carta.

Ambas as pessoas morreram com cerca de trinta anos, afligidas por uma doença genética rara, mas essa foi a única semelhança. A irmã foi descrita como uma criatura "amarga e retraída desde o começo da doença até os últimos momentos... A forma como morreu, cheia de ressentimento, tornou-a difícil para todos os membros da família, próximos e distantes, para os que cuidaram dela e para si mesma. A amargura que ela deixou persiste até hoje". O irmão teve uma experiência totalmente diversa; participou de um de meus grupos de apoio a pacientes excepcionais, praticou exercícios de visualização especialmente concebidos para as necessidades de sua doença e assistiu a fitas de vídeo sobre recuperação da saúde que seus amigos lhe compraram.

> Em virtude dessas providências, Kevin lidou com sua enfermidade de forma inteiramente diferente da irmã. Claro que não era um santo, nem sempre se mostrava agradável e às vezes gritava. Mas, durante a maior parte do tempo, Kevin tinha um belo sorriso para todos, mesmo quando só podia dizer "sim" levantando as sobrancelhas... Não deu trabalho para os que cuidavam dele, e o amavam muito — os voluntários do hospital, seu grupo de apoio, os responsáveis por ele no centro médico; com isso, tornou a provação mais fácil para si mesmo, por conseguir atrair o amor e por causa de sua própria visão de mundo, positiva, esperançosa e, de certa forma, resignada... (Embora não tenha sobrevivido) o que aconteceu foi um milagre.

Cito essa carta em homenagem a outro dos muitos pacientes excepcionais com quem tenho o privilégio de trabalhar — gente que desenvolve sua própria individualidade ao enfrentar a morte. Seus amigos terminam a carta dizendo que "ele foi um herói em sua morte. As pessoas que cuidaram dele comentam que aprenderam a morrer".

Coisas extraordinárias podem acontecer numa família, quando a morte os aproxima. Fiquei sabendo de uma delas por uma mulher que conheci certo dia numa lojinha em Cape Cod. Bobbie e eu entramos para comprar porta-retratos. Havia uma mulher nessa seção, olhando para mim. Eu usava chapéu e Bobbie tirou-o, dizendo: "Sim, é Bernie". A mulher veio até nós e apresentou-se, explicando que ela e o marido planejavam participar de um de meus *workshops*, mas que ele morrera antes de terem tido essa chance. Ela estava naquela loja procurando um porta-retrato para a fotografia do marido, que segurava na mão. Outro daqueles "encontros acidentais" que lembra você de que a coincidência é uma forma de Deus manter o anonimato, pois ela tinha uma história que precisava ser contada. É a história dos últimos dias de seu marido, Richard Meads, cujo nome ela queria usar em homenagem à sua vida. A parte que gostaria de relatar começa numa noite pouco antes de sua morte quando, entorpecido pela morfina para amenizar as dores, chamou sua mulher para perto de si:

"Kathie, venha cá. Agora sei o que é. Não é CÂNCER". "O que é?" perguntei. "É um AMOR INFINITO! É o que sinto por você, por Richard e Jeremy, e é DEUS! É isso o que sempre foi. Sempre esteve aqui e eu não via. Estou amando tanto você neste momento... É mais forte que amor — é desejo", disse ele. "Amo você desde a ponta dos pés, passando pelo corpo inteiro" e beijou-me muitas e muitas vezes. "Amo você exatamente da mesma forma", disse eu, esperando que o efeito dessa tal morfina passasse logo. Mas não era a morfina — ele estava absolutamente lúcido. Via tudo o que importava na vida com muita clareza e estava percebendo além dessa vida um significado e uma verdade maior.

A noite toda ele me disse o quanto me amava. Na manhã seguinte fui trabalhar, mas quando voltei ele parecia pior, mais desorientado. Linda, nossa vizinha, exclamou: "É melhor pedir ao dr. Alberts que autorize a vinda de uma ambulância", e saiu à sua procura.

O padre Mike entrou e sentou-se ao lado de Richard. Quando o dr. Alberts chegou, examinou-o rapidamente: "Depressa", disse-me ele. "Richard não tem muito tempo mais. Deve ficar aqui com seu sacerdote e seus entes queridos. Não há nada que possamos fazer por ele no hospital que não possamos fazer aqui." Eu não conseguia acreditar — NÃO É ISSO, NÃO É O FIM — mas era. Isso aconteceu numa segunda-feira, às 3h30 da tarde.

A casa logo começou a se encher de familiares, amigos e pessoas queridas. Ficamos todos acordados aquela noite — ele ficava melhor sentado, mas não sentia medo. Estava muito sereno e queria conversar com todos. Era hora de dizer adeus e te amo a cada um de nós, e foi o que ele fez. Dormiu algumas horas. De manhã, estava mais confuso. Não conseguia ficar sentado o tempo todo. Falou de velejar em seu barco — velejamos durante horas. Eu lhe falava constantemente. Ele sempre me respondia. A certa altura, perguntei-lhe: "Você está correndo muito?" Ele respondeu que sim. "Onde estamos?", perguntei. "Indo em frente!", respondeu ele. Eu devia saber que estávamos "indo em frente".

E então, cerca de trinta e cinco minutos antes de morrer, ele começou a balbuciar "Sun, Sun" (Sol, Sol), mas eu pensei que estava dizendo "Son, Son" (Filho, Filho) chamando os filhos, Richard e Jeremy. Então murmurei: "Os dois estão aqui, segurando sua mão". Ele replicou: "Não, não — Luz, Luz — muita Luz. Aí entendi e acrescentei: "Sim, Richard. Você está vendo a Luz? A Luz é Deus. A Luz é Jesus. Tudo bem ir em direção à Luz". "Certo", respondeu ele, "Estou indo — mas você esteja lá em meia hora". "Sim", respondi com mais amor do que jamais sentira na vida, "estarei lá em meia hora, meu amor!"

Mas ele ainda não estava inteiramente pronto para nos deixar. Velejou um pouco mais. Eu continuava a sussurrar-lhe: "Eu te amo" e ele continuava respondendo suavemente: "eu te amo". Então ele não me respondeu mais, mas eu continuei sussurrando: "Estou a seu lado. Eu te amo, meu querido". Sei que ele me ouviu — ainda estava entre nós. Tão sereno. Tão encantador. Mas sabia claramente que estava indo embora. Levou-nos a todos consigo tão longe quanto pôde. Mostrou-nos que estava numa espécie de transição. A morte não era o fim — apenas o começo de algo novo que devia ter sua própria beleza, caso contrário jamais teria me deixado tão serenamente. Tirou de mim o medo da morte. Seja qual for sua nova vida, vou saber quando ele me encontrar daqui a "meia hora".

Quando você conhece Kathie e ouve sua história, você chora com ela, como nós choramos, mas também fica sabendo que sua família, seus amigos e seu marido foram extraordinariamente abençoados por terem tido essa experiência. Quando Bobbie e eu jantamos com Kathie em Cape Cod naquele mesmo ano, havia tanto calor e tanta luz na sala que era claro que ela e sua família ainda eram alimentados pelo amor compartilhado naqueles últimos dias.

MORTE: A ÚLTIMA FLORAÇÃO

Eli Wiesel, em seu livro *Souls on Fire*, diz que "Quando morremos e vamos para o céu e encontramos nosso Criador, Ele não vai nos perguntar: Por que você não se tornou um messias? Por que não descobriu a cura disso e daquilo? A única coisa que nos será perguntada nesse precioso momento é por que não se tornou *você mesmo*?

Enfrentar a morte é muitas vezes o catalisador que permite às pessoas satisfazer seus anseios. Provavelmente se lembram de uma dessas histórias: do homem que parou de exercer advocacia e começou a tocar violino quando achou que só tinha um ano de vida; da mulher que se divorciou do marido para poder amar alguém de verdade pela primeira vez na vida; do homem que finalmente começou a expressar suas próprias necessidades quando percebeu que sua doença — assim como os problemas médicos do filho — eram resultado de sentimentos não expressos.

Cada qual faz as coisas à sua moda e, às vezes, a expressão mais plena de individualidade é simplesmente continuar sendo a pessoa que você sempre foi. Neste momento, estou pensando na mãe judia que estava no hospital e que, avisando à família que a lanchonete ia fechar, pediu que fizessem uma bela refeição — e morreu cinco minutos depois que eles saíram. Essa mulher não morreu solitária; morreu feliz sabendo que sua última vontade era fazer um carinho a toda a família. Viveu e morreu sendo uma mãe adorável.

Quando você sabe que a morte está próxima, pode finalmente começar a viver, e o subproduto às vezes é a cura física. Disseram a uma conhecida minha que ela tinha seis meses de vida, e ela conta: "Fiz tamanho escarcéu que acabei melhorando". Na verdade, minha definição de um bom hospital é onde a equipe responsável pelos internos se sai tão bem ajudando as pessoas a se prepararem para a morte que algumas começam a se sentir bem demais para morrer. Resolvem todos os seus conflitos emocionais, ficam "desajustados no hospital" e vão para casa.

As pessoas espiritualmente felizes também podem curar-se de maneira inesperada. Isso aconteceu a um homem na UTI, que estava aguardando ansiosamente a morte porque ia para o céu encontrar-se com Jesus. Certo dia, ouviu seu médico anunciar aos membros da família, reunidos em torno dele, que provavelmente não passaria daquela noite, e ele ficou felicíssimo com a perspectiva de sua salvação. Da última vez que tive notícias de sua família, que conheci num *workshop*, aquilo já acontecera três vezes. Comentei que, se for para ele morrer, terão de guardar segredo.

Essa história pode parecer estranha, mas já vi muitos casos semelhantes. Os familiares que são chamados com urgência porque alguém está morrendo viajam longas distâncias para estar com seu ente querido agonizante, e depois me procuram, surpresos com a boa aparência do paciente. Explico-lhes que isso ocorre porque as pessoas finalmente encontraram paz. Não passam mais por terapias, entrevistas e não têm quaisquer preocupações, só a liberdade de serem completa e autenticamente elas mesmas, livres de todas as coisas sem importância, honestas a respeito de suas necessidades e sentimentos. O conforto que acompanha esse tipo de paz produz muitas vezes o que chamo de pequenos milagres, ou remissões que podem durar dias ou meses.

Num artigo maravilhoso de Katy Butler, publicado em *San Francisco Chronicle*, três sobreviventes de longo prazo da AIDS falam sobre como o enfrentamento da doença ajudou-os a dizer sim para si mesmos e não a tudo o mais que não tem importância. Bob Reynolds, que sempre se viu como "o sujeito quieto ali no canto", tornou-se ativista do Projeto Shanti, um grupo de auto-ajuda para aidéticos, enfrentou seus médicos a respeito do tipo de tratamento que desejava e, de modo geral, tomou nas próprias mãos as rédeas de sua vida:

> Quando a pessoa se depara com a própria mortalidade, tem de reavaliar como é que vai viver. Eu tinha opções: podia mergulhar no pesar, na impotên-

cia e no ressentimento... Ou sair daquela situação e me deixar motivar por meu sofrimento, ressentimento e frustração, e buscar alguma coisa...

Tudo o que supunha ser necessário, eu procurava proporcionar a mim mesmo. Não "fico arrasado" quando me sinto um pouco triste, com raiva ou deprimido. Algumas vezes, sou ativo no Shanti. Outras, preciso ficar sem fazer nada, ir para casa e ler romances policiais. Ou ir para o quintal e gritar, gritar mesmo!

Pergunto-me, se de fato estou vivendo como quero, caso este seja o último mês de minha existência.

Outro homem entrevistado para o artigo, Dan Turner, sentia que ao manifestar sua criatividade seu sistema imunológico melhorava, e por isso abandonou seu emprego de digitador e fez o que realmente queria fazer — compor música. Produzia uma canção por semana para uma produtora local. E ele também fala de opções: "É a música que me mantém vivo... Compor essas canções semana após semana foi uma grande felicidade... As pessoas têm de saber que podem optar. Podem concentrar-se em viver o momento presente, ou deixar-se envolver pelos horrores do futuro e permitir que as destruam. Se você atribui tudo à AIDS e fica obcecado por ela, cria dentro de si um monstro poderoso".

Assim, componha (ou cante) suas músicas, toque violino, viva um grande amor ou continue sendo exatamente a mãe judia que sempre gostou de ser. Mas não deixe de fazer o que deseja, pois isso torna a idéia de partir mais leve. Como disse Ron Carey, o terceiro homem do artigo:

Acho que provavelmente morrerei de AIDS. Tive uma vida boa e não me arrependo de nada. Já fiz meu testamento e gravei uma fita para a hora do funeral: belos poemas de Walt Whitman e música *country*: Dolly Parton cantando "There's a Calm on the Water", Juice Newton cantando "You're One With the Spirit, One With the Soul" e Willie Nelson cantando "Amazing Grace".

Sempre considerei a morte uma aventura fantástica. Espero ansiosamente por ela.

Parece-me que os jovens que estão enfrentando a AIDS merecem um crédito especial. Tiveram de aprender muito mais sobre a vida e a morte do que seria de se esperar em seus anos de vida. Mas enfrentaram os desafios com grande coragem. O apoio que se dão mutuamente, a maneira como se relacionam, como compartilham sua vida, seu amor e sua capacidade de entender a maneira de tornar sua existência significativa, são incrivelmente inspiradores. Seu exemplo mostra-nos do que todos nós somos capazes.

Penso particularmente nas lições dos homens *gays* a respeito de auto-afirmação. Leonard Matlovich, um sargento da aeronáutica que desafiou a política militar de excluir os *gays* e venceu, foi um homem que, durante certo tempo, escondeu sua própria homossexualidade. Quando contraiu AIDS, reconheceu na doença uma nova oportunidade de afirmar o que fora durante sua vida, de participar de novo da comunidade *gay* como na época de seu processo judicial e sentir orgulho de ser membro dela. Como disse a seu biógrafo:

> Se é preciso haver uma doença e se é preciso que eu a tenha, então essa é a doença que quero, porque o bem que resultou dela é simplesmente inacreditável. A realidade da situação é que, antes de nos conhecermos, a principal coisa em comum que o pessoal *gay* tem é sua sexualidade. No entanto, a crise da AIDS permite-nos compartilhar muito mais, aproximando-nos. Pois o desabrochar de tanto amor, carinho e compaixão nessa comunidade, em virtude da AIDS prova que somos pessoas incrivelmente amorosas. Vamos converter-nos numa comunidade melhor por causa dela.

Matlovich resumiu sua experiência militar declarando: "Ganhei uma medalha por matar dois homens e fui exonerado por amar outro". Sabia, antes de morrer, que tivera a vida que quis ter, amando e trilhando o caminho pelo qual optara. Que bom seria se todos pudéssemos dizer o mesmo, em vez de negarmos a nós próprios nesta vida, na esperança de que algo melhor venha a acontecer na próxima...

SOBRE IR PARA O CÉU E TORNAR-SE AUTÊNTICO

Tenho um segredo a revelar — sei como ir para o céu sem morrer. Em função de minhas visitas ao paraíso, descobri que ele apresenta três diferenças básicas em relação à terra: a primeira é uma vista lindíssima, a segunda é a temperatura sempre amena e a terceira é a ausência do fator tempo. Sempre é agora, a eternidade é agora e para sempre. Embora eu não consiga reproduzir as condições climáticas nem a paisagem, posso ajudá-lo a criar o céu na terra convencendo-o a viver no presente.

Uma forma de entender o que isso pode significar na prática é pensar no que você faria antes de começar sua próxima viagem de carro ou avião, se soubesse que não sobreviveria à viagem. Que telefonemas daria, que cartas escreveria, que pensamentos compartilharia? É assim que cada dia deve ser vivido, na crença de que talvez seja o último.

Algumas palavras sábias a respeito do tema "viver no presente" foram expressas por uma mulher de oitenta e cinco anos chamada Nadine Stair, que estava perto da morte. Já li várias versões ligeiramente diferentes deste poema, mas a que gosto mais é a seguinte:

Se pudesse recomeçar minha vida,
procuraria cometer mais erros.
Relaxaria, me soltaria, seria mais louca
Do que fui dessa vez.
Não levaria mais tanta coisa a sério.
Me arriscaria mais, viajaria mais,
Escalaria mais montanhas,
Nadaria mais nos rios e
Olharia mais vezes o pôr-do-sol.
Tomaria mais sorvete e
Comeria menos feijão.
Teria mais problemas reais
E menos problemas imaginários, entende...
Eu fui dessas pessoas que vivem
Profilática, sensata e saudavelmente,
Hora após hora e dia após dia.
Oh, tive meus momentos
E, se pudesse recomeçar tudo,
Teria muitos mais.
Na verdade, faria o possível
para não ter mais nada, só momentos,
um depois do outro,
em vez de viver
tantos anos na frente.
Fui dessas pessoas que nunca saem de casa
Sem um termômetro, um saco de água quente,
Soluções para gargarejo, capa e guarda-chuva (e, se viajasse com Bobbie, um gravador, um ferro de passar e um secador de cabelo).
Se pudesse começar de novo,
Viajaria com muito, muito mais leveza
Do que antes.
Começaria a andar descalça mais cedo
Na primavera, e assim ficaria
Até bem tarde no outono.
E andaria mais de carrossel
E ganharia mais argolas de ouro
E cumprimentaria mais pessoas.
Se eu pudesse começar de novo...
Mas, como vê,
Não posso.

Uma coisa que se aplica a todos os pacientes excepcionais é que são pessoas que se tornaram autênticas. Não chegam às portas da morte para descobrir que nunca viveram de fato. Às vezes, só "vivem de fato" durante alguns momentos antes de morrer. Mas vivem e estão preparadas para partir quando chegar a hora. Sabem quem são, onde estiveram e por quê. Isso torna-lhes a transição mais fácil e permite que seus entes queridos as deixem partir quando sentirem dores e estiverem cansadas.

Quando há uma aceitação genuína da adequação da morte a certa altura, os entes queridos desse ser podem sussurrar-lhe: "Se você precisa ir, tudo bem. Não fracassou. Vamos sobreviver porque seu amor permanecerá conosco". Enquanto não for a hora certa, como não era para Rachel, a senhora com a obstrução a quem me referi antes, esse procedimento não apressa a morte; só informa a pessoa de que a família pode lidar com a questão quando for necessário.

Para aqueles que, como Rachel, não estão prontos, uma mensagem desse tipo não causa mal algum e pode até motivá-los a dar uma reviravolta, começar a viver e enfrentar os obstáculos de sua vida. Para os que estão prontos, pode ser um alívio. Já vi pessoas tomarem alento e morrerem depois de ficar sabendo que tudo correria bem com sua família, o que é uma experiência incrivelmente espiritual. Presenciar alguém receber permissão para morrer, sorrir e partir faz você perceber que a morte não se resume num corpo que parou de funcionar. Se você presenciou alguém partir, sabe do que estou falando.

Uma enfermeira escreveu-me recentemente, contando que tomara um avião para a Califórnia para visitar o filho cujo amante estava morrendo de AIDS. Quando chegou, o amante do filho estava na UTI, expirando. Pediu ao filho que dissesse ao seu companheiro que ele podia partir. O filho resistiu e ela acrescentou: "Diga-lhe que sua mãe está aqui para ficar com você, e que ele pode ir, tranqüilo". O filho repetiu essas palavras no ouvido do amante, que respirou mais uma vez e morreu.

Como você sabe, penso em Deus como uma energia inteligente e amorosa. Por isso acho que tudo na criação tem significado. Afinal de contas, as mesmas moléculas que levam e trazem mensagens, das quais falei antes, estão em todos os seres vivos. Estão nos organismos unicelulares, nas plantas e em nós. Anos atrás, no outono, pensando em tudo isso, comecei a me perguntar por que as folhas mudam de cor todos os outonos. E, por falar nisso, por que nós, seres humanos, somos de tantas cores, tamanhos e formas? Qual é a mensagem, qual é o sentido?

Acho que, toda primavera, quando as folhas brotam, se você olhar bem vai ver que cada uma delas é ligeiramente diferente das outras. Algumas são avermelhadas, outras de um verde brilhante, outras pálidas, e também têm diferentes formas e tamanhos. Imagine-se como uma folha de bordo, brotando. Você fica matutando de que modo pode expressar-se e manifestar sua individualidade, mas as outras folhas da árvore o advertem: "Ei, isso aqui é um bordo, você tem de combinar com nossa espécie. Será verde, e deste formato. Não há de querer que os outros apontem para nós e exclamem: 'Que árvore esquisita!' " Você vai preferir que gostem de você e, por isso, durante a primavera e o verão, quando o sol brilha e há bastante alimento, você fica verde como todas as outras folhas, assume o mesmo formato e se harmoniza com o conjunto.

Aí vem o outono, esfria e algumas daquelas folhas que ficaram lhe dizendo o que fazer começam a cair. Você ainda está firme, mas percebe que não vai conseguir ficar ali para sempre e, já que não vai, gostaria que todos soubessem quem você realmente é antes de cair da Árvore da Vida. Então o verde, que é uma capa, desvanece-se e você se transforma em seu eu particular e único.

Aí você continua pendurada pelo tempo que quiser. Ainda existem algumas folhas secas e esquálidas nas árvores até mesmo em pleno inverno, assim como existem alguns seres humanos secos e esquálidos andando pelas ruas. Mas essa é uma escolha individual — quanto tempo você quer ficar na Árvore da Vida, de quanto tempo acha que precisa para mostrar suas verdadeiras cores e viver sua vida. Se você viveu como quis e usufruiu seus momentos, vai ser muito mais fácil soltar-se. Você vai conhecer sua beleza individual, e seus entes queridos a reconhecerão também, e será algo de que vão lembrar-se e preservar. Então você realmente adquire imortalidade.

Mas, quando isso não acontece, quando você nunca se permite entender ou expressar seu valor pessoal, deixa atrás de si uma dor que não há como aplacar, um vazio que não há como preencher. Portanto, não vá embora antes de mostrar sua beleza. Quando a mostra, você não apenas se imortaliza através do amor dos que o cercam, como tanto você quanto eles são resgatados por esse amor. Essa é uma dádiva que só pode vir de você. Sei de tudo isso porque presenciei ou ouvi falar dessas dádivas. Um homem escreveu-me as palavras que sua mulher, fraca demais para segurar uma caneta, ditou-lhe:

> Acho que neste momento entendo o verdadeiro significado do amor. Embora esteja sofrendo, estou feliz, porque agora conheço realmente o amor. Tudo me emociona, principalmente o amor de minha família e de meus amigos. A maravilha de tudo isso... as árvores, os passarinhos, as flores, a relva... inexplicável, fantástico... mas principalmente o amor de meu adorado marido (é difícil para mim fazer o papel de escriba/marido).

Alguns dias depois chegou outra carta — duas cartas, na verdade, porque uma das filhas, além do marido, também escrevera — contando-me que a mãe havia morrido. Tanto o marido quanto a filha consideravam suas últimas semanas uma bênção para todos que a cercavam.

> Apesar de saber que vou sentir uma falta terrível dela... consegui deixá-la partir, entendendo que estava em paz com o mundo e principalmente consigo mesma. Finalmente ela compreendeu como foi importante para um monte de gente...
>
> Embora suas tentativas de se curar não tenham sido bem-sucedidas, ninguém lutou tanto quanto ela (aqui preciso fazer uma interrupção e dizer que, embora não tenha se curado, ela se renovou espiritualmente, assim como todos

à sua volta. Não desapontou ninguém). No entanto... ela com certeza lutou com grande coragem e assim ficou fácil dar-lhe apoio; despertou em todos nós a esperança de que um milagre poderia acontecer. Não vejo a ausência do milagre como um fracasso.

... Acho que, ao tentar, mostrou tal força e determinação que nos alimentamos dessas qualidades dela... As últimas semanas foram ao mesmo tempo terríveis e sublimes.

O amor produz a verdadeira renovação espiritual. Apesar de nossa tristeza, não estamos acabrunhados, pois entendemos que Alice continua vivendo em todos nós.

A carta da filha termina com praticamente as últimas palavras que sua mãe lhe murmurou: "Apenas o amor importa — é em torno dele que tudo gira, nada mais interessa".

VOCÊ NOS OUTROS: CONTINUAR VIVENDO ATRAVÉS DO AMOR

O que é isso que nos permite continuar vivendo depois da morte? O que é isso que permite aos que deixamos para trás se recuperarem da dor da perda? É o amor, claro. E é basicamente aquele que enfrenta a doença quem oferece o amor *e* a capacidade de renovação *e* o ensinamento. Em primeiro lugar, devemos amar a nós mesmos, como já dissemos. O amor por nós mesmos é o reconhecimento da centelha divina que está em todos os seres humanos, sejam quais forem suas imperfeições (lembre-se: somos todos absolutamente imperfeitos). E do amor por si mesmo vem a capacidade de abrir os braços, amar e ajudar os outros.

Quando você ama, não há como fracassar. O grande romancista russo parece saber disso melhor que ninguém. Em *A Morte de Ivan Ilich*, o protagonista de Tolstói percebe, antes de morrer, que seu filho pequeno o ama e, assim, sua vida não foi um desperdício. Isso basta, ele compreende — amar e ser amado — é em torno disso que tudo gira. Nossos entes queridos são nosso futuro e nossa imortalidade.

Mas é claro que não são apenas os grandes escritores como Tolstói que conhecem essas verdades. Phil Bolsta enviou-me um poema seu escrito para a mulher depois que esta morreu, intitulado "Os Olhos de Nossa Filha". Seis anos se passaram e ele ainda estava esperando para compartilhá-lo com alguém. Vou transcrever uma parte:

E você disse: "Procure-me nos olhos de nossa filha,
Que eu sempre estarei lá.
Nunca o deixarei e, por isso, meu amor, não chore,
É mais do que posso suportar.
Agradeço a Deus pelo tempo que passamos juntos,

E pela felicidade que trouxe à minha vida''.
Então você fechou os olhos e eu murmurei: ''Adeus'',
Minha maior amiga, minha mulher, minha esposa.

Na noite passada, nossa filha fez suas orações e foi para a cama.
Deitou-se, e depois virou a cabeça lentamente sobre o travesseiro.
Vi você surgindo no rosto dela, em seus olhos.
Senti um abraço cálido como a brisa em dias de verão.
Minha dúvida cedeu lugar à dor e enxuguei meu pranto,
Ouvi-a cantar suavemente, a voz límpida e quente.
Seu canto acalentou minh'alma, que se abriu como uma flor.
Aquelas feridas abertas dos quartos vazios começaram a sarar e a cicatrizar.
Quando por fim a música parou e seu carinho dissipou-se,
Sentei-me muito quieto, até ouvir nossa filha bocejar.
Percebi que o lençol fora puxado até o queixo.
Ela sorriu e disse: ''Boa noite, papai. Mamãe já me cobriu''.

É difícil para mim ler esse poema sem chorar. Outra obra em memória de um ente querido chegou-me numa carta escrita por uma jovem que estava de luto pela mãe que morrera de uma recidiva de câncer alguns meses antes. Embora só se esperasse que ela vivesse mais um ano depois do seu diagnóstico, ela vivia dizendo a meu pai: 'Eu tenho marido e três filhos em casa para cuidar' '', e alongou aquele ano para dezessete — dezessete anos com um bocado de sofrimento para todos, mas também com um bocado de amor e felicidade:

Enquanto esteve aqui na terra com seu marido e filhos era cheia de entusiasmo. Tinha enorme orgulho por eu estar cursando a escola de enfermagem... Tinha interesse por tudo quanto eu fazia. Sabia de tudo a respeito de meus trabalhos escolares, de meu trabalho no hospital etc. Sempre me apoiava e todas as vezes que eu desanimava ela estava ali, empurrando-me para a frente e garantindo que eu conseguiria vencer.

... Serei enfermeira daqui a nove meses e sei que é isso o que quero, mas se eu pudesse exprimir um desejo seria de ter mamãe aqui, vendo-me receber o diploma nesse dia especial. Agora não sei bem como será esse dia, não sei se ficarei alegre ou triste. Mas adoro a enfermagem, e é poder ajudar e cuidar de pacientes como a minha mãe que torna essa profissão tão especial e gratificante.

Continuar vivendo não apenas através de sua filha, mas do trabalho de sua filha, saber que cada paciente cuidado vai receber aquele carinho extra por causa do amor que dedicou à sua mãe ah!, que forma maravilhosa de alcançar a imortalidade! Essa mulher não deixou uma herança só para sua filha, mas para todos os pacientes de quem ela tratara. Aqui está um monumento vivo e permanente em memória de alguém.

Mas não quero sugerir que essa mãe e essa filha não quisessem ambas que sua vida tivesse sido mais longa, que ela pudesse estar viva não apenas em espírito, mas em carne e osso. Sei que, muitas vezes, quando falamos de continuar vivos em espírito, pode parecer um consolo vazio para os que estão velando um agonizante, ou de luto recente. Isso me faz lembrar da história de um menininho que estava na cama à noite, e pediu ao pai que ficasse perto dele pois estava com medo dos relâmpagos e trovões. O pai, um sacerdote, disse-lhe que não precisava ter medo, porque Deus tomaria conta dele. O garoto replicou que ele sabia que Deus cuidaria dele, mas "agora queria alguém de carne e osso". Todos nós queremos nossos entes queridos "em carne e osso".

Talvez nenhuma morte seja mais difícil de aceitar que a de um filho, em parte porque nos parece que a criança foi privada não só da vida, mas da oportunidade de alcançar o tipo de imortalidade a que estou me referindo. Mas as crianças podem realizar muita coisa em sua curta existência. Podem tornar-se tão imortais no amor que deixam atrás de si, quanto as pessoas que viveram muitíssimo mais. Estou pensando em Kelly Carmody, o garoto de nove anos cujos pais o ajudaram a combater seus tumores durante dois anos com visualizações, dieta macrobiótica, uma viagem ao Havaí, uma visita a um curandeiro no México — e amor, além da químio e da radioterapia. No momento de sua morte, havia gente do Havaí, da Califórnia e do México, bem como de Woodbury, sua cidade natal do Minnesota, onde os corações haviam sido tocados por Kelly. Dezenas de pessoas escreveram-lhe poemas para a cerimônia em sua memória, centenas compareceram ao enterro, cantaram suas músicas prediletas e soltaram balões vermelhos. Kelly Carmody continua vivo não apenas no coração de seus pais, Mitch e Barb, mas no coração de pessoas espalhadas por todo o país, como você ficaria sabendo se lesse os louvores em sua memória. Uma fotografia de seu lindo rosto está embaixo do vidro de minha mesa de trabalho — um dos muitos rostos que contemplo, em busca de força para continuar tocando minha vida.

No entanto, mais uma vez sou obrigado a repetir que não pretendo com isso menosprezar o sofrimento de uma morte dessas. "Depois de seis meses, ainda estamos sofrendo muito", escreveu-me seu pai numa carta, e os poemas que me mandou estão impregnados de dor. Mas ele também sabe o que seu filho e toda a família realizaram em dois anos de provações e sabe, como diz um poema seu, que foi em seu sofrimento que descobriram "o elo que liga todos os corações humanos uns aos outros".

A MORTE COMO NASCIMENTO EM OUTRA DIMENSÃO: A VIDA ETERNA

Para todos nós, a vida do corpo um dia acaba. Quando ouvi falar da mãe de um amigo nosso que morreu no exato momento em que o sistema de comunicação do hospital anunciou: "O horário de visitas terminou", pensei comigo mesmo: "É isso mesmo que deve ser a morte — o fim de nossa visita e da possibilidade de nos tocarmos". A carne desaparece, mas é também o início de uma outra coisa, embora não saibamos do quê. Jung disse que "nossa psique entra numa região invulnerável à mudança temporal e à limitação do espaço. Com essa forma de ser, nosso nascimento é uma morte e nossa morte, um nascimento". É o que penso também.

Assim como acredito que o amor, a alegria e a paz de espírito são fisiológicos, acredito também que existimos em nossa vida terrena como manifestações da energia inteligente e amorosa que chamamos de Deus. David Bohm, o físico quântico que cunhou o termo "somassignificado" é um dos muitos cientistas modernos, principalmente físicos, a ver a matéria e a psique como expressões diferentes da mesma ordem. Desde Einstein sabemos que partícula e onda, massa e energia, são apenas diferentes manifestações da mesma coisa.

A totalidade do indivíduo é a totalidade do universo em microcosmo. Expressamos essa unidade atômica, anatômica e cosmicamente, quer tenhamos ou não consciência dela. Não sei se isso algum dia será provado, mas há muitos fenômenos sugerindo a comunicação entre o plano espiritual e o material, o que seria difícil interpretar de outra maneira. O que mais explicaria por que os pacientes que rezam, ou que são favorecidos pelos que oram por eles, saram mais depressa e apresentam menos complicações que os outros? Muitos estudos diferentes provam isso, assim como provam nossa capacidade de afetar o funciomanento das máquinas e de nos comunicar com as bactérias através do pensamento.

Randy Byrd, cardiologista e ex-professor assistente da Universidade da Califórnia em San Francisco, desenvolveu um estudo duplo-cego com 393 pacientes com problemas coronários internados na UTI do Hospital Geral de San Francisco. Quando o grupo foi dividido aleatoriamente em dois, metade com pessoas rezando por eles, metade não, sem que nem os pacientes, nem os médicos soubessem quem fazia parte de que grupo, o grupo para quem se rezou teve melhores resultados estatísticos em três categorias: necessidade de antibióticos, necessidade de entubação e incidência de edema pulmonar. Um estudo feito pelo biólogo Bernard Grad, da Universidade McGill de Montreal, demonstrou a eficácia da oração quando é a pessoa doente que reza e quando se reza por ela.

O estudo do dr. Byrd não foi aceito por duas grandes revistas médicas, embora a metodologia pareça inteiramente satisfatória.* É uma

* Fui informado de que o artigo saiu finalmente publicado na edição de setembro de 1988, na *Southwest Medical Journal.*

pena, porque precisamos nos abrir para todas as possibilidades. Minha única certeza é que, se o artigo tratasse de uma nova droga que produzisse essas mesmas diferenças nas estatísticas, teria sido publicado imediatamente. Mas as questões espirituais incomodam muito o sistema de crenças da maioria dos cientistas — eles não querem abrir mão de seus vícios. Como você viu acima, os físicos costumam ser exceção a essa regra, talvez pelo fato de seu trabalho os colocar num contato tão íntimo com os mistérios supremos do universo que não têm como evitar a sensação de assombro e reverência. Albert Einstein, que se considerava um homem religioso, escreveu: "A mais bela experiência que podemos ter é o mistério. É a emoção fundamental que está na origem da verdadeira arte e da verdadeira ciência. Quem não o conhece e não consegue mais se assombrar, nem se maravilhar, está morto, e seus olhos não vêem".

Por que estou discutindo essas questões num livro sobre saúde? Porque acho que a espiritualidade faz parte da cura e porque acho que a morte não é apenas um fim, mas que talvez seja também um início. De acordo com minha experiência, acho que continuamos a viver de fato sob uma outra forma de energia depois que o corpo morre. Não digo isso só para consolar as pessoas, mas porque vi e ouvi falar desses eventos extraordinários.

Tenho muitas cartas de pessoas que sabiam perfeitamente que morrera um indivíduo que estava muito distante delas. Uma voz, uma visão, uma mão no ombro e então o telefone tocava e eles sabiam quais seriam as notícias. Num nível inconsciente, sabemos de um bocado de coisas sobre o futuro. Muitas vezes as pessoas ficam sabendo do futuro através dos sonhos. Às vezes consigo vê-lo nos desenhos. Seja o que for que você pense a respeito do significado desse tipo de fenômeno, é interessante notar que o Conselho de Pesquisa da Opinião Nacional descobriu que as pessoas que têm experiências místicas estão longe de ser "pirados religiosos ou casos psiquiátricos" (segundo as palavras do padre Andrew Greeley, romancista e sociólogo que é membro do Conselho). Tendem a estar acima da média em termos de instrução e inteligência e abaixo em termos de envolvimento religioso formal. Muitas vezes nem sequer acreditam, intelectualmente, na validade de suas experiências. Muitas pessoas sensatas e sadias ficam tão constrangidas em relação aos momentos místicos que tiveram que se mostram extremamente relutantes em admiti-los.

Quando você se senta numa sala cheia de pais cujos filhos morreram, e ouve algumas de suas histórias místicas, vai ficar conhecendo muitas que eles tiveram medo de contar a qualquer pessoa. Uma mulher relatou-me a história de uma menina, cujas enfermeiras, depois de sua morte, ainda sentiam vivamente a presença dela. Finalmente, pareceu-lhes que seu espírito se fora. Pouco tempo depois, a mãe da menina estava dirigindo na estrada quando uma gaivota precipitou-se na direção do carro e pousou na frente do automóvel, fazendo com que ela pisasse nos freios e esperasse o que pareceu uma eternidade até a ave achar que estava na hora de atravessar a estrada. O pássaro predileto de sua filha era a gaivota e, de certo modo, sentiu que era Patty fazendo-lhe uma visita. A sensação de que tinha havido algum tipo de intervenção divina no episódio da gaivota logo seria confirmada. Quando tomou novamente a estrada depois que o pássaro a cruzou, deparou com um horrível acidente de carro na curva seguinte, no qual certamente teria se envolvido se não fosse pela intervenção da gaivota.

As esposas também têm histórias para contar. Uma mulher escreveu-me o seguinte, alguns dias depois do Natal.

> Até agora, Allen apareceu-me como uma ave brilhante para me animar a correr numa manhã chuvosa e lúgubre, como um pato selvagem que se separou claramente do grupo indo em direção à represa do Central Park. Grasnou para mim enquanto eu corria. E como ele mesmo na manhã de Natal — um sonho ou visão distinta de Al — de pé na porta, vestido a rigor e usando algo vermelho, uma echarpe ou faixa de *smoking*, parecendo muito bonito e um pouco malicioso, como se quisesse surpreender-nos como presente de Natal. Deu-me um beijo ardente na boca e desvaneceu-se lentamente... Levantei-me na maior animação, determinada a tornar aquele dia feliz, e foi um dia feliz. Quando começamos nosso jantar com champanhe, contei a todos a minha visão e ficamos felizes o resto da noite...
>
> Nem sempre estou tão bem. O sofrimento é maior do que jamais poderia imaginar mas, de qualquer forma, ainda consigo obrigar-me a sair e estar sempre alerta para a alegria de viver e para os sinais do amor de Allen.

MORRER NÃO É FRACASSAR

Os que consideram errado dizer aos pacientes que eles são responsáveis por sua própria doença crêem que isso vai fazê-los se sentir fracassados quando não conseguirem sarar. Espero que, a essa altura, já esteja claro que não é isso o que quero dizer. Doença e morte não são fracassos. A forma de enfrentar nossas doenças e o desafio de nossa mortalidade é que determinam se fomos bem-sucedidos ou não. Por mais doentes ou próximos da morte que estivermos, enquanto vivos, temos a oportunidade de fazer algo com nossa existência. Quando eu estava participando da maratona de Nova York, há pouco tempo, uma mulher gritou de uma esquina: "Todos vocês são vencedores!". Ela sabia mais da vida que a maioria, e fez com que a corrida inteira valesse a pena para mim. Quando enfrentamos os desafios da vida, somos todos vencedores.

Dispomos da autoridade de ninguém menos que Deus para atestar a verdade dessa afirmação. Num sermão intitulado "Continuem Tentando", o monsenhor Arthur Campbell, da Igreja de Santa Ana, em Nyack, Nova York, encontrou em Jeremias 18:1-6 um vislumbre das expectativas de Deus a nosso respeito:

> No trecho de hoje da Bíblia, temos outro daqueles exemplos em que Deus ensina através da experiência cotidiana. Deus disse a Jeremias para ir à casa do oleiro aprender uma lição preciosa sobre a vida.
>
> Jeremias observou o oleiro trabalhar com o torno. O oleiro pegava uma massa disforme de argila, colocava-a no torno e começava a girá-lo, apertando o pedal com o pé. Enquanto o torno girava, o oleiro comprimia e modelava a massa, dando-lhe uma bela forma. Quando não gostava do resultado, simplesmente começava tudo de novo. Umedecia a argila e recomeçava a modelar um objeto inteiramente diferente. Poderia transformar uma panela grande e baixa numa jarra de água alta e esguia. O oleiro poderia continuar tentando até obter exatamente um recipiente da forma e do tamanho exatos que queria.
>
> Jeremias entendeu bem a lição. Deus trata-nos (como) o oleiro trata sua argila. Molda-nos nas mais diferentes formas e tamanhos. Transforma alguns em panelas fortes e outros em vasos delicados. Mas, às vezes, não gosta do que vê, então umedece a argila e começa de novo.
>
> Que lição maravilhosa e tranqüilizadora sobre a nossa vida! Deus não corta relações conosco quando as coisas dão errado, quando ficamos danificados pelo fracasso ou deformados pelos acontecimentos. Deus está absolutamente determinado a fazer algo belo e útil com nossa vida, não importa o tempo que levar. E como Deus nunca desiste de nós, nós também não devemos desistir. O lema e a mensagem do oleiro são claros para todos que quiserem entender: "Continue tentando". O único pecado imperdoável é desistir da vida quando cometemos grandes faltas.

Os que se mostram à altura da situação descobrem que, seja qual for o resultado da luta, criaram algo belo. Esse é o presente que a doença nos dá, que a consciência de nossa mortalidade torna possível. Enfrentar a morte pode ser o catalisador daquela profunda transformação interna, que nos permite amar, freqüentemente, pela primeira vez na vida.

Susan, cujas cartas citei nos últimos capítulos, era uma mulher incrivelmente rancorosa quando a conheci. Havia tanto ressentimento em seu coração, que era assustador ficar na mesma sala que ela — tive medo que as janelas explodissem! Nascida numa família com histórico de alcoolismo e maus-tratos, parecia uma candidata perfeita para transmitir a mesma herança. Mas não foi o que fez. Em uma de suas cartas mais recentes, Susan escreve:

> Na verdade, poderei morrer de minha doença e sei disso. Mas a coisa mais importante para mim é deixar algo positivo para os que ficarem. Viver, morrer, total recuperação física, nenhuma recuperação física — não é nada disso que

interessa. Meu objetivo supremo é viver na plenitude do amor de Deus, de tal maneira que possa refazer a vida de todos.

Viver é amar — nem mais, nem menos. Finalmente compreendi.

Espero que todos possamos compreender isso antes que nossa vida chegue ao fim. Se compreendermos, descobriremos uma forma de viver que aqueles que nos amam dirão, depois de partirmos, segundo as palavras de Sigrid Undset: "Bem poucos poderão substituí-lo", e continuarão vivendo com o exemplo que deixamos. Se optarmos por viver e amar diante da adversidade, esta será nossa herança para a família e para os amigos, o belo fardo que sempre carregarão. Os que testemunharem esse tipo de coragem continuarão levando sua vida depois que você se for; qualquer outra coisa seria um insulto ao indivíduo que morreu.

Está em seu poder fazer com que os que o amam continuem tendo fé na vida. Por mais que sintam sua falta, saberão que você continua vivendo neles. O amor vence a morte e nos torna imortais. No romance de Saroyan, *The Human Comedy*, o jovem herói está de luto por seu irmão Marcus, que morreu na guerra. Homer sente que, com a morte de Marcus, o mundo inteiro ficou diferente, faltava algo, piorara, mas um amigo lhe dá um bom conselho:

> "Não vou tentar consolá-lo", disse Spangler. "Sei que não é possível. Mas procure lembrar-se de que um homem bom nunca morre. Você o encontrará muitas vezes. Você o verá nas ruas. Você o verá nas casas, em todos os lugares da cidade. Nos vinhedos e nos pomares, nos rios e nas nuvens, em todas as coisas daqui que fazem deste um mundo para nós vivermos. Você o sentirá em todas as coisas que nasceram do amor e *para o amor* — todas as coisas que são abundantes, todas as coisas que crescem. A presença de um homem pode partir — ou ser levada embora — mas a melhor parte de um homem bom permanece. Permanece para sempre. O amor é imortal e torna todas as coisas imortais".

Se quiser que sua vida seja "a melhora para todos", uma mensagem de vida para os que você ama, deve enfrentar os desafios que Deus lhe apresenta. Dessa forma, vai descobrir o heroísmo que é exclusivamente seu.

O verdadeiro herói sabe que o heroísmo consiste em viver, plena e alegremente, cada momento que lhe é dado. Portanto, saiba que:

Advertência

Quando for velha, usarei púrpura
Com um chapéu vermelho que não combina, nem me fica bem,
E gastarei toda a minha pensão em uísque e luvas de verão
E sandálias de cetim, e direi que não temos dinheiro para comprar manteiga.

Vou me sentar na calçada quando estiver cansada
E devorar amostras grátis nas lojas e apertar campainhas de alarme
E correr minha bengala pelos trilhos do bonde
E compensar a sobriedade de minha juventude.
Vou sair de chinelo na chuva
E colher flores nos jardins alheios
E aprender a cuspir.

Você pode usar camisas horrorosas e ficar mais gordo
E comer um quilo e meio de salsichas de uma vez
Ou somente pão e picles por uma semana
E encher caixas e caixas de lápis, canetas, guardanapos, coisas assim.

Mas agora precisamos de roupas que nos mantenham secos
E pagar o aluguel e não falar nomes feios na rua
E dar um bom exemplo para os filhos.
Temos de convidar os amigos para jantar e ler os jornais.

Mas será que eu não devia praticar um pouco agora?
Assim, quem me conhece não vai ficar tão chocado e surpreso
Quando de repente eu estiver velha e começar a usar púrpura.

Jenny Joseph

Envolva-se com o amor e a vida — e comece a usar púrpura!

Meditações

Você mesmo pode gravar as meditações que apresento a seguir, ou pedir a alguém que você ama e em quem confia para ler as palavras numa voz calma e suave. Talvez queira uma música de fundo relaxante, tocando suavemente. Onde há indicações de pausas, não grave; deve haver um período de silêncio na fita, algo entre quinze a sessenta segundos de duração, ou talvez mais, dependendo do ritmo que prefere e do tempo que precisa para visualizar as imagens. Você talvez queira experimentar várias vozes, músicas e ritmos antes de encontrar a combinação que lhe faz bem e pareça a melhor para você. Lembre-se, não há formas certas ou erradas de elaborar essas visualizações. Não faça julgamentos.

Meditação 1

Comece com algumas respirações profundas. Respire calmamente. Expire os conflitos, os pensamentos e os temores. Encha um balão com eles e solte-o. Quando estiver pronto, levante os olhos e deixe-os fechar delicadamente, se ainda não estiverem fechados. Depois deixe uma onda de paz descer-lhe pelo corpo. Pode dar-lhe a cor que quiser, ou repetir uma palavra como "paz" ou "relaxe". Solte a tensão de suas mandíbulas, dos músculos do pescoço e dos ombros.

Gostaria que você se lembrasse de estar sentado numa sala de aula, daquelas com antigas carteiras de madeira, a professora no quadro-negro enchendo-o de lições escritas com giz. Quando o quadro estava cheio e a lição feita, a professora pegava um apagador e apagava o quadro-negro. Faça isso agora. Limpe sua lousa e apague o quadro-negro de sua mente para estar pronto para aprender novas lições e viver novas experiências.

Depois de preparar a lousa para novas imagens, palavras e lições, vamos fazer uma viagem. Você sabe para onde nos dirigimos. Estamos indo direto para parte alguma, para seu cantinho no universo, seu lugar especial em parte alguma, com suas vívidas cores, texturas, aromas e sons. Leve-se para esse lugar especialíssimo que você criou para si mesmo. Depois de chegar, procure um refúgio ou ninho sossegado onde possa descansar ou enrodilhar-se. Fique aí um momento para absorver a energia da terra e do céu e dispor do tempo necessário para se curar. Se houver algum problema presente em sua mente ou corpo, veja-se eliminando esse problema, com o tratamento ou as técnicas que gostaria de utilizar. E, agora, permaneça mais um momento consigo mesmo, aqui nesse porto seguro e especial que só você sabe onde fica.

[Pausa]

Depois disso, gostaria que você seguisse minha voz de novo e se preparasse para o trabalho. Vamos construir uma ponte entre seu cantinho do universo e o nosso, uma ponte sobre um rio que estará ligada ao seu caminho pelo universo.

Em seguida, vista-se para esse trabalho e tome consciência da trama, do tecido, da textura de sua vida e de que forma o prepararam para sua viagem. Se as suas roupas precisarem de conserto, conserte-as com amor, para estar pronto para a viagem e vestido de maneira adequada para trabalhar em sua ponte.

Depois, ao cruzá-la, dê uma olhada na ponte que construiu: qual sua largura, seu comprimento, sua resistência? Que tipo de conexão você tem com o universo?

[Pausa]

No momento de cruzar a ponte para tomar o seu caminho e dar início à sua viagem, todas as pessoas de sua vida estarão presentes — familiares, amigos, colegas de trabalho, pessoas com as quais você tem algum tipo de relação. Pare e toque nelas, converse com elas. Veja que mudanças ocorrem em seus sentimentos e nos delas quando todos vocês se encontram. Todos os sentimentos são apropriados. São apenas sentimentos.

[Pausa]

Depois, retome seu caminho. Mas, se precisar ficar, pode nos alcançar depois. Ao tomar seu caminho, você vai ver, ao lado da estrada, uma velha casa com jardim e varanda. Entre no jardim, suba os degraus que levam à varanda e entre na casa; descubra onde é a sala de visitas. Quando a encontrar, procure um armário.

Veja se o armário está em algum canto esquecido cheio de poeira ou num lugar proeminente. Já olhou para ele muitas vezes antes? Quando encontrar seu armário, abra-o e veja o que há lá dentro, o que seu coração gostaria de lhe dizer. Que presente ou mensagem seu coração deixou para você dentro de seu armário?

[Pausa]

Quando encontrar a mensagem dentro do armário, leia-a e assimile-a e depois saia para a varanda e volte ao jardim. Descubra um lugar onde gostaria de plantar uma semente para criar mais beleza. Prepare o solo, pegue a semente e plante-a. E depois transforme-se naquela semente, no fundo do solo escuro, prestando atenção ao que é ser essa semente. Você sabe em que direção crescer? Sabe que caminho leva para cima? Em que direção lançar as raízes? Você não enxerga aqui no escuro, mas pode sentir e saber.

[Pausa]

Então, lance suas raízes para obter o alimento e a força de que precisa para apreender as coisas. E depois cresça, empurrando os problemas e obstáculos para o lado até irromper à luz do sol, e então, estenda seus membros para o céu. Cresça, viceje e floresça. Torne-se aquele belo indivíduo singular que você já é. E sinta a pétala aveludada, o aroma, a cor maravilhosa. Cresça, viceje e floresça onde está.

Depois disso, transforme essa flor numa parte sua. Em seguida, continue sua viagem. Vai chegar a um lugar seguro e tranqüilo onde gostaria de se espreguiçar, ou sentar-se e tornar-se pequeno o bastante para entrar em seu próprio corpo. Viaje pelo seu corpo, abrindo cada célula para a luz, para o amor. Entre em contato com os órgãos e ouça o que eles têm a lhe dizer. Viaje pelo seu corpo, consertando, reconstruindo, recriando. Caminhe pelos corredores de sua mente e cérebro, abrindo portas, limpando prateleiras de material velho, ligando as válvulas e interruptores das diversas salas para criar as mudanças que você quer fazer em seu corpo, para criar um novo ser, um novo eu.

Depois olhe-se no espelho desse novo eu, dessa nova criação. E, do outro lado do espelho, olhe para você. Reflita sobre o que vê e abrace-se, aceite-se. Torne-se um com seu novo eu. Depois, deixe esse novo eu voltar aos poucos para a sala, para sua respiração. Respire em paz e com atenção. Volte gradualmente, desperto e alerta, mas relaxado e em paz, volte para a consciência de sua cadeira, ou do chão. E quando a música e a voz silenciarem, volte para sua sala e abra seus novos olhos quando estiver pronto.

Meditação 2

Respire profundamente algumas vezes. Inspire oxigênio e vida. Dê um presente a si mesmo, você o merece por ser o tipo de pessoa que é. Portanto, respire paz, vida, amor, oxigênio. E acomode-se. Quando estiver pronto, erga os olhos e deixe que se fechem suavemente. Deixe uma onda de paz deslizar por todo o seu corpo, liberando a tensão dos músculos. Respire calmamente e expire os conflitos, temores e preocupações. Depois lembre-se de apagar a lousa, de limpar a lousa, de limpar sua mente. Você sabe para onde dirigir-se.

[Pausa]

Vamos de novo para o centro de parte alguma, para seu cantinho no universo. E toda vez que o visitar, preste atenção. Está diferente? As cores estão mais vívidas? Os sons mudaram? Quais os aromas e texturas, que sentimentos você tem ao chegar aqui? Procure outra vez seu ninho ou refúgio e enrodilhe-se ali por um momento. Esse momento é só seu, para absorver a energia da terra e do sol e recuperar o bem-estar do corpo e da mente. Permaneça um momento para eliminar qualquer problema desse lugar seguro e especial.

[Pausa]

Quando se sentir limpo e pronto para a viagem, vista-se. E, cada vez que fizer isso, vai ver se houve alguma mudança na trama, na textura, no tecido de sua vida. Se houve, saiba então que você está mudando e crescendo e que os consertos feitos no tecido de sua vida podem ser feitos continuamente com o amor.

[Pausa]

Depois, atravesse a ponte que o liga com nossa parte do universo. Preste atenção à resistência, comprimento e largura dessa ponte e de quaisquer mudanças nas conexões desde a última vez que esteve aqui. E, ao tomar seu caminho, saiba que sempre tomará o lado que sente ser o certo para você. Sempre que o caminho se bifurcar, você vai saber qual lado é o seu. Às vezes, irá pela esquerda e às vezes pela direita e, qualquer que seja a direção, tomará o caminho certo.

Quando começar a andar pelo seu caminho, uma criança estará vindo em sua direção, e você vai perceber que essa criança é você. Dê a essa criança o que ela precisa. Acompanhe a criança, seja uma criança. Você talvez encontre um parque de diversões. Ou prefira correr pela floresta ou pelos campos. Vá a qualquer lugar onde essa criança queira ir para sentir-se livre e alegre. Seja criança por um momento e tenha uma infância feliz.

[Pausa]

Em seguida, torne-se um com a criança e volte ao seu caminho. Enquanto o percorre, vai ver um elevador, inteiramente de vidro. Se observar os números que indicam os andares, notará que o elevador está agora na casa dos oitenta. Gostaria que você o fizesse voltar dos oitenta para os setenta e depois para os sessenta. Continue voltando através dos anos, até um andar ou ano importante para você. E, ao atingir esse ano, pare o elevador e saia para as vozes, aromas e vistas importantes para você rememorar. Seja qual for a razão, você decidiu voltar a esse ano para reviver, experimentar, recuperar-se, amar. Ao voltar para essa época e essa cena familiar, pergunte-se o que sente ao reentrar nela. Fique aqui o tempo necessário para fazer o que precisa, e faça.

[Pausa]

Depois de completar o passo anterior, e somente então, siga minha voz outra vez; vamos até o elevador e de volta ao andar térreo, para retomar nosso caminho. Saiba que o elevador sempre estará ali à sua disposição, e que você pode tomar qualquer direção, para cima e para baixo, para o futuro e para o passado. Depois siga o caminho até uma colina que desce até a beira-mar ou até as margens de um lago. Enquanto olha as gaivotas, veja como é fácil voar e colocar-se acima dos problemas. Você também pode aprender a voar, colocando-se acima das preocupações terrenas. Você sabe o que fazer para tomar impulso, dar aqueles três passos e soltar o balão, o peso. Dê três passos e solte o peso que está carregando para poder subir e voar. O peso que soltou é o de seus problemas. Deixe-os ir embora, deixe-os sumir de vista lá no fundo do mar ou do lago. A natureza se encarregará deles. E você está subindo, ajudado pela natureza, só voando com desembaraço, desfrutando um momento de total liberdade e segurança enquanto flutua acima daquilo tudo.

[Pausa]

Quando estiver pronto, desça suavemente até a praia. Espreguice-se. Absorva a energia da terra e do sol. Abra-se mais uma vez, e todas as células, para a luz e o amor. Entre em contato com os órgãos. Crie a pessoa, o novo eu. Entre em cada célula, em cada estrutura, no DNA. Reprograme os mecanismos genéticos, conserte, recrie, refaça, até estar satisfeito com sua obra. E, quando terminar, deixe sua luz encher o espaço para se misturar com nossa luz e nosso amor. E reabsorva um pouco de nossa luz e de nosso amor para não apenas estarmos com você, mas para que você sempre esteja conosco nos momentos de necessidade. Pegue essa luz e esse amor e guarde-os dentro de seu peito. Depois que estiverem em segurança lá dentro, tome consciência de seu peito e do que ele sente, como se move a cada respiração. Inspire esse amor, e cada respiração fará com que você fique um pouco mais alerta, enquanto continua em paz. Quando estiver pronto, abra os olhos e volte para a sala, alerta e em paz, mas com uma nova visão do mundo e de si mesmo.

Meditação 3

Faça algumas respirações profundas. Tome um alento de vida. Inspire vida, energia e paz. Encha os pulmões. Sinta o peito subir e descer, e depois solte-se. Deixe a vida e a energia percorrerem todo o seu corpo. Ao expirar, solte todos os problemas, conflitos e pensamentos num balão. Se houver alguma tensão nos músculos de seu corpo, solte-a. Deixe uma onda de paz percorrer todo o corpo.

[Pausa]

Vamos voltar de novo à sala de aula. Se você passar os dedos pela carteira, vai sentir os entalhes dos nomes e datas gravados, vai ouvir o giz arranhando o quadro-negro, os sons do lado de fora da classe, sons da lanchonete ou das crianças no parque. Vai perceber todos eles.

Quando a professora termina a lição, limpa a lousa. Agora limpe o quadro-negro de sua mente. Deixe a lousa limpa e afixe sobre ela uma tela de cinema.

[Pausa]

Nessa tela enorme, vamos criar o centro de parte alguma. Você já está bem familiarizado com ele, e sabe onde se localiza; portanto, crie-o para si com todas as texturas e sons, com todos os aromas, sentimentos e paisagens que o tornam tão especial para você. Junte tudo e vá até aquele cantinho sossegado e enrodilhe-se lá. Fique ali alguns momentos para se curar e eliminar quaisquer problemas, e refazer sua vida. Enquanto sua vida se refaz, veja a doença ser curada e eliminada.

[Pausa]

Depois de completar esse passo, siga minha voz de novo. Vista-se mais uma vez para trabalhar. A trama, o tecido, a textura de sua vida podem começar a mudar de um dia para o outro. Dê uma olhada na trama e na textura de suas roupas, sinta-as e vá até a conexão que você criou, aquela ponte com o universo, com o nosso universo. Atravesse-a. Você tem coragem suficiente para atravessar todas as pontes de sua vida e tomar o seu caminho.

Preste atenção aos seus sentimentos enquanto caminha para descobrir qual a direção certa para você. Quando houver uma encruzilhada, você sempre tomará o lado certo para você. E continue andando até chegar a um lindo jardim com uma lagoa. Vá até a margem, tire a roupa e entre nas cálidas águas curativas. Não é funda. Deite-se de costas e deixe a água sustentar seu peso, banhe-se e cure-se.

[Pausa]

Depois vire-se de bruços e olhe para a água. Olhe abaixo da superfície. Veja o que está lá dentro, o que há ali para você, preste atenção. Vá até o fundo e observe o que precisa ser trazido à tona para que você possa analisar e entender. O que está no fundo de tudo isso?

[Pausa]

Torne aquilo que você descobriu parte de sua consciência e traga-o para terra firme. Seque-se ao sol e vista-se de novo, depois retome seu caminho.

Você vai chegar a um teatro ao ar livre. Todas as pessoas de sua vida estão sentadas lá. Suba ao palco e diga-lhes, representando, o que quer que elas saibam — cante, dance, fale. Mostre-lhes o que quer que elas vejam e sintam. O palco é seu. É o seu espetáculo.

[Pausa]

Quando terminar, volte ao seu caminho e continue seu passeio. Bem ao longe, surge uma luz muito brilhante. Talvez veja uma figura saindo dessa luz, alguém vindo em sua direção. À medida que o indivíduo se aproxima, você percebe mais claramente como ele é, que tipo de sentimento o acompanha. Finalmente, você estará perto o bastante para saber o nome desse ser, que é seu guia. Faça-lhe perguntas a respeito de qualquer assunto, problema ou conflito pelo qual está passando. Mas, se nenhuma imagem foi concebida, vire-se e olhe para a sombra criada pela luz. Olhe para sua própria sombra e converse com ela, veja o que pode aprender com sua sombra. Fique ali um momento para conversar com seu guia ou com sua sombra e aprenda, receba orientação.

[Pausa]

Depois de terminar, saiba que a orientação sempre estará ali quando você precisar. Retome novamente seu caminho, até chegar a um lugar seguro e tranqüilo onde possa parar, fazer uma pausa e encher o corpo de luz e amor.

[Pausa]

Percorra seu corpo, criando o novo eu, a nova pessoa, consertando todas as células e abrindo-as para a luz e o amor, reprogramando o DNA, descobrindo as salas de seu cérebro e mente onde estão os controles e fazendo todas as mudanças necessárias para produzir o novo eu, a nova pessoa. Depois, contemple sua obra no espelho. E olhe-se através do outro lado do espelho. Aproxime as duas imagens, todas as partes, funda-as num abraço, aceitando-as como seu novo ser. Deixe esse novo ser voltar à respiração, à cadeira, ao chão, à música e à minha voz. E, quando estiver pronto, sinta-se mais alerta e em paz a cada respiração, volte à sala, desperto e alerta, mas em paz, abrindo seus novos olhos.

Meditação 4

Comece respirando fundo. Respire sentindo paz, amor e luz, todas as coisas que estão na sala. Acolha-as simplesmente.

Libere-se de todos os problemas, cargas, preocupações. Levante os olhos e feche-os suavemente quando estiver pronto.

Mais uma vez, deixe uma onda de paz percorrer-lhe todo o corpo, talvez repetindo uma palavra como "paz" ou "relaxe" a cada respiração. Depois apague o quadro-negro de sua mente e afixe-lhe uma tela de cinema. E, mais uma vez, recrie nessa tela seu lugar especial no centro de parte alguma. Mais uma vez fique ali um momento antes de começar sua viagem, para restaurar-se, sarar e dar a si mesmo um pouco de amor.

[Pausa]

Depois de carregar as baterias e sentir amor por si mesmo, vá até sua ponte e preste atenção, verifique se houve qualquer mudança nela. Depois atravesse sua ponte e comece a viagem. À medida que percorre seu caminho, cada passo ajuda-o a sentir-se mais relaxado.

Sua estrada leva a uma montanha, onde você vai chegar em breve. Gostaria que começasse a escalá-la. Se precisar, há equipamentos e acessórios ali. Preste atenção a seus progressos e à sua forma de superar os obstáculos, à sua forma de chegar ao topo.

[Pausa]

Quando chegar ao topo, desfrute a sua proeza e congratule-se por sua realização. Depois veja um grande balão com todas as cores do arco-íris, ao qual está presa uma cesta. Entre na cesta e solte o balão. É totalmente seguro.

Suba acima das árvores e das nuvens. A brisa o levará. Vai se sentir sem peso e sem problemas. Continue a elevar-se até atingir a visão que um astronauta tem da terra. Mas, se houver algum problema em sua vida, use o lápis e o bloco que estarão ao alcance de sua mão e coloque-o no papel. Faça uma lista de todos os problemas de sua vida. E depois solte-os, lance-os no espaço, enquanto veleja sem preocupação, sem peso. Agora você pode relaxar e desfrutar sua liberdade.

[Pausa]

Desça aos poucos, devagarzinho e em segurança. Continue descendo até tocar em terra ao lado de sua estrada. Saia da cesta e retome sua jornada.

Pense por um momento no que seria se pudesse ser qualquer criatura deste mundo. E transforme-se nessa criatura — um animal, um passarinho, um peixe, outra pessoa. Quem ou o que gostaria de ser? Uma borboleta? Fique um momento usufruindo a experiência do que gostaria de ser.

[Pausa]

Em seguida, pergunte a essa criatura o que você sentiu e o que pode aprender com isso. Depois volte a ser você mesmo e retome sua viagem. Olhe em frente e veja o percurso do seu caminho. Para onde se dirige? Enquanto faz uma parada aqui, deixe um recado no quadro de avisos vazio ao lado da estrada. Use esse quadro de avisos para informar às pessoas que caminham por essa estrada qualquer coisa que gostaria que elas soubessem. Você pode pintar, desenhar ou escrever algo que deseje, e deixar no quadro. É a sua mensagem para os que percorrerem esse caminho depois de você.

[Pausa]

Depois de completar sua mensagem, volte a seu caminho. Enquanto o percorre, vai vê-lo desaparecer num túnel escuro que atravessa a montanha seguinte. Mas você consegue ver uma luz lá do outro lado e vai em busca dela. Dentro do túnel está escuro, frio e úmido. Você vai surpreender-se dando encontrões em suas paredes, tropeçando de vez em quando, talvez caindo. Mas se se concentrar na luz, continuando em sua direção, irá encontrar seu caminho. Lembra-se de quando era criança e estava aprendendo a andar? Quantas vezes acha que caiu? O que aconteceu quando aprendeu a andar de bicicleta? Quantos tombos levou? Mas você se levantou e tentou de novo. Subiu na bicicleta outra vez. E assim você se dirige para a luz, assim como aprendeu a andar com suas próprias pernas e de bicicleta. Você sabe superar dificuldades.

Por fim, você chega à luz. Mais uma vez, seus familiares e amigos estarão ali. Que impressão você lhes causa? O que tem para lhes dizer depois dessa experiência? Fique um momento para compartilhar seus sentimentos, opiniões e palavras.

[Pausa]

Depois reúna todos os entes queridos à sua volta. Deixe que o amem, cure-se e sinta a transformação acontecendo enquanto aceita o amor e a cura. Agora dê uma olhada em si mesmo. Em que sentido mudou? Aceite essa mudança e traga-a com você de volta ao quarto, à sua vida, ao futuro. Depois de torná-la parte de você, deixe-se voltar, renovado, restaurado, recriado. Ao abrir seus novos olhos, verá seu novo eu, quando estiver pronto para enxergar.

Notas*

CAPÍTULO 1

O Projeto de Remissão do Instituto de Ciências Noéticas: B. O'Regan, "Healing, Remission and Miracle Cures", *Institute of Noetic Sciences Special Report*, maio de 1987. Para uma atualização dos dados de quatro mil, ver *Noetic Sciences Review*, outono de 1988.

e outros pesquisadores mais receptivos a essa idéia: *Advances: Journal of the Institute for the Advancement of Health* 3 (4), outono de 1986.

Em termos gerais, um terço ou mais de doentes: sobre a cifra de um terço, ver H. K. Beecher, "The Powerful Placebo", *Journal of the American Medical Association* 159, 1955: 1602-6.

"dor pós-operatória no corte; enjôo; dor de cabeça": R. Ornstein e D. Sobel, *The Healing Brain* (Nova York: Simon & Schuster, 1987), 78-79.

como explica um texto científico: L. White, B. Tursky e G. E. Schwartz, eds., *Placebo: Theory, Research and Mechanisms* (Nova York: The Guilford Press, 1985).

Um extraordinário exemplo da conexão mente/corpo: R. A. Kirkpatrick, "Witchcraft and Lúpus Erytematosus", *Journal of the American Medical Association* 245, 1981: 1937-38.

muitas outras recuperações miraculosas do lúpus: B. F. Solomon e R. H. Moos, "Emotions, Immunity and Disease: A Speculative Theoretical Integration", *Archives of General Psychiatry* 11, dezembro de 1964: 657-74.

Parece que a redução ou desaparecimento da dor relatada em tantos estudos: sobre estudos que esclarecem os mecanismos dos efeitos placebo, ver J. D. Levine, N. C. Gordon e H. L. Fields, "The Mechanism of Placebo Analgesia", *The Lancet* 2, 1978: 654-57; J. D. Levine, N. C. Gordon, R. T.

---

* Foi adotado o mesmo sistema de notas da edição original, em inglês.

Jones e H. L. Fields, "The Narcotic Antagonist Naxolone Enhances Clinical Pain", *Nature* 272, 1978: 826. B. O'Regan, "Placebo: The Hidden Asset in Healing", ***Investigations***: A Research Bulletin of the Institute of Noetic Sciences 2 (1), 1985.

Brendan O'Regan, cujo boletim informativo chamado, Investigations: B. O'Regan, "Multiple Personality — Mirrors of a New Model of Mind?" *Investigations: A Research Bulletin of the Institute of Noetic Sciences* 1 (3-4), 1985.

Em 1964, o dr. George Solomon: Solomon and Moos: "Emotions, Immunity and Disease".

"Correlatos Psicossociais": B. R. Cassileth, E. J. Lusk, D. S. Miller, L. L. Brown e C. Miller, "Psicossocial Correlates of Survival in Advanced Malignant Disease", *New England Journal of Medicine* 312 (24), junho de 1985: 1551-70; M. Angell, "Disease as a Reflection of the Psyche", ibid., 312 (24), junho de 1985: 1570-72. Cartas ao editor, ibid., 313, 1986: 1354-59.

Candace Pert, por exemplo, já está usando o Peptídio T: "U.S. to Let Bristol-Myers Market AIDS Drug", *New York Times*, 3 de março de 1988.

Quando bebês prematuros são encaminhados: T. Field et al., "Iactile/Kinesthetic Stimulation Effects on Preterm Neonates, *Journal of Pediatric* 77, maio de 1986: 654-58

***The Lancet*, um congênere britânico:** K. W. Pettingale, T. Morris, S. Greer e J. L. Haybittle, "Mental Attitudes to Cancer: An Additional Prognostic Factor", *The Lancet*, 30 de março de 1985: 750.

Sandra Levy, professora-adjunta de psiquiatria e medicina: S. M. Levy. "Emotions and the Progression of Cancer: A Review", *Advances: Journal of the Institute for the Advancement of Health* 1 (1), inverno de 1984: 10-15.

A pesquisa mais recente de Levy revela: S. M. Levy, J. Lee, C. Bagley e M. Lippman, "Survival Hazards Analysis in Recurrent Breast Cancer Patients: Seven Year Follow-up", *Psycosomatic Medicine* L (5), setembro/outubro de 1988.

David C. McClelland, um professor de psicologia e de relações sociais: J. Z. Borysenko, "Healing Motives: An Interview with David C. McClelland", *Advances: Journal of the Institute for the Advancement of Health* 2 (2), primavera de 1985: 29-41.

Muitos estudos mostram que o relaxamento: J. K. Kiecolt-Glaser, R. Glaser et al., "Modulation of Cellular Immunity in Medical Students", *Journal of Behavioral Medicine* 9 (1), 1986: 5-21; J. K. Kiecolt-Glaser, R. Glaser et al., "Psychosocial Enhancement of Immunocompetence in a Geriatric Population", *Health Psychology* 4, 1985: 25-41.

O corpo e a mente são duas formas de expressão: descobriu-se que fibras nervosas originárias do cérebro estendem-se até os órgãos do sistema imunológico, e as células imunológicas possuem receptadores para as moléculas que transmitem informações e viajam através de sinapses nas extremidades dos nervos. Descobriu-se também que os peptídios não são produzidos apenas pelo cérebro (quando são chamados de neuropeptídios), mas também pelo sistema imunológico. A pesquisa feita pelo imunologista Ed Blalock provou que os transmissores químicos produzidos pelo sistema imunológico completam o circuito de comunicação, voltando ao cérebro. A respeito de interações entre o sistema imunológico e o sistema nervoso central, ver J. E. Blalock, "The Immune System as a Sensory Organ", *Journal of Immunology* 132, 1984; E. Smith, D. Harbour-McMenamin e J. E. Blalock, "Lymphocyte Production of Endorphins and Endorphin-Mediated Immunoregulatory Activity", *Journal of Immunology* 135, 1985; E. Blalock, D. Harbour-McMenamin e E. Smith, "Peptide Hormones Shaped by the Neuroendocrine and Immunologic Systems", *Journal of Immunology* 135, 1985. Para uma visão geral resumida dos vínculos anatômicos e bioquímicos entre o sistema imunológico e o sistema nervoso central, que menciona o trabalho de Karen Bullock e David Felten (sobre as ligações anatômicas), Janet Kiecolt-Glaser e Ronald Glaser, Sandra Levy e outros, ver J. L. Marc, "The Immune System 'Belongs in the Body'", *Science* 227, 8 de março de 1985: 1190-92.

"São expressas pelo corpo": C. B. Pert, "The Wisdom of the Receptors: Neuropeptides, the Emotions, and Bodymind", *Advances: Journal of the Institute for the Advancement of Health* 3 (3), verão de 1986: 8-16.

"Para Freud e Jung, o inconsciente era": C. Pert e M. Ruff, "AIDS Research: A Leading Edge at NIMH", *Psychological Perspectives* 18 (1), primavera de 1987: 105-12.

"Sabemos que os mesmos neuropeptídios secretados pelo cérebro": Pert e Ruff, "AIDS Research", 111.

como demonstrou o *swami* Rama: E. Green e A. Green, *Beyond Biofeedback* (Nova York: Dell, Delta Books, 1977).

Estudos feitos com ratos e camundongos: R Ader e N. Cohen, "Behaviorally Conditioned Immunosuppression", *Psychosomatic Medicine* 37, 1975: 333-40.

CAPÍTULO 2

Como diz o psicólogo junguiano Russell A. Lockhart: R. A. Lockhart, "Cancer in Myth and Dream", *Spring 1977: An Annual of Archetypal Psychology and Jungian Thought*, 1977: 1-26.

O escritor e psicoterapeuta junguiano Arnold Mindell: A. Mindell, *Dreambody* (Boston: Sigo Press, 1982), 55-72.

"Não acredito que uma pessoa realmente produza a doença": A. Mindell, *Working With the Dreaming Body* (Londres e Nova York. Routledge & Kegan Paul, 1985), 13.

"O problema físico", diz Jung: C. J. Jung, *The Structure and Dynamics of the Psyche*, trad. R. F. C. Hull, vol. 8 de *Collected Works* (Princeton: Princeton University Press, 1960), par. 502.

Num estudo feito na Universidade Ben-Gurion: *Psychology Today*, junho de 1987: 10. Essa é uma reportagem a respeito de um estudo de D. Bar-On em *Human Relations* 39, 1987: 917-31.

"O propósito da doença, o significado do sofrimento": Lockhart, "Cancer in Myth and Dream", 7-8.

"Não só os pacientes, mas os médicos também": H. Sabini e V. H. Maffly, "An Inner View of Illness: The Dreams of Two Cancer Patients", *Journal of Analytical Psychology* 26, 1981: 149.

"Não se pode dizer que todo sintoma é um desafio": C. J. Jung, *Letters*, vol. 1, 1906-1950, ed. Gerhard Adler e Aniela Jaffé, trad. R. F. C. Hull (Princeton: Princeton University Press, 1973), 429.

"Quando comecei a estudar sonhos de doenças": Meredith Sabini, "Imagery in Dreams of Illness", *Quadrant*, primavera de 1982: 102.

"Não é raro o sonho mostrar": Jung, *Psyche*, par. 502.

"durante algumas horas fora do tempo": A. Huxley, *The Doors of Perception* (Nova York: Harper & Row, 1970).

Dra. Caroline Bedell Thomas: M. Harrower, C. B. Thomas e A. Altman, "Human Figure Drawings in a Prospective Study of Six Disorders: Hypertension, Coronary Heart Diseas, Malignant Tumor Suicide, Mental Illness, and Emotional Disturbance", *Journal of Nervous and Mental Disease* 161 (3), 1975: 191-99; C. B. Thomas, L. W. Jones e D. C. Ross, "Studies on Figure Drawings: Biological Implications of Structural and Graphic Characteristics", *Psychiatric Quarterly Supplement* 42, 1968: 223-51.

terapeutas junguianos como Susan Bach: S. R. Bach, "Why We Do This Work: A Short Introduction to the Reading and Evaluation of Spontaneous Pictures", *Psychosomatische Medizin* 9, 1980: 120-23.

a psicóloga Joan Kellogg: J. Kellogg, M. MacRae, H. L. Bonny e F. Di Leo, "The Use of the Mandala in Psychological Evaluation and Treatment", *American Journal of Art Therapy*, 16 de julho de 1977: 123-34; J. Kellogg e F. B. Di Leo, "Archetypal Stages of the Great Round of Mandala", *Journal of Religion and Psychical Reasearch* 5 (1), janeiro de 1982: 38-47.

"Naquele momento, entendi": Mindell, *Dreaming Body*, 8, 7, 27.

CAPÍTULO 3

Um relatório recente dos Institutos Nacionais de Saúde: Lena Williams, "Influence of Pets Reaches New High", *New York Times*, 17 de agosto de 1988, sec. C, 1.

Para comprovar suas idéias, Achterberg cita: J. Achterberg, *Imagery in Healing* (Boston: Shambhala, 1985), 114-15.

é apresentada no livro ... [de] Ernest Rossi: E. L. Rossi, *The Psychobiology of Mind-Body Healing: New Concepts of Therapeutic Hypnosis* (Nova York: W. W. Norton & Co., 1986), 110. Ver também E. L. Rossi e D. B. Cheek, *Mind-Body Therapy: Methods of Ideodynamic Healing in Hypnosis* (Nova York: W. W. Norton & Co., 1988).

"Mesmo sob anestesia adequada": R. Rymer, "What You Hear Under the Knife", *Hippocrates*, maio/junho de 1987: 100-102.

Um estudo comparativo interessante de trinta pacientes: E. B. LeWinn e M. D. Dimancescu, "Environmental Deprivation and Enrichment in Coma", *The Lancet* 2, 1978: 156-57.

Numa resenha da literatura profissional: D. B. Cheek: "Awareness of Meaningful Sounds Under General Anesthesia: Considerations and a Review of the Literature 1959-79", dissertação apresentada em 17 de novembro de 1979, na reunião anual da Sociedade Americana de Hipnose Clínica em San Francisco e reimpressa em *Theoretical and Clinical Aspects of Hypnosis*, 1981. O estudo a que se refere é L. S. Wolfe e J. B. Millet, "Control of Postoperative Pain by Suggestion Under General Anesthesia", *American Journal of Clinical Hypnosis* 3, 1960: 109-11. Ver também D. Hutchings, "The Value of Suggestion Given Under Anesthesia: A Report and Evaluation of 200 Consecutive Cases", ibid. 4, 1961: 26-29.

Um artigo recente publicado por *The Lancet*: C. Evans e P. H. Richardson, "Improved Recovery and Reduced Postoperative Stay After Therapeutic Suggestions During General Anesthesia", *The Lancet*, 27 de agosto de 1988: 491-92. Ver também H. L. Bennett, "Behavioral Anesthesia", *Advances: Journal of the Institute for the Advancement of Health* 2 (4), outono de 1985: 11-21.

uma pesquisa fascinante: os estudos de Marcel e Hilgard são relatados em D. Coleman, *Vital Lies, Simple Truths: The Psychology of Self-Deception and Shared Illusions* (Nova York: Simon & Schuster, 1985), 67-69, 87-89.

Um grande número de estudos psicológicos mostrou: D. B. Cheek, "Areas of Research Into Psychosomatic Aspects of Surgical Tragedies Now Open Through Use of Hypnosis and Ideomotor Questioning", *Western Journal of Surgery, Obstetrics and Gynecology* 70, 1962: 137-42.

"As funções específicas atribuídas": Achterberg, *Imagery*, 122.

O dr. Dean Ornish, um cardiologista: Dean Ornish, comunicado particular, agosto de 1987, e notas para a imprensa da American Heart Association (Associação Americana do Coração), Dallas, Texas, 14 de novembro de 1988.

As técnicas de relaxamento também ajudam os asmáticos: sobre Fuller-von Bozzay, ver S. Locke e D. Colligan, *The Healer Within. The New Medicine of Mind and Body* (Nova York: New American Library, Mentor Books, 1987), 201. Sobre Lehrer, ver P. Lehrer et al., "Relaxation Decreases Large-Airway but Not Small-Airway Asthma", *Journal of Psychosomatic Research* 30 (1), abril-maio de 1986, 13-25.

"Não só há uma redução no nível de ansiedade": A. Meares, "A Form of Intensive Meditation Associated with the Regression of Cancer", *American Journal of Clinical Hypnosis* 25 (2-3), outubro de 1982-janeiro de 1983: 114-21.

"1. Arranje alguns minutos de manhã": S. F. Santorelli, "Mindfulness and Masstery in the Workplace: 21 Ways to Reduce Stress During the Workday", *Buddhist Peace Fellowship Newsletter*, outono de 1987.

A psicóloga Mary Jasnoski, de Harvard, fez uma pesquisa: Daniel Coleman, "Relaxation, Surprising Benefits Detected", *New York Times*, 13 de maio de 1986, seg. C, 1.

Em uma entrevista com Ernest Rossi: M. H. Erickson and E. L. Rossi, "Autohypnotic Experiences of M. H. Erickson", *American Journal of Clinical Hypnosis* 20 (1), julho de 1977: 366-54.

A dra. Karen Olness, do Hospital Infantil de Cleveland: Karen Olness, "Teaching Mind/Body Skills to Children", *Noetic Sciences Review*, primavera de 1988: 13-14.

CAPÍTULO 4

Um grupo de oncologistas, psiquiatras e pessoal da escola de medicina: Michelle Vranizan, "Dramatize Nuances of Telling Patients They Have Cancer", *Medical Tribune*, 3 de setembro de 1986.

Outro programa de treinamento sobre o qual li: "Effort Grows to Create Sensitive Doctors", *New York Times*, 8 de abril de 1986.

Li há pouco tempo sobre: Dick Roraback, "Patients for a Day", *Los Angeles Times*, edição de San Diego, 5 de julho de 1988.

uma pesquisa publicada há anos pela *JAMA*: Jules Older, "Teaching Touch at Medical School", *Journal of the American Medical Association* 252 (7), 17 de agosto de 1984: 931.

Um artigo recente de uma moça de dezessete anos: J. E. Matthews, "My Dream", *Journal of the American Medical Association* 258 (21), 4 de dezembro de 1987: 3112.

O bem-estar compensa financeiramente: um estudo de oitenta pessoas do Plano de Saúde da Comunidade de Harvard, que comparou pacientes inscritos em grupos de saúde (onde aprendiam a fazer visualizações e relaxamento) com um grupo de controle mostrou que os que aprenderam a fazer visualizações e relaxamento reduziram seu uso dos serviços dos planos de saúde em 47% nos seis meses seguintes, gerando uma economia de 17 a 252 dólares por pessoa. Essa informação é apresentada em Joan Turkington, "Help for the Worried Well", *Psychology Today*, agosto de 1987, e Daniel Coleman, "The Mind Over the Body", *New York Times Magazine*, 27 de setembro de 1987.

CAPÍTULO 5

"Diz respeito a um casal, Charlie e Josephine": G. L. Engel, "A Life Setting Conducive to Illness: The Giving-up-Given-up Complex", *Annals of Internal Medicine* 69 (2), agosto de 1968: 293-300.

Engel sabe, por experiência própria: G. L. Engel, "Emotional Stress and Sudden Death", *Psychology Today*, novembro de 1977.

Caroline Bedell Thomas, especialista em doenças internas: C. B. Thomas e K. R. Duszynski, "Closeness to Parents and the Family Constellation in a Prospective Study of Five Disease States: Suicide, Mental Illness, Malignant Tumor, Hypertension, and Coronary Heart Disease", *Johns Hopkins Medical Journal* 134, 1974: 251-70; C. B. Thomas, "Pecursors of Premature Disease and Death: The Predictive Potential of Habits and Family Attitudes", *Annals of Internal Medicine* 87, 1976: 653-58: C. B. Thomas, K. R. Duszynski e J. W. Shaffer, "Family Attitudes Reported in Youth as Potential Predictors of Cancer", *Psychosomatic Medicine* 41, 1979: 287-302; C. B. Thomas e Ol. L. McCabe, "Precursors of Premature Disease and Death: Habits of Nervous Tension", *Johns Hopkins Medical Journal* 147, 1980: 137-45.

"Há quarenta anos, a expressão 'biologia molecular' ": C. B. Thomas, "Cancer and the Youthful Mind: A Forty Year Perspective", *Advances: Journal of the Institute for the Advancement of Health* 5 (2), 1988.

Um novo estudo, que parece comprovar: T. I. A. Sorenson, "Genetic and Environmental Influences on Premature Death in Adult Adoptees", *New England Journal of Medicine* 318 (12), 24 de março de 1988, 727-32.

um estudo de acompanhamento do mesmo grupo: E. Smith, "Fighting Cancerous Feelings", *Psychology Today*, maio de 1988: 22-23.

O toque é fisiológico: para ter uma visão geral de parte da pesquisa sobre o toque e a saúde mental e física, ver D. L. Coleman, "The Experience of Touch: Research Points to a Crucial Role", *New York Times*, 2 de fevereiro de 1988.

psicólogos Lawrence LeShan e R. E. Worthington: L. LeShan e R. E. Worthington, "Personality as a Factor in the Pathogenesis of Cancer: A Review of the Literature", *British Journal of Medical Psychology* 29, 1956; L. LeShan, "An Emotional Life-History Pattern Associated with Neoplastic Disease", *Annals of the New York Academy of Science* 125 (3), 1966: 780-93; L. LeShan e R. E. Worthington, "Some Recurrent Life History Patterns Observed in Patients With Malignant Disease", *Journal of Nervous Mental Disorders* 124, 1956: 460-65; L. LeShan, "Psychological States as Factors in the Development of Malignant Disease: A Critical Review", *Journal of the National Cancer Institute* 22, 1959: 1-18.

Caroline Thomas fez parte do trabalho inicial: P. L. Graves e C. B. Thomas, "Themes of Interaction in Medical Students' Rorschach Responses as Predictors of Midlife Health or Disease", *Psychosomatic Medicine* 43 (3), junho de 1981: 15-225.

Em sua pesquisa de 1975 sobre a literatura relevante: C. B. Bahnson, "Emotional and Personality Characteristics of Cancer Patients", dissertação apresentada em 14 de maio de 1975 na American College of Physicians (Associação Americana de Médicos) como parte de "The Patient With Cancer" e reimpressa em *Oncologic Medicine*, ed. A. Sutnick (University Park Press, 1976).

O dr. Solomon e sua colaboradora, a dra. Lydia Temoshok: G. F. Solomon e L. Temoshok, "Psychoneuroimmulogic Perspective on AIDS Research: Questions, Preliminary Findings, and Suggestions", *Applied Social Psychology* (V. H. Winston & Sons, Inc., 1987), 286-307.

procuraram identificar, com o método da tentativa e erro: G. F. Solomon, L. Temoshok, A. O'Leary e J. Zich, "An Intensive Psychoimmulogic Study of Long-Surviving Persons with AIDS", *Annals of the New York Academy of Sciences* 496, 1987: 647-55.

no último artigo que li: Henry Dreher, "A Conversation with George Solomon", *Advances: Journal of the Institute for the Advancement of Health* 5 (1), 1988.

e, em 1987, quando Solomon relatou esse caso: Solomon e Temoshok, "Psychoneuroimmulogic Perspective on AIDS Research".

a psicóloga Suzanne Kobasa: S. R. Maddi e S. C. Kobasa, *The Hardy Executive: Health Under Stress* (Homewwod, Ill.: Dow Jones-Irwin, 1984); S. C. Kobasa, "Stressful Life Events, Personality and Health: An Inquiry into Hardiness", *Journal of Personality and Social Psychology* 37 (1), 1979: 1-11.

o endocrinologista Hans Selye: H. Selye, *The Stress of Life*, edição revista (Nova York: McGraw-Hill, 1976), 450.

nos estudos com animais: M. E. P. Seligman e S. F. Maier, "Failure to Escape Traumatic Shock", *Journal of Experimental Psychology* 74, 1967: 1-9.

Da mesma forma, as pessoas também podem aprender a ficar impotentes: L. Y. Abramson, M. E. P. Seligman e J. D. Teasdale, "Learned Helplessness in Humans", *Journal of Abnormal Psychology* 87(1), 1978-49; M.E.P. Seligman, "Helplessness and Explanatory Style: Risk Factors for Depression and Disease", dissertação apresentada em março de 1986 numa reunião da Society for Behavioral Medicine (Sociedade da Medicina Comportamental) em San Francisco.

Seligman e seus colaboradores: D. Coleman, "Research Affirms Power of Positive Thinking", *New York Times*, 3 de fevereiro de 1987: D. Coleman, "Feeling of Control Viewed as Central in Mental Health, *New York Times*, 7 de outubro de 1986.

"Pensei no desgaste fisiológico": G. E. Vaillant, "Health Consequences of Adaptation to Life", *American Journal of Medicine* 67, novembro de 1979.

os resultados de um estudo de quarenta anos: G. E. Vaillant, "Natural History of Male Psychologic Health: Effects of Mental Health on Physical Health", *New England Journal of Medicine* 301 (23), 6 de dezembro de 1979.

um estudo atualizando os resultados referentes a noventa e nove desses homens: C. Peterson e M. E. Seligman, *Journal of Personality and Social Psychology* 55 (2), 1987: 237-65. As observações de Seligman foram tiradas de D. Goleman, "Research Affirms Power of Positive Thinking", New York Times, 3 de fevereiro de 1987.

Há pouco tempo, li um artigo: Ushanda io Elima, "Life With the Pygmies", *Mothering Magazine* 48.

Os pais, "acima de tudo, devem": Elida Evans, *A Psychological Study of Cancer* (Nova York: Dodd, Mead & Co., 1926), 152.

"Pois a alma humana é praticamente indestrutível": Alice Miller, *For Your Own Good* (Nova York: Farrar, Straus & Giroux, 1983), 279.

CAPÍTULO 6

"Talvez o câncer seja um experimento": Lockhart, "Cancer in Myth and Dream", 1-26.

Por fim, temos as palavras de uma mulher: Nancy Pappas, "Images of Healing", *Northeast/The Hartford Courant*, 10 de maio de 1987

que acabou escrevendo uma tese de mestrado: a tese está resumida em Sheila Campbell, "The Meaning of the Breast Cancer Mastectomy Experience", *Human Medicine* 2 (2), novembro de 1986.

Pense no exemplo de Ray Berté: B. S. Siegel, com S. Schneider, "The Medicine Was Love", *Redbook*, dezembro de 1987.

Está provado que os homens casados: J. S. Goodwin, W. C. Hunt, C. R. Key e J. M. Samet, "The Effect of Marital Status on Stage, Treatment and Survival of Cancer Patients", *Journal of the American Medical Association* 258 (21), 4 de dezembro de 1987. Esse artigo mostrou que as pessoas casadas com diagnóstico de câncer têm índices de sobrevivência de cinco anos, comparáveis aos dos solteiros dez anos mais jovens. Um estudo do dr. Harold Morowitz, de Yale, citado por Kirk Johnson, "The Mind and Immunity", *East West*, novembro de 1986, provou que os homens casados tinham índices menores de mortalidade do que os solteiros, quer não fumassem, quer fumassem muito, e que os homens solteiros tinham mais resistência que os viúvos ou divorciados. Na verdade, os casados que fumavam muito tinham aproximadamente os mesmos índices de mortalidade dos não-fumantes divorciados.

uma aluna do curso de doutorado que estava fazendo um estudo sobre o assunto: B. O'Regan, "Healing, Remission and Miracle Cures", *Institute of Noetic Sciences Special Report*, maio de 1987: 11 (parafraseado).

Dulcy também consultou um psiquiatra: Siegel com Schneider, "Medicine Was Love".

Começa contando como uma criança de seis anos: M. Callen, "I Will Survive", *The Village Voice*, 3 de maio de 1988. Reimpresso em *Surviving and Thriving With AIDS: Collected Wisdom.*, vol. II (Nova York: People With AIDS Coalition, 1988).

artigos como aquele publicado pelo *New York Times*: L. Altman, "AIDS Mystery: Why Do Some Infected Men Stay Healthy?" *New York Times*, 30 de junho de 1987.

"1. Aceitação da realidade": Solomon, Temoshok, O'Leary e Zich, "Long-Surviving Persons with AIDS", 647-55.

"Se eu tivesse que descrever com uma palavra": Callen, "I Will Survive".

"adivinhe o que acontecia? Meus clientes melhoravam mais depressa!": J. Segal, "Doing Good: Service in the Nineties", *AHP Perspective*, abril de 1987.

"Você imagina o que é amarrar": "Rabbi Endures Pain to Teach Talmud" , *New York Times*, 4 de janeiro de 1987.

CAPÍTULO 7

Leonard Matlovich, um sargento da aeronáutica: Mike Hippler, "An American Hero", *Bay Area Reporter*, 30 de junho de 1988.

"A mais bela experiência que podemos ter": Albert Einstein, "The World As I See It", ensaio de 1931.

"pirados religiosos ou casos psiquiátricos": Andrew Greeley, "Mysticism Goes Mainstream", *American Health*, janeiro-fevereiro de 1987: 47-49.

Bibliografia

ACHTERBERG, Jeanne, *Imagery in Healing*. Boston: Shambhala, 1985. [A imaginação na cura. São Paulo, Summus, 1996].

ADER, Robert, ed. *Psychoneuroimmunology*. Nova York: Academic Press, 1981.

BENNETT, Hal e SAMUELS M., *The Well Body Book*. Nova York: Random House, 1973.

BENSON, Herbert, com Miriam Z. Klipper. *The Relaxation Response*. Nova York: Avon Books, 1976.

BENSON, Herbert, com William Proctor. *Your Maximum Mind*. Nova York: Times Books, 1987.

BORYSENKO, Joan. *Minding the Body, Mending the Mind*. Reading, Mass.: Addison Wesley, 1987; Nova York: Bantam Books, 1988.

BRENNAN, Barbara Ann. *Hands of Light*. Nova York: Bantam Books, 1988.

CAMPBELL, Joseph, *The Hero With a Thousand Faces*. Princeton: Princeton University Press, 1968.

CAMPBELL, Joseph, com Bill Moyers. *The Power of Myth*. Nova York: Doubleday, 1988.

COUSINS, Norman. *The Healing Heart*. Nova York: Avon Books, 1984.

DELANEY, Gayle. *Living Your Dreams*. Nova York: Harper & Row, 1981.

EVANS, Elida. A Psychological Study of Cancer. Nova York: Dodd, Mead & Co., 1926.

FARADAY, Ann. *The Dream Game*. Nova York: Harper & Row, 1976.

FRANKL, Viktor. *Man's Search for Meaning*. Nova York: Touchstone, 1984.

FRANZ, Marie-Louise von, com Frazer Boa. *The Way of the Dream*. Toronto, Windvose Films Ltd, 1987.

FURTH, Gregg. *The Secret World of Drawings: Healing Through Art*. Boston: Sigo Press, 1988.

GARFIELD, Patricia. *Creative Dreaming*. Nova York: Simon & Schuster, 1974; Nova York: Ballantine Books, 1976.

GENDLIN, Eugene. *Let Your Body Interpret Your Dreams*. Wilmette, Ill.: Chiron Pub., 1986.

GREEN, Elmer e Alyce Green. *Beyond Biofeedback*. Nova York: Dell, Delta Books, 1977.

HERTZLER, Arthur. *The Horse and Buggy Doctor*. Nova York: Harper & Row, 1938.

HUXLEY, Aldous. *The Doors of Perception*. Nova York: Harper & Row, 1970.

JUNG, Carl G. *Man and His Symbols*. Nova York: Dell, 1968.

JUNG, Carl G. *Memories, Dreams, Reflections*. Editado por Aniela Jaffé. Tradução de Richard e Cllara Winston. Nova York: Vintage, 1965.

__________*The Structure and Dynamics of the Psyche*. 2ª ed. Princeton: Princeton University Press, 1968.

JUSTICE, Blair. *Who Gets Sick?* Los Angeles: J. P. Tarcher, 1988. Distribuído por St. Martin's Press, Nova York.

LESHAN, Lawrence. *How to Meditate*. Boston: Little, Brown, 1974; Nova York: Bantam Books, 1984.

__________*You Can Fight for Your Life: Emotional Factors in the Causation of Cancer*. Nova York: Evans, 1977. [Brigando pela vida. São Paulo, Summus, 1994.]

LOCKE, Steven e Douglas Colligan. *The Healer Within*. Nova York: Dutton, 1986; Nova York: New American Library, Mentor Books, 1987.

MENNINGER, Karl. *Love Against Hate*. Nova York: Harcourt, Brace & Co., 1942.

__________*Man Against Himself*. Nova York: Harcourt, Brace & Co., 1938.

MENNINGER, Karl, com Martin Mayman e Paul Pruyser. *The Vital Balance*. Nova York: Viking Press, 1963; Magnolia, Mass.: Peter Smith, 1983.

MINDELL, Arnold. *Dreambody*. Boston: Sigo Press, 1982. [O corpo onírico. São Paulo, Summus, 1989]

__________*Working With the Dreaming Body*. Londres e Nova York: Routledge & Kegan Paul, 1985.

NOUWEN, Henri. *Out of Solitude*. Notre Dame, Ind.: Ave Maria Press, 1974.

ORNSTEIN, Robert e David Sobel. *The Healing Brain*. Nova York: Simon & Schuster, 1987.

OYLE, Irving. *The Healing Mind*. Nova York: Pocket Books, 1975.

ROSEN, Sidney. *My Voice Will Go With You: The Teaching Tales of Milton H. Erickson, M. D.* Nova York: W. W. Norton & Co., 1982.

ROSSI, Ernest L. *The Psyhcobiology of Mind-Body Healing*. Nova York: W. W. Norton & Co., 1986.

SAMUELS, Mike e Nancy Samuels. *Seeing With the Mind's Eye*. Nova York: Random House, 1975.

SAROYAN, William. *The Human Comedy*. Nova York: Harcourt, Brace, World, 1971.

SELYE, Hans. *The Stress of Life*. Edição revista. Nova York: McGraw-Hill, 1976.

SIMONTON, O. Carl, Stephanie Matthews-Simonton e James Creighton. *Getting Well Again*. Los Angeles: J. P. Tarcher, 1978; Nova York: Bantam Books, 1980. [Com a vida de novo. São Paulo, Summus, 1987].

SOLZHENITSYN, Aleksandr. *Cancer Ward*. Tradução de Nicholas Bethell e David Burg. Nova York: Farrar, Straus & Giroux, 1969; Nova York: Bantam Books, 1969.

THOMAS, Lewis. *The Youngest Science*. Nova York: Viking Press, 1983; Nova York: Bantam Books, 1984.

TOLSTÓI, Leon. *The Death of Ivan Illich*. Várias edições.

A BÍBLIA.

Posfácio

Quando comecei a trabalhar com pacientes excepcionais, há muitos anos, ficava no consultório até tarde da noite, muitas vezes perguntando-me por quê. Conheci pessoas em *workshops* a quem haviam comunicado que tinham pouco tempo de vida, e o "doutor" em mim indagava por que eu queria trabalhar com elas, já que iriam morrer de qualquer jeito?

Bem, hoje é mais fácil responder a essa pergunta. A resposta é que muitas delas ainda estão vivas, voltando aos *workshops* dez anos depois para comemorar.

Você acha que pode prever o futuro a partir de um laudo médico? Se ler um laudo médico numa reunião de profissionais da saúde e exclamar: "Se alguém adivinhar, daqui a seis meses, a data da morte dessa pessoa, eu lhe darei 10 mil dólares; mas, se errar, você me dá 10 mil dólares", ninguém vai fazer a aposta.

Percebi que as pessoas que não morreram na época prevista participaram de sua sobrevivência e tenho de esclarecer uma questão. Você pode ser feliz no casamento, ter um emprego maravilhoso, correr, ser vegetariano e meditar que, mesmo assim, vai morrer. Não estamos falando de nunca morrer como medida de sucesso. Estamos falando de viver. Sim, estamos falando de nosso potencial de recuperação quando vivemos uma vida plena, e de usar também todas as nossas opções, que incluem a classe médica e a nós mesmos.

A classe médica conhece há muito tempo a moléstia iatrogênica. É a moléstia induzida por terapia médica. Mas será que existe saúde iatrogênica? Será que podemos induzir a saúde e a recuperação?

Acho que sim — com nosso modo de viver, atitudes e boa comunicação por parte dos profissionais da saúde.

O valor da terapia de grupo e da mudança do estilo de vida na reversão de uma obstrução da artéria coronária foi comprovado pelo dr. Dean Ornish, em San Francisco. A sobrevivência prolongada de pacientes com câncer de mama foi demonstrada num estudo do dr. David Spiegal, de Stanfor, publicado em *The Lancet* em outubro de 1989. O valor da meditação transcendental foi confirmado pelo dr. David Orme-Johnson para evitar uma quantidade enorme de doenças que requerem hospitalização e utilização de cuidados com a saúde.

Na Holanda, um grupo de pessoas que faz meditação transcendental teve uma redução de 30% no valor de seu seguro-saúde por causa de sua menor necessidade de cuidados médicos e um número significativamente menor de casos de ataques do coração, tumores, infecções, doenças neurológicas e outras enfermidades. Não podemos separar mente e corpo, nem a maneira segundo a qual optamos por viver e nossa longevidade. Mas, se não gostamos de viver, para que nos dar ao trabalho de meditar? Nossa saúde mental vem em primeiro lugar.

George Vaillant, em seu livro *Adaptation To Life*, revelou a diferença em termos de doença grave e índice de mortalidade de estudantes universitários muitas décadas depois da formatura, com base no fato de serem ou não mentalmente sadios. O grupo bem-ajustado teve um décimo das doenças graves e do índice de mortalidade no período compreendido entre três a quatro décadas depois da formatura, comparado ao grupo mentalmente desequilibrado.

Como explicar esses dados? Para simplificar, os sentimentos são químicos, e mente e corpo são uma unidade. Um peso de 5 quilos no varal de roupa não é problema, mas o mesmo peso num fio de barbante faz com que este arrebente. Vir com seu problema para um grupo que o compartilha com você torna o fardo suportável, é isso o que todos esses estudos revelam. Quando expressamos nossa pessoa e jogamos o lixo fora, nosso corpo responde. O corpo recebe uma mensagem dizendo "viva". A negação de nossas necessidades é uma mensagem dizendo "morra". Precisamos começar questionando o que há de errado em nossa vida. Precisamos entender que os maus-tratos da infância ficam guardados no corpo e continuam a nos afetar.

Há mensagens antigas que nos dizem que é preciso estarmos prontos para perder nossa vida a fim de salvá-la. O significado dessa mensagem é: "desista da vida que escolheu, e viva para satisfazer os outros e assim poder ser amado". Esta, no entanto, não seria sua real existência — salve seu verdadeiro eu e encontre seu caminho.

Lembre-se daquela criança dentro de você. Deixe-a sair e viver sua vida. Libere o passado de alguma forma sadia e salve sua vida. Quando fizer isso, vai achar uma felicidade estar vivo e fazer muitas coisas para ajudar essa criança a viver uma existência longa, plena e cheia de amor.

Isso não será feito para evitar a morte, mas para desfrutar a vida, e há possibilidade de que a dádiva de uma vida longa venha com a felicidade, como um subproduto.

Convido as pessoas a enfrentarem um desafio, a refazer sua existência e desenvolver ao máximo suas capacidades.

Ouça duas figuras de autoridade. Na série de TV *Roseanne*, ela e o marido entram numa competição e não ganham o prêmio. Seus filhos dizem: "Que pena que vocês perderam, mamãe", e ela responde: "Não perdemos. As únicas pessoas que perdem são as que nunca tentam".

No filme *Harold and Maude*, Ruth Gordon, representando Maude com oitenta anos, diz a Harold, um universitário representado por Bud Cort, em resposta à sua afirmação: "Eu gostaria de estar morto".

"Muitas pessoas gostariam de estar mortas, mas não morrem de verdade, elas só fogem da vida. Estenda a mão, aproveite uma chance, machuque-se se for o caso. Divirta-se tanto quanto puder. Enturme-se. Dê-me um V. Dê-me um I. Dê-me outro V. Dê-me um A. Viva. Viva. Senão não vamos ter assunto para conversar no vestiário."

É isso que estou lhe oferecendo — uma chance de obter êxito na vida. Não uma oportunidade de viver para sempre, mas de tornar-se imortal através do amor.

Se o fracasso e a culpa são problemas, pergunte-se de onde brotaram em sua vida. Não brotaram de minhas palavras, mas de sua forma de interpretá-las.

Um menino, Jason Gaes, escreveu *A Book for Kids with Cansur* quando tinha sete anos de idade. Diz que "Se Deus quisesse que eu fosse um jogador de basquete, teria me feito com dois metros de altura, mas Ele me fez ter câncer para eu escrever um livro e ajudar os outros".

Citando novamente esse maravilhoso homenzinho: "Às vezes, mesmo quando você faz tudo igual a todo o mundo, uma parte do seu câncer pode espalhar-se e ir para seus pulmões e crescer ali. Se os doutores da Clínica Mayo não conseguirem tirá-lo, então é provável que você morra quando é criança".

Se você tem auto-estima e amor por si mesmo, o fracasso e a culpa não são problema em sua vida, entenda isso, por favor.

Assuma o comando de sua vida e viva-a.

Concluindo, gostaria de lhe contar duas histórias para esclarecer esse ponto. Uma mulher escreveu-me que foi para casa se suicidar. Tomou todos os seus soníferos e deitou-se na cama; o telefone tocou. Bem, e agora?

Ela se levantou para atender, e, no meio do caminho, deu-se conta: "Não tenho de me suicidar. Tenho de parar de atender ao telefone". A chamada salvou-lhe a vida.

Outra carta fala de uma família que deu à sua mãe, uma dama rija que levava uma existência vegetariana, permissão de morrer, dizendo-lhe que não haveria problema se ela partisse. Ela acordou e disse: "Não vou a parte alguma!" Um ano depois, ainda não pensava em viajar.

Por favor, viva sua vida. Envie a seu corpo mensagens de vida e de amor e colha os subprodutos físicos como recompensa. Quando estiver realmente cansado e com dores, pode pegar suas coisas e partir quando quiser. Por favor, entenda que seu corpo não limita sua capacidade de amar. Não tome a decisão de partir pelos motivos errados.

Conheço gente que, em virtude de perdas, se tornou capaz, não incapaz. São inspirações, pessoas salvas pelos sofrimentos e abençoadas com uma doença. Essas são afirmações delas. São pessoas incríveis que compreendem que são belas e únicas porque são diferentes. Gostaria de terminar agradecendo-lhes por me ensinarem a viver e livrar-me de meus temores.

Proteção aos Direitos Autorais

Meus agradecimentos pela permissão de citar:

Trecho de *Cancer Ward* de Aleksandr Solzhenitsyn, direitos autorais © 1968, 1969 de The Bodley Head Ltd., e trecho de *For Your Own Godd*, de Alice Miller, direitos autorais © 1983 de Alice Miller. Reproduzido com permissão de Farrar, Straus & Giroux, Inc.
Trecho de *Kinflicks* de Lisa Alther. Direitos autorais © 1975 de Lisa Alther. Reproduzido com permissão de Alfred A. Knopf, Inc.
Trechos da *Journal of the American Medical Association*: "Messages", de Jane A. McAdams, 6 de setembro de 1985, volume 254 (9), p. 1222, direitos autorais © 1985, American Medical Association; "The Bad News", de Marina Block, 5 de junho de 1987, volume 257 (21), p. 2959, direitos autorais © 1987, American Medical Association; "Jailhouse Blues", de Joseph E. Paris, 24 de junho de 1988, volume 259 (24), p. 3615, direitos autorais © 1988, American Medical Association; "The State of the Art", 21 de março de 1986, volume 255 (11), p. 1488, direitos autorais © 1986, American Medical Association. Com permissão da American Medical Association e dos autores.
Trecho de *The Healing Brain*, de Robert Ornstein e David Sobel, direitos autorais © 1987 do Institute for the Study of Human Knowledge. Com permissão de Simon & Schuster, Inc.
Trecho de "The Mysterious Placebo", de Norman Cousins, *Saturday Review*, 1º de outubro de 1977. Com permissão de Omni Publications International Ltd. e do autor.
Trecho de "A New Prescription: Mind Over Malady", de Rob Wechsler, © 1987. Discover Publications, Inc.
Trecho de "Tapping the Healers Within", direitos autorais © 1988 de Carol Kahn. Reproduzido com a permissão de Omni Publications International, Ltd.
Trecho de *Hands of Light: A Guide to Healing Through the Human Energy Fields*, de Barbara Ann Brennan. Direitos autorais © 1987 de Barbara Ann Brennan. Reproduzido com permissão de Bantam Books, uma divisão da Bantam Doubleday Dell Publishing Group, Inc.
Trechos de *Advances: Journal of the Institute for the Advancement of Health*: "Healing Motives: An Interview with David C. McClelland", de Z. Borysenko, volume 2 (2), primavera de 1985; "The Wisdom of the Receptors", de Candace Pert, volume 3 (3), verão de 1986; "Cancer and the Youthful Mind", de Caroline Bedell Thomas, volume 5 (2), setembro de 1988. Com permissão de *Advances* e dos autores.
Trecho de "A Healing in the Theater of Life", de Evy McDonal. Reproduzido com permissão da autora e do *Canadian Holistic Healign Association Newsletter*, volume 7 (4), inverno de 1986-87, onde o artigo foi publicado pela primeira vez.
Trecho de "AIDS Research: A Leading Edge at NIMH", de Candace Pert e Michael Ruff, *Psychological Perspectives*, volume 18 (1), primavera de 1987, 105-12.
Trecho de "Imagery in Dreams of Illness", de Meredith Sabini, *Quadrant*, primavera de 1982, trecho de Arnold Mindell, *Quadrant*, volume 14 (1), 1981. Cortesia de *Quadrant*, revista da Fundação C. G. Jung de Psicologia Analítica, Inc., de Nova York.
Trechos de "An Inner View of Illness: The Dreams of Two Cancer Patients", de Meredith Sabini e Valerie H. Maffly, retirados do volume 26 (2), da *Journal of Analytical Psychology* (1981) e reproduzidos com permissão dos editores, The Society of Analytical Psychology.
Trechos de *The Collected Works of C. G. Jung*, tradução de R. F. C. Hull, Bollingen Series 20, volume 8: *The Structure and Dynamics of the Psyche*. Direitos autorais © 1960, 1969 de Princeton University Press.
Trechos de Russell A. Lockhart, "Cancer in Myth and Dream", *Primavera de 1977: An Annual of Archetypal Psychology and Jungian Thought*: 1-26. Reproduzido em Russell A. Lockhart, *Words as Eggs* (Dallas: Spring Publications, 1983), p. 53-77. Direitos autorais Spring Publications, Inc.

Trechos de C. G. Jung, *Letters*, obra editada por Gerhard Adler e Aniela Jaffé, tradução de R. F. C. Hull, Bollingen Series 95, volume 1: 1906-50. Direitos autorais © 1971, 1973 de Princeton University Press.
Trechos de Ann Faraday, *The Dream Game*, direitos autorais © 1974 de AFAR Publishers A. C. Com permissão de Harper & Row, Publishers, Inc.
Trechos de "The Body Is Like a Movie Screen", de Evy McDonald. Reproduzido com permissão da autora.
Trechos de *Working With the Dreaming Body*, de Arnold Mindell (Arkana, 1985), direitos autorais © Arnold Mindell, 1985.
Trechos de *The Vital Balance The Life Process in Mental Health and Illness*, de Karl Menninger, Peter Smith Publisher, Gloucester, Mass.
Trechos de *Imagery in Healing*, de Jeanne Achterberg, © 1985. Reproduzido por acordo com Shambhala Publications, Inc., 300 Massachusetts Ave, Boston, MA 02115.
Trecho de *Minding the Body, Mending the Mind*, p. 4, de Joan Borysenko, © 1987, Addison-Wesley Publishing Co., Inc., Reading, Mass. Reproduzido com permissão.
Trecho de "A Form of Intensive Meditation Associated with the Regression of Cancer", de Ainslie Meares. *American Journal of Clinical Hypnosis*, volume 25, 1982, 1983, p. 134-35. Reproduzido com permissão da *American Journal of Clinical Hypnosis*.
Trecho de "Mindfulness and Mastery in the Workplace: 21 Ways to Reduce Stress During the Work Day", de Saki F. Santorelli, *Buddhist Peace Fellowship Newsletter*, outono de 1987. Reproduzido com permissão do autor.
Trecho de "Notes of New Age", de Alan Cohen. Reproduzido com permissão da edição de maio de 1987 da *New Frontier Magazine*. © 1987, *New Frontier Magazine*, 421 Farimount Ave. Philadelphia, PA 19123.
Trecho de "The Therapist and the Journey Into Hell", de Rollo May, *AHP (Association for Humanistic Psychology) Newsletter*, fevereiro de 1987. Reproduzido com permissão do autor e do *AHP Newsletter*.
Trechos de "Why Have We Stopped Comforting Patients", de Hans H. Neumann, © 1987 de Medical Economics Co., Inc. Reproduzidos com permissão da revista *Medical Economics*.
Trecho de *The Youngest Science*, de Lewis Thomas, direitos autorais © 1983 de Lewis Thomas. Reproduzido com permissão de Viking Penguin, uma divisão da Penguin Books USA, Inc.
Trechos de *Man's Search for Meaning*, de Viktor E. Frankl. Direitos autorais © 1959, 1962, 1984 de Viktor E. Frankl. Reproduzidos com permissão de Beacon Press.
Trecho de "A Life Setting Conducive to Illness", de George Engel, *Annals of Internal Medicine*, volume 69 (2), agosto de 1968. Reproduzido com permissão.
Trecho de *The Stress of Life*, de Hans Selye, edição revista, direitos autorais © 1976. Reproduzido com permissão da McGraw-Hill Publishing Company.
'Steven James' Totally Subjective, Non-Scientific Guide to Illness and Health", direitos autorais © 1987 de People With AIDS Coalition, Inc. De *Survinving and Thriving With AIDS: Hints for the Newly Diagnosed*. Reproduzido com permissão da People With AIDS Coalition.
Trecho de "Health Consequences of Adaptation to Life", de George Vaillant. *American Journal of Medicine*, novembro de 1979, volume 67. Reproduzido com permissão da *American Journal of Medicine* e do autor.
Trecho de "Life With the Pygmies", de Ushanda io Elima. Reproduzido com permissão do autor e da *Mothering Magazine*, volume 48. Assinaturas: 18 dólares por ano (4 números) de Mothering Magazine, P. O. Box 1690, Santa Fe, NM 87504. Números atrasados: 4 dólares. Folhetos sobre imunização e circuncisão, 7,50 dólares. Todos os direitos reservados.
Trecho de "The Healing We Took Birth For: An Interview with Stephen Levine", de Stephan Bodian, *Yoga Journal*, julho/agosto de 1987.
Trecho de material publicado originalmente na *New England Journal of Medicine*, 20 de dezembro de 1984, volume 311 (25), p. 1640. "Lessons From Living With Cancer", de Robert Mack.

Trecho de "Spinal Column", de Jeff Rockwell. Com permissão do autor.
Trecho de "The Median Isn't the Message", de Stephen Jay Gould. *Discover*, junho de 1985. Com permissão do autor.
Trechos de "I Will Survive", de Michael Callen, direitos autorais © 1988 de People With AIDS Coalition, Inc. Reproduzidos com permissão de Michael Callen, de *Surviving and Thriving With AIDS: Collected Wisdom*, volume II.
Trecho de "An Intensive Psychoimmunologic Study of Long-Surviving Persons With AIDS", de George Solomon e Lydia Temoshok. *Annals of the New York Academy of Sciences*, volume 496, p. 647-55, 1987.
Trecho de "What To Do, What To Do", de Max Navarre, direitos autorais © 1987 de People With AIDS Coalition, Inc. De *Surviving and Thriving With AIDS: Hints for the Newly Diagnosed.* Reproduzido com permissão de People With AIDS Coalition, Inc.
Trechos de *The Human Comedy*, direitos autorais 1943 de William Saroyan, renovados em 1971. Reproduzidos com permissão de Harcourt Brace Janovich, Inc.
Trechos de *Out of Solitude*, de Henri J. M. Nouwen. Direitos autorais © 1974, de Ave Maria Press, Notre Dame, IN 46556. Todos os direitos reservados. Usados com permissão do editor.
Trecho de "Death in the First Person", direitos autorais © 1970, American Journal of Nursing Co. De *American Journal of Nursing*, volume 70 (2), fevereiro de 1970. Usado com permissão. Todos os direitos reservados.
Trechos de "Health and Wholeness: Living Well and Dying Well:, de Naomi Remen. Reproduzidos do *Noetic Sciences Newsletter*, Spring 1986, volume 14 (1), com permissão do Institute for Noetic Sciences, P. O. Box 909, Sausalito, CA 94966. 0909, USA. Direitos autorais © 1986 de R. Naomi Remen. Todos os direitos reservados.
Trecho de *Souls on Fire*. Direitos autorais © 1972, de Elie Wiesel. Reproduzido com permissão de Summit Books, uma divisão de Simon & Schuster, Inc.
Trecho de "Three Who Beat Odds", de Katy Butler, direitos autorais © 1986, de *San Francisco Chronicle*, Reproduzido com permissão.
Trechos de "An American Hero", de Mike Hippler, *Bay Area Reporter*, junho de 1930, 1988.
"Warning", direitos autorais © Jenny Joseph em *Rose in the Afternoon*, J. M. Dent, 1974.
"If I Had My Life Live Over", de Nadine Stair. Em *AHP Newsletter* (agora *AHP Perspective*).
Trechos de *Man's Search for Meaning*, de Viktor Frankl, direitos autorais © 1985. Reproduzidos com permissão de Washington Square Press, Nova York.
Trecho de *My Book for Kids with Cansur*, de Jason Gaes, direitos autorais © 1987. Reproduzido com permissão de Melius Publishing, Aberdeen, SD.

Sobre o autor

O dr. Bernard S. Siegel, que prefere ser chamado de Bernie, e não de dr. Siegel, freqüentou a Colgate University e a Cornell University Medical College. É membro honorário de duas sociedades acadêmicas, Phi Beta Kapp e Alpha Omega Alpha, e diplomou-se com louvor. Sua formação cirúrgica foi feita no Yale New Haven Hospital e no Children's Hospital of Pittsburgh. É pediatra e cirurgião-geral em New Haven.

Em 1978, Bernie formou o grupo dos Pacientes Excepcionais de Câncer, o ECaP, uma forma específica de terapia individual e de grupo que utiliza sonhos, desenhos e imagens da vida dos pacientes. O ECaP baseia-se no "confronto amoroso", um enfrentamento carinhoso, seguro e terapêutico, que facilita a transformação pessoal e a recuperação da saúde. Essa experiência levou-o a querer compartilhar com todos a consciência de seu próprio potencial de cura.

A família Siegel vive na região de New Haven, Connecticut. Bernie e sua mulher, Bobbie Siegel, são co-autores de muitos artigos e cinco filhos. A família tem inúmeros interesses e bichos de estimação. Sua casa parece uma mistura de galeria de arte, zoológico, museu e oficina mecânica.

Em 1986, foi publicado seu primeiro livro, *Love, Medicine and Miracles*. Esse evento redirecionou sua vida. Agora está muito envolvido na humanização dos cursos de medicina e em tornar a classe médica consciente da conexão mente-corpo. Bernie viaja muito com Bobbie para proferir conferências e dirigir *workshops*, transmitindo suas técnicas e experiência.

Woody Allen disse que, se um desejo seu pudesse realizar-se, seria o de ser outra pessoa. O desejo de Bernie, de muitos anos atrás, era de ser alguns centímetros mais alto. Seu trabalho constituiu tal experiência de crescimento que, agora, ele está mais alto.

Sua previsão é que, em uma década, os efeitos da consciência sobre o homem e a matéria serão aceitos como fato científico.

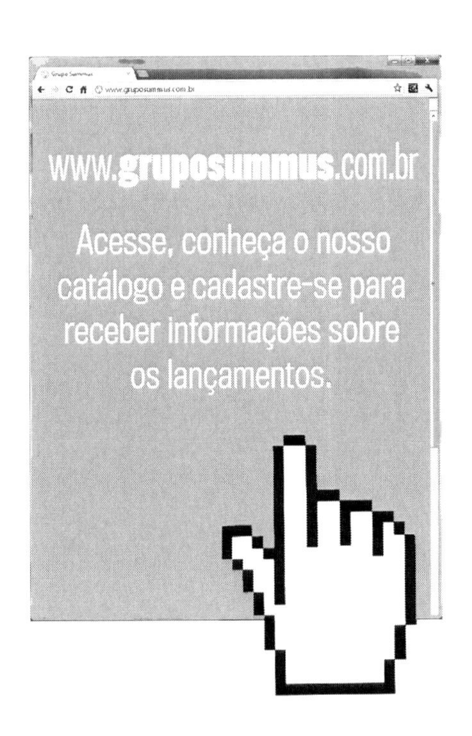
www.gruposummus.com.br
Acesse, conheça o nosso catálogo e cadastre-se para receber informações sobre os lançamentos.

www.gruposummus.com.br